中文翻译版

功能性胃肠病多维度临床资料剖析

Multidimensional Clinical Profile(MDCP) for Functional
Gastrointestinal Disorders

原书第 2 版

总主编　Douglas A. Drossman，MD
主　编　Lin Chang，MD　　　　William D. Chey，MD
　　　　John Kellow，MD　　　　Jan Tack，MD，PhD
　　　　William E. Whitehead，PhD
　　　　罗马Ⅳ委员会

主　译　蓝　宇　方秀才

科 学 出 版 社

北 京

图字 01-2016-8742 号

内 容 简 介

本书开篇从 5 个维度着重介绍了使用 MDCP 的指导建议：罗马Ⅳ诊断分类、临床资料补充、疾病对患者日常生活的影响和社会心理方面的评估以及有无生理异常或生物学标志异常，全方位地分析患者的病情的具体方法、如何学习病例报告和 MDCP 在初级卫生保健中的应用；然后介绍了 71 例成人和儿童病例。病例涵盖了所有功能性胃肠病的种类及不同轻重程度，通过学习增进对患者病情的理解，尤其是病理生理及社会心理因素对临床表现的影响，可达到优化治疗，使患者得到最大程度的受益。

本书可供消化科、内科、儿科等相关学科的临床医生、研究人员、研究生阅读，也可作为基层医院医务人员、保健工作者、医药企业和管理机构人员，甚至是医疗费用第三方支付者的参考用书。

图书在版编目（CIP）数据

功能性胃肠病多维度临床资料剖析：原书第 2 版/（美）德罗斯曼（Douglas A. Drossman）主编；蓝宇，方秀才译. —北京：科学出版社，2017.6
书名原文：Multidimensional Clinical Profile for Functional Gastrointestinal Disorders
ISBN 978-7-03-053175-9

Ⅰ.①功⋯ Ⅱ.①德⋯ ②蓝⋯ ③方⋯ Ⅲ.①功能性疾病–胃肠病–防治 Ⅳ.①R573

中国版本图书馆 CIP 数据核字（2017）第 128197 号

责任编辑：丁慧颖 杨小玲 / 责任校对：郭瑞芝
责任印制：赵 博 / 封面设计：陈 敬

ROME Ⅳ: Multidimensional Clinical Profile(MDCP) for Functional Gastrointestinal Disorders
Translated by Science Press pursuant to express written license.
本中文翻译版缩减了英文原书中 1 例重复编排的病例，全书内容体系不变，特此说明。

科 学 出 版 社 出版
北京东黄城根北街 16 号
邮政编码：100717
http://www.sciencep.com
北京通州皇家印刷厂 印刷
科学出版社发行 各地新华书店经销
*

2017 年 6 月第 一 版 开本：720×1000 1/16
2018 年 8 月第二次印刷 印张：18 1/2
字数：315 000

定价：98.00 元
（如有印装质量问题，我社负责调换）

谨以此系列书献给罗马Ⅳ委员会全体委员，感谢他们辛勤的努力和奉献！感谢我们的家人在整个过程中对我们给予的支持！感谢我们的工作人员为我们实现目标所做出的积极努力。是大家的努力使罗马Ⅳ成为现实——她将使我们的临床医生、研究人员、年轻医生和患者从中受益。

《功能性胃肠病多维度临床资料剖析》
第 2 版译校人员

（按姓氏汉语拼音排序）

陈维娜	北京积水潭医院消化内科
陈彦文	上海交通大学医学院附属瑞金医院消化内科
丁召路	首都医科大学附属北京儿童医院消化内科
方秀才	中国医学科学院北京协和医学院北京协和医院消化内科
费贵军	中国医学科学院北京协和医学院北京协和医院消化内科
姜荣环	中国人民解放军总医院医学心理科
柯美云	中国医学科学院北京协和医学院北京协和医院消化内科
蓝　宇	北京积水潭医院消化内科
李　玥	中国医学科学院北京协和医学院北京协和医院消化内科
李晓青	中国医学科学院北京协和医学院北京协和医院消化内科
彭丽华	中国人民解放军总医院消化内科
任渝棠	北京清华长庚医院消化内科
宋志强	北京大学第三医院消化内科
孙晓红	中国医学科学院北京协和医学院北京协和医院消化内科
王　琨	北京大学第三医院消化内科
魏　玮	中国中医科学院望京医院脾胃病科
郗　鹏	西安杨森制药有限公司医学事务部
夏志伟	北京大学第三医院消化内科
张灵云	北京积水潭医院消化内科
张艳丽	中日友好医院消化内科
张月霞	北京积水潭医院消化内科

罗马Ⅳ分委会委员和 DMCP 编写人员

*黑体字标注为MDCP病例提供者

食管疾病

* Ronnie Fass MD, *Chair*
MetroHealth Medical Center
The Esophageal and Swallowing Center
Professor, School of Medicine
Case Western Reserve University
Cleveland, OH, USA

John E. Pandolfino, MD, *Co-Chair*
Chief and Professor, Division of Medicine-
　Gastroenterology and Hepatology
Feinberg School of Medicine
Northwestern University
Chicago, IL, USA

Qasim Aziz, PhD
Barts and The London School of Medicine
　and Dentistry
Professor, Wingate Institute of
　Neurogastroenterology, Centre for
　Neuroscience and Trauma, Blizard
　Institute
Queen Mary University of London
London, UK

* C. Prakash Gyawali, MD
Professor, Division of Gastroenterology
Washington University School of Medicine
St. Louis, MO, USA

Hiroto Miwa, MD, PhD
Division of Upper Gastroenterology,
　Department of Internal Medicine
Hyogo College of Medicine
Hyogo, Japan

Frank Zerbib, MD, PhD
CHU de Bordeaux
Professor, Gastroenterology Department
Université de Bordeaux
Bordeaux, France

胃十二指肠疾病

* Nicholas J. Talley, MD, PhD, FRACP, *Chair*
Professor of Medicine and Epidemiology
Joint Supplement Consult Gastroenterology
　and Health Sciences Research
Mayo Clinic
Rochester, MN, USA
University of Newcastle
New Lambton, NSW, Australia

Vincenzo Stanghellini, MD, *Co-Chair*
Department of the Digestive System
University Hospital S. Orsola-Malpighi
Professor, Department of Medical and
　Surgical Sciences
University of Bologna
Bologna, Italy

Francis K.L. Chan, MD, FRCP
Choh Ming Li Professor of Medicine &
　Therapeutics
Dean, Faculty of Medicine
The Chinese University of Hong Kong
Hong Kong, China

William L. Hasler, MD
Division of Gastroenterology
Professor of Internal Medicine
University of Michigan Health System
Ann Arbor, MI, USA

Juan-R Malagelada, MD, PhD
Consultant and Associate Professor of
　Medicine
Hospital Universitari Vall d'Hebron
Autonomous University of Barcelona
Barcelona, Spain

Hidekazu Suzuki, MD, PhD
Division of Gastroenterology and Hepatology
Department of Internal Medicine
Keio University School of Medicine
Tokyo, Japan

* Jan Tack, MD, PhD
Professor of Medicine
Head, Department of Clinical and
    Experimental Medicine
Head of Clinic, Department of
    Gastroenterology
University Hospital KU Leuven
Translational Research Center for
    Gastrointestinal Disorders (TARGID)
Leuven, Belgium

肠道疾病

* **Fermín Mearin, MD,** *Chair*
Institute of Functional and Motor Digestive
    Disorders
Centro Médico Teknon
Barcelona, Spain

* **Brian E. Lacy, PhD, MD,** *Co-Chair*
Professor of Medicine
Geisel School of Medicine at Dartmouth
Chief, Section of Gastroenterology &
    Hepatology
Dartmouth-Hitchcock Medical Center
Lebanon, NH, USA

* **Lin Chang, MD**
Professor of Medicine
Gail and Gerald Oppenheimer Family Center
    for Neurobiology of Stress
Division of Digestive Diseases
David Geffen School of Medicine at
    University of California, Los Angeles
Los Angeles, CA, USA

* **William D. Chey, MD**
Timothy T. Nostrant Professor of
    Gastroenterology & Nutrition Sciences
Director, GI Nutrition & Behavioral Wellness
    Program
Co-Director, Michigan Bowel Control
    Program
Division of Gastroenterology
University of Michigan Health System
Ann Arbor, MI, USA

* **Anthony J. Lembo, MD**
Associate Professor, Harvard Medical School
Director, GI Motility Laboratory at Beth
    Israel Deaconess Medical Center's Division
    of Gastroenterology
Boston, MA, USA

* **Magnus Simrén, MD, PhD**
Professor, Consultant
Department of Internal Medicine & Clinical
    Nutrition
Institute of Medicine
Sahlgrenska Academy
University of Gothenburg
Gothenburg, Sweden
Research Scientist
Center for Gastrointestinal Biology and
    Disease
School of Medicine
University of North Carolina at Chapel Hill
Chapel Hill, NC, USA

* **Robin Spiller, MB, MD**
Professor of Gastroenterology
Co-Director, Nottingham Digestive Diseases
    Biomedical Research Unit
University of Nottingham
Queen's Medical Centre
Nottingham, UK

中枢介导的胃肠道疾病

* **Peter J. Whorwell, MD, PhD,** *Chair*
Professor of Medicine and Gastroenterology
University Hospital of South Manchester
Centre for Gastrointestinal Sciences
University of Manchester
Manchester, UK

Laurie Keefer, PhD, *Co-Chair*
Associate Professor, Division of
    Gastroenterology
Icahn School of Medicine at Mount Sinai
New York, NY, USA

* **Douglas A. Drossman, MD**
Professor Emeritus of Medicine and
    Psychiatry
UNC Center for Functional GI and Motility
    Disorders
University of North Carolina
The Drossman Center for the Education and
    Practice of Biopsychosocial Care
Drossman Gastroenterology
Chapel Hill, NC, USA

* **Elspeth A. Guthrie, MD**
Professor of Psychological Medicine
Manchester Mental Health and Social Care
    Trust
University of Manchester
Manchester, UK

Kevin Olden, MD
Jerome S. Levy Professor of Medicine
    Emeritus
University of Arkansas for Medical Sciences
Little Rock, AR, USA

* **Magnus Simrén, MD, PhD**
Professor, Consultant
Department of Internal Medicine & Clinical
    Nutrition
Institute of Medicine
Sahlgrenska Academy
University of Gothenburg
Gothenburg, Sweden
Research Scientist
Center for Gastrointestinal Biology and
    Disease
School of Medicine
University of North Carolina at Chapel Hill
Chapel Hill, NC, USA

* **Kirsten Tillisch, MD**
Chief, Integrative Medicine, GLA VHA
Associate Professor
Gail and Gerald Oppenheimer Family Center
    for Neurobiology of Stress
Division of Digestive Diseases
David Geffen School of Medicine at
    University of California, Los Angeles
Los Angeles, CA, USA

胆囊和Oddi扩约肌疾病

* **Grace H. Elta, MD,** *Chair*
Professor of Internal Medicine
University of Michigan
Ann Arbor, MI, USA

* **Peter B. Cotton MD, FRCP,** *Co-Chair*
Professor of Medicine, Digestive Disease
    Center
Medical University of South Carolina
Charleston, SC, USA

C. Ross Carter, MD
West of Scotland Pancreatic Unit
Glasgow Royal Infirmary
Glasgow, Scotland

Enrico Stefano Corazziari, MD
Professor of Gastroenterology
Faculty of Medicine
Department of Internal Medicine and
    Medical Specialties
Sapienza University
Rome, Italy

Pankaj Jay Pasricha, MD
Vice Chair of Medicine for Innovation and
    Commercialization
Director, Johns Hopkins Center for
    Neurogastroenterology
Director, Amos Food, Body and Mind Center
Professor of Medicine and Neurosciences
Professor of Innovation Management, Johns
    Hopkins Carey Business School
Baltimore, MD, USA

肛门直肠疾病

* **Adil E. Bharucha, MBBS, MD,** *Chair*
Professor of Gastroenterology and
    Hepatology
Mayo Graduate School of Medicine, Mayo
    Clinic College of Medicine
Rochester, MN, USA

Satish SC. Rao, MD, PhD, FRCP,
Co-Chair
Professor of Medicine
Chief, Gastroenterology/Hepatology
Director, Digestive Health Center, Medical
    College of Georgia
Georgia Regents University
Augusta, GA, USA

Richelle Felt-Bersma, MD, PhD
VU Medical Center
Gastroenterologist, Associate Professor of
    Medicine
Department of Gastroenterology
Amsterdam, Netherlands

Giuseppe Chiarioni, MD
Division of Gastroenterology of the
    University of Verona
Azienda Ospedaliera Universitaria Integrata
    di Verona
Verona, Italy
Division of Gastroenterology and Hepatology
UNC Center for Functional GI and Motility
    Disorders
University of North Carolina
Chapel Hill, NC, USA

Charles H. Knowles, PhD
Clinical Professor of Surgical Research and
    Honorary Consultant Colorectal Surgeon,
    Barts Health NHS Trust
The Blizard Institute
Barts and the London School of Medicine and
    Dentistry
Queen Mary University of London
London, UK

Allison Malcolm, MD, MBBS, FRACP
University of Sydney and Royal North Shore
    Hospital
Sydney, NSW, Australia

Arnold Wald, MD
Professor, Division of Gastroenterology and
    Hepatology
University of Wisconsin School of Medicine
    and Public Health
Madison, WI, USA

儿童功能性胃肠病：婴儿/幼儿

* **Samuel Nurko, MD,** *Chair*
Director, Center for Motility and Functional
    GI Disorders
Director, Functional Abdominal Pain
    Program
Associate Professor of Pediatrics
Harvard Medical School
Boston, MA, USA

* **Marc A. Benninga, MD,** *Co-Chair*
Emma Children's Hospital/Academic Medical
    Center
University of Amsterdam
Amsterdam, Netherlands

* **Christophe Faure, MD**
Division of Pediatric Gastroenterology
Sainte-Justine Hospital
Université de Montréal
Montréal, QC, Canada

* **Paul E. Hyman, MD**
Eberhard Schmidt-Sommerfeld Endowed
    Chair in Pediatric Gastroenterology
Professor of Pediatrics, Louisiana State
    University Health Sciences Center
Chief, Pediatric Gastroenterology
Children's Hospital
New Orleans, LA, USA

* **Ian St James-Roberts, PhD**
Emeritus Professor, Thomas Coram Research
    Unit
UCL Institute of Education, University
    College London
London, UK

* **Neil L. Schechter, MD**
Boston Children's Hospital
Pain Treatment Service
Associate Professor, Department of
    Anesthesiology
Harvard University
Boston, MA, USA

儿童功能性胃肠病：儿童/青少年

* **Carlo Di Lorenzo, MD,** *Chair*
Nationwide Children's Hospital
Professor, Division of Pediatric
　Gastroenterology, Hepatology, and
　Nutrition
The Ohio State University
Columbus, OH, USA

* **Jeffrey S. Hyams, MD, Co-Chair**
Connecticut Children's Medical Center
University of Connecticut School of Medicine
Hartford, CT, USA

* **Miguel Saps, MD**
Nationwide Children's Hospital
Division of Pediatric Gastroenterology,
　Hepatology and Nutrition
The Ohio State University
Columbus, OH, USA

* **Robert J. Shulman, MD**
Professor of Pediatrics
Baylor College of Medicine
Children's Nutrition Research Center
Texas Children's Hospital
Houston, TX, USA

* **Annamaria Staiano, MD**
Professor, Department of Translational
　Medical Science, Section of Pediatrics
University of Naples Federico II
Naples, Italy

* **Miranda A.L. van Tilburg, PhD**
Associate Professor of Medicine
The University of North Carolina at Chapel
　Hill
Center for Functional GI and Motility
　Disorders
Chapel Hill, NC, USA

功能性胃肠病的多元文化特征

* **Ami D. Sperber, MD, MSPH,** *Chair*
Emeritus Professor of Medicine
Faculty of Health Sciences
Ben-Gurion University of the Negev
Beer-Sheva, Israel

* **Carlos Francisconi, MD, PhD,**
Co-Chair
Professor, University Department of Internal
　Medicine
Universidade Federal do Rio Grande do Sul,
　Gastroenterology Division
Hospital de Clínicas de Porto Alegre Rio
　Grande do Sul
Porto Alegre, Rio Grande do Sul, Brazil

* **Xiucai Fang, MD**
Department of Gastroenterology, Peking
　Union Medical College Hospital
Beijing, China

* **Shin Fukudo, MD, PhD**
Professor, Department of Behavioral
　Medicine
Graduate School of Medicine
Tohoku University Graduate School of
　Medicine
Sendai, Miyagi, Japan

* **Mary-Joan Gerson, PhD**
Mount Sinai Medical Center
Clinical Professor of Psychology (Adjunct)
New York University Postdoctoral Program in
　Psychotherapy and Psychoanalysis
New York, NY, USA

* **Jin-Yong Kang, MD, PhD**
Honorary Consultant Gastroenterologist
St George's Hospital
London, UK
Visiting Professor of Medicine
National University of Singapore
Singapore

* **Max J. Schmulson W., MD**
Professor of Medicine
Facultad de Medicina
Universidad Nacional Autónoma de México
　(UNAM)
Laboratorio de Hígado, Páncreas y Motilidad
　(HIPAM)
Unidad de Investigación en Medicina
　Experimental
Hospital General de México
Mexico City, D.F., Mexico

中 文 版 序

非常荣幸和有兴趣读到蓝宇教授及其团队的近期译著《功能性胃肠病多维度临床资料剖析》（原书第 2 版）。

该书的独特之处是纳入了多个临床病例（不同程度、伴或不伴相关的合并症，以及有无社会文化影响或合并心理疾病），并且建立了一个适合 FGIDs 患者的多维度评价体系，从 5 个维度：诊断分类、临床表现补充、对日常活动的影响、社会心理学表现以及生理特征和生物学标志，全方位地分析患者的病情，指导治疗和研究。与 2014 年第 1 版相比，其纳入的病例数有所增加，且涵盖了罗马Ⅳ新增加的诊断病例，补充了罗马Ⅳ在临床实践中单独使用该标准的局限性。多维度临床资料剖析（MDCP）提供的框架清晰，增进了我们对患者病情的理解，可达到优化治疗的目的，使患者得到最大程度的受益。

值得一提的是该书由不同领域的国际专家，包括社会心理学和胃肠动力学专家共同参与完成，每一个病例都可分享这一领域的最新进展和治疗经验，并附有文献供读者参考。该书是一本具有指导意义和实用价值的工具书。

MDCP 以全面、个性化的临床视角理解患者对疾病的感受，其融合了生物-心理-社会等诸多方面，为功能性胃肠病提供了整合医学模式。期盼该书的出版能为中国医生带来帮助，并用于临床实践。我国医生还要结合社会文化、饮食文化等因素对疾病的影响，研究和验证 MDCP 在我国医疗实践中的作用，学习我国中医的辨证论治精髓，确立并建立适合我国的 MDCP。

柯美云

译 者 前 言

功能性胃肠病（functional gastrointestinal disorders，FGIDs）在临床上很常见，但实际上不论在国内还是国外，对这类疾患的病理生理学的研究和逐渐深入的理解，均是近 20 余年的事情。疾病的定义也从较为单一的胃肠动力异常，转变为包括神经胃肠病学和脑-肠互动多方面的异常。随着罗马标准的普及和应用，国内从事 FGIDs 诊治的临床医务工作者对这类以慢性或反复发作性的胃肠道症状为主要表现的疾病有了更深入的认识以及更多的处理对策。FGIDs 可涉及整个胃肠道，相关疾病除了为大家熟知的功能性消化不良（functinal dyspepsia，FD）、肠易激综合征（irritable bowel syndrome，IBS）、功能性便秘（functional constipation，FC）等外，还有一些临床上认识不足或不易诊断的疾病，如周期性呕吐综合征、胆囊和 Oddi 括约肌疾病、中枢介导的腹痛综合征（罗马III标准中为功能性腹痛综合征）等。为了更好地指导广大临床医生理解和应用罗马诊断标准，罗马基金会在《罗马III：功能性胃肠病》出版之后组织编写了《功能性胃肠病多维度临床资料剖析》（*Multidimensional Clinical Profile（MDCP）for Functional Gastrointestinal Disorders*）作为配套教材。2015 年初，当我们看到第 1 版 MDCP 时，感觉这本"小书"实用性很强，该书以有代表性的病例为切入点，将相关理论和实际相结合，在对患者的病情进行了全面分析的基础上，深入浅出地提出了全面的个体化的治疗方案，让读者完全没有阅读纯理论书籍的费解和枯燥，令人爱不释手。随着《罗马IV：功能性胃肠病/肠-脑互动异常》的出版，罗马IV委员会配套编写了 MDCP 第 2 版，除更新了诊断标准和知识点外，还扩充了相应的病例。我们紧随着罗马IV的脚步，迅速启动了对第 2 版 MDCP 的翻译工作。

MDCP 是由罗马专家委员会提出的对 FGIDs 患者进行全面评估和个体化治疗的方法。在罗马诊断标准中，并没有涵盖 FGIDs 的亚型分类（如肠易激综合征）、特殊的临床表现（如症状持续或发作、感染后 FGIDs）和伴发的其他病症，诊断标准也不能体现患者疾病的严重程度及其可能的病理生理机制或生物学标志、是否合并精神心理问题以及疾病对生活质量的影响等，而这些资料是临床上制订个性化的精准治疗方案的重要参考依据。MDCP 提出从 5 个维度对疾病状态进行剖析，包括诊断分类、临床表现补充、对日常活动的影响、社会心理学表现、生理特征和生物学标志。

从 MDCP 一书中可以看出，全面系统收集 FGIDs 患者的临床资料，从多个维度逐一加以剖析，是全方位了解患者病情的最好方法。MDCP 特别强调"解释和安慰"在 FGIDs 患者治疗中的重要性，其从如何提高常用药物的疗效到如何结合资源选择新的治疗方法，均有详细介绍；书中对每位患者所拟定的循序渐进的治疗和随诊方案正是基于对患者的多维度剖析评估。这些经验对广大临床医生，特别对年轻医生诊疗 FGIDs 患者具有实战性指导意义。书中所列举的病例涵盖了所有 FGIDs 病种及其亚型，并有不同程度（轻度、中度、重度）举例，引导读者全面了解 FGIDs 的诊疗知识，也有利于临床医生在临床实践中举一反三，灵活应用罗马Ⅳ诊断标准和相关知识。

MDCP 将 FGIDs 的最新知识融入 71 份病例中，充分体现出其可读性及实用性。我们相信，其在普及提高临床医生 FGIDs 的诊治水平中将发挥积极作用。这也是我们组织翻译这本书的初衷。

感谢来自全国的 21 位专家学者，他们在短时间里共同努力完成了本书的翻译和审校工作。感谢《罗马Ⅳ：功能性胃肠病/肠-脑互动异常》中文版的译者和校对专家们，是他们先期的工作，为 MDCP 的译校提供了标准而有价值的参考。

衷心感谢柯美云教授自始至终给予的无私指导与帮助。

由于我们水平有限，各位译者和校对专家的翻译风格不同，书中难免有不足、错误之处。恳请广大读者提出宝贵意见，并及时反馈给我们。

蓝　宇　方秀才
2017 年 2 月

编 者 按

我们很高兴奉献给您新扩充内容的第 2 版《功能性胃肠病多维度临床资料剖析》，我们对第 1 版进行了修订，以符合新的功能性胃肠病罗马Ⅳ诊断标准（以下简称罗马Ⅳ标准）。与第 1 版相同，我们重新定义了治疗方法。临床医生用这些方法能帮助到哪怕最复杂的功能性胃肠病的患者。目光敏锐的临床医生清楚地知道，仅做出肠易激综合征(irritable bowel syndrome，IBS)、功能性消化不良（functional dyspepsia，FD）或功能性腹痛（functional abdominal pain）的诊断，对于确定治疗方案是远远不够的。给予有相同诊断的患者的处理并不都是一样的。例如，一位肠易激综合征-腹泻型（irritable bowel syndrome with predominant diarrhea，IBS-D）患者仅偶尔出现轻度腹部不适、排松散便，日常生活不受影响；另一位患者同样诊断为 IBS-D，但存在持续性重度腹痛，严重影响功能，伴焦虑障碍，担心外出时发生大便失禁（fecal incontinence）；两位患者的治疗方法大不相同。

因此在本版中，我们现在纳入了 72 个以病例为基础的学习单元，其单元数是在一年多前发表的第 1 版中单元数的 2 倍以上。罗马Ⅳ章节委员会的委员们用其专业知识完成了对之前病例的更新，以符合罗马Ⅳ标准。我们针对新的疾病诊断增加了一些病例，如麻醉剂肠道综合征(narcotic bowel syndrome，NBS)和食管反流高敏感(esophageal reflux hypersensitivity)，并根据临床实践中真实存在的多种临床表现进行了扩充，这些患者经常具有两个或多个诊断。

病例数量的增加使我们可以真正在临床决策制订的维度上下工夫，即使对于疾病诊断相同的患者也是如此。我们增加了儿科病例以及社会文化影响对症状表现起作用的病例，在后一种情况下，治疗必须适应患者的文化观。在这方面，一个诊断，如肠易激综合征，纳入了多个临床病例，从轻度至重度、伴或不伴相关的合并症、伴或不伴社会文化影响或合并心理学疾病。因此，对于这些病例中的每一个病例，虽有相同的主要诊断（肠易激综合征），但需进行不同的治疗，以进行个体化处置，满足患者多方面的需求。

为实现上述目标，MDCP 对每种病例情况进行了识别并分为 5 个维度，这些维度包括：诊断分类（分类 A）；临床表现（附加信息）补充，对诊断进行亚分类，从而使治疗更特异（分类 B，如 IBS-D 或 IBS-C，EPS 或 PDS）；对日常活动的影响（分类 C）；社会心理学表现（分类 D）；生理特征和生物学标志（分类 E）。该框架在直观上非常清晰，其分类方法非常实用。

　　包含 72 个病例的 MDCP 读物，作为罗马Ⅳ全集的一部分，可通过如下形式购买：以纸质形式或电子书的形式、在线购买、单独购买。此外，MDCP 病例以及普通胃肠疾病的诊断流程还可作为 LogicNets 智能软件项目的一部分获得。如需更多信息，可访问网站 http://www.romecriteria.org/shop.cfm，或者参观各种医学会议展区的罗马基金会展台。

Douglas A. Drossman，MD

罗马基金会主席

罗马Ⅳ高级编辑

（蓝宇 译）

注意： 本书中所有药物的剂量都是医学文献中所推荐的，并且与医学界普遍的临床实践相符合。按照推荐剂量将药物用于相应疾病时不需要食品与药物监督管理局（FDA）或其他国家监管机构的特殊批准。应查阅每种药物的说明书以明确 FDA 和其他监管机构所批准的使用方法和剂量。由于药物使用标准会发生变化，因此应实时了解修订后的推荐，对于新药尤其如此。

目　　录

附文

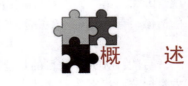
概　　述

目的、目标和基本原理

　　《功能性胃肠病多维度临床资料剖析》的编写是为了展现 FGIDs 患者丰富多样的临床特点，以既能反映患者的特殊性，又与该领域专家的观点相一致的形式呈现给大家。第二版（罗马IV标准）通过增加有更多复杂影响因素的病例，例如儿童的治疗、有几种疾病合并症或有社会文化因素的影响，对这些理念进行了扩展。

　　目的：MDCP 的目的是建立一个适合 FGIDs 患者的多维度评价体系，用于全方位地分析患者的疾病状态，以用于指导治疗和开展研究。包括以下 5 个维度：

A. 罗马诊断分类（分类 A）。

B. 临床表现补充，对亚型诊断使治疗更加特异。如IBS腹泻型（IBS-D）或 IBS 便秘型（irritable bowel syndrome with predominant constipation，IBS-C），功能性消化不良中的上腹痛综合征（epigastric pain syndrome，EPS）或餐后不适综合征（postprandial distress syndrome，PDS）（分类 B）。

C. 对日常活动影响（分类 C）。

D. 社会心理学表现（分类 D）。

E. 生理特征和生物学标志（分类 E）。

目标

1. 在不同的临床医疗机构，协助制订有效的治疗方案。

2. 采用可靠的分类诊断。

3. 能够在国际范围内被不同观点的临床医生和研究者所广泛接受。

4. 用于培训住院医生和专业医务人员。

5. 能够与国际疾病分类（ICD-10）兼容，并被认可和采纳；能被（医疗费用）第三方支付者所认可。

6. 提供专业术语，包括心理学名词，使非精神卫生专业人员易于理解和使用。

7. 对于此前使用不一致的术语含义尽量达成共识，并避免使用已经不再应用的术语。

8. 尽可能使用基于研究的数据和信息，提供证据的等级。

9. 能识别研究中所纳入的受试对象。

10. 在基于科学依据的前提下，能反映患者病情随时间的变化。

11. 易于今后不断地研究和验证。

12. 响应未来在诊断或治疗决策中的变化，包括增加生物学标志和其他特异性的影响治疗的特征。

13. 协助指导临床医生进行以患者为中心的治疗，强调患者的个体化需求。

基本原理：FGIDs 的诊断是基于罗马标准的分类系统，这些标准与特定时间框架内患者的症状表现和某些疾病生理学改变密切相关。该分类评价系统有助于在临床研究和治疗试验中更好地进行患者的遴选。

尽管罗马Ⅳ标准在临床研究中很有价值，在临床实践中单独使用该标准仍有局限性，因为该评价系统未能解决以下问题：

- 某些在临床上很有意义的（次级）诊断并未纳入该标准中。
- 未能体现生理功能异常的重要性或疾病对患者的影响程度。
- 未体现合并社会心理问题对患者的疾病严重程度、功能障碍和某些核心治疗选择的影响。
- 未包含未来可能的分类方法（如生物学标志）。
- 未包含对症状严重程度和功能障碍程度的总体评价，而这些方面对病情诊断评估的力度和治疗措施的选择十分重要。

通过增加上述在分类诊断中缺失的方面，MDCP 增进了我们对患者的理解，以达到优化治疗的目的。

（宋志强　译，蓝　宇　校）

MDCP 编写的历程

编写 MDCP 的想法最早源于 2011 年，当时罗马基金会董事会决定编写能够反映 FGIDs 广度和复杂性的治疗方案。他们达成一项共识，即 FGIDs 是由多种因素导致的疾病，其治疗应该涵盖影响患者症状感受的多个方面。在随后的几年中，编委会开展了多次反复的合议过程：

1. 参照《精神障碍诊断与统计手册》第 4 版（DSM-Ⅳ）的多轴诊断系统，编委会确定了与 FGIDs 患者的临床状况和治疗密切相关的 5 个分类。

2. 罗马委员会召开了几次会议来确定纳入到主要分类中的项目：分类 A 业已确定；分类 B 的项目由全体委员会共识后编写；分类 D 由社会心理学领域专家组成的分委员会编写；分类 E 由胃肠动力学专家组成的分委员会编写；分类 C 包含从患者的角度来评价疾病的影响程度，这一点的提出是基于罗马基金会疾病严重程度工作组已发表的建议 [1]。采用单一问题来评价疾病的影响程度："总体来说，您的症状对您目前生活（工作、学业、社会活动、生活自理、专注力和执行能力）的影响程度有多大？"在目前的罗马Ⅳ标准中，对于年幼的儿童，将这个问题的表达修改为："总体来说，孩子的症状对孩子目前生活的影响程度有多大？"临床医生应将患者表述的自我感受与客观的临床资料和行为表现结合起来进行分析。

3. 确定下来的分类项目经过两次以上的审阅和修改。

4. 随后，编委会专家主要根据临床经验起草了典型病例的病史，来呈现上述分类的范围和深度。这些病例反映了罗马Ⅲ诊断标准中绝大多数的分类诊断，列举的疾病严重程度从轻到重。

5. 所有病例又由编委会反复修改了两次。

6. 将每个病例的病史制作成幻灯片，由编委会的委员在各种学术会议上进行讲述，并将反馈意见汇总给编委会，作为编委会进一步修改的参考。

7. 这些病例提请编委会之外的专家进行审阅和评论。

8. 第一版在 2014 年 10 月发表后，由罗马Ⅳ编委会成员对 MDCP 进行了修订，编委们协调编写了新的病例。

9. 告知所有涉及诊断标准的各章节分委会对第一版中的 MDCP 病例进行更新，以适应罗马Ⅳ标准，并编辑更为复杂的病例。例如包括多个诊断、合并症、有更多维度的社会心理因素。同时要求多元文化章节委员会编写病例以体现社会文化因素对疾病的影响。

10. 副主编审阅了所有修订过以及新编写的病例后，将其返回修改。

11. 接收到按照副主编的建议修改过的病例以后，全体编委再次对病例进行审阅，随后接受其发表。

* Drossman DA，Chang L，Bellamy N，Gallo-Torres HE，Lembo A，Mearin F，Norton NJ，Whorwell P. Severity in irritable bowel syndrome：a Rome working team report. Am J Gastroenterol 2011;106：1749-1759.

（宋志强　译，蓝　宇　校）

使用 MDCP 的指导建议

MDCP 从全面、个性化的临床视角理解患者对疾病的感受，其融合了生物-心理-社会等诸多方面。MDCP 为每位临床医生提供了应该知晓的重要信息，使医生对患者的临床治疗措施更具针对性。这些信息也可传达给更多的医生、研究者、医药企业和管理机构人员，甚至是医疗费用第三方支付者。以下分类包含了临床医生在诊断、治疗和护理过程中所需要掌握的各种信息。

分类 A. 诊断分类

即罗马分类标准，我们已经根据罗马Ⅳ标准对第二版的标准进行了更新。分类 A 主要是基于症状进行分类诊断，也包含生理学标准（如大便失禁）。分类 A 提供的是"特异性"诊断标准，用于临床试验和医疗文书，而其他分类（分类 B、分类 C、分类 D 和分类 E）是用于优化临床医疗质量，适用于特定的研究状况。

分类 B. 临床表现补充

临床表现补充是指根据一些其他症状或亚型、病史信息、体征、实验室或生理学检测结果，借此对诊断进行分型，这样有可能指导医生拟定治疗计划。虽然不需要临床表现的补充就可以做出诊断（即根据分类 A），但是其存在有助于理解患者诊断背后的病理生理学机制，或有助于指导治疗。与其他分类不同，临床特点的补充并不是基于充分的研究证据，但其体现了临床思维的智慧，为不同亚型患者提供了进行个体化诊断和治疗的可能性。以下临床特点补充是由撰稿人所提供，根据罗马Ⅳ委员会的工作又增加了条目，必要时将会不断地进行修改。

对所有 FGIDs 患者

- 一般临床表现补充
  — 任何与疾病状况有关的医学诊断或相关症状
  — 疲劳
  — 合并的功能性躯体综合征：纤维肌痛、慢性疲劳等
  — 头晕或晕厥前期症状；晕厥
  — 睡眠障碍
  — 影响诊断和治疗的社会文化因素
  — 影响诊断和治疗的多次腹部手术

食管疾病（esophageal disorders）

- 功能性胸痛（functional chest pain）
  - 持续或发作性出现
  - 白天、夜间或均出现
  - 频繁出现偶尔出现或间歇出现
  - 餐后
  - 与进食有关
  - 与体力活动或运动有关
  - 嗳气后缓解或不缓解

- 功能性烧心（functional heartburn）
  - 持续或发作性出现
  - 白天、夜间或均出现
  - 频繁出现、偶尔出现或间歇出现
  - 与轻度糜烂性食管炎重叠
  - 餐后

- 反流高敏感（reflux hypersensitivity）
  - 间断出现的烧心

- 癔球症（globus）
  - 伴烧心
  - 伴体重下降
  - 伴一过性吞咽困难
  - 不伴一过性吞咽困难

- 功能性吞咽困难（functional dysphagia）
  - 持续或发作性出现
  - 频繁出现、偶尔出现或间歇出现
  - 固体食物、液体食物或均出现
  - 伴胸痛
  - 伴食物嵌塞
  - 伴体重下降

胃十二指肠疾病（gastroduodenal disorders）

- 功能性消化不良（functional dyspepsia，FD）
  - PDS（postprandial distress syndrome，PDS）
  - EPS（epigastric pain syndrome，EPS）
  - PDS 和 EPS
  - 急性发作
  - 合并恶心、腹胀、嗳气或呕吐
  - 感染后
  - 亚综合征型 PDS 或 EPS（即不符合 PDS 或 EPS 的诊断标准）
  - 伴便秘
  - 伴体重下降

- 嗳气症（belching disorders）
  - 过度胃上嗳气（excessive supragastric belching）
  - 食管嗳气
  - 胃嗳气
  - 伴过度嗳气

- 恶心和呕吐症（nausea and vomiting disorders）
  - 慢性恶心呕吐综合征（chronic nausea vomiting syndrome，CVS）
    - 持续或发作性出现
    - 频繁（每天）出现偶尔出现或间歇出现
    - 餐后
    - 伴 GERD
    - 伴体重下降
  - 周期性呕吐综合征（cyclic vomiting syndrome，CVS）
    - 频繁出现偶尔出现或间歇出现
    - 伴疼痛
    - 伴胃食管反流
    - 伴体重下降

- 反刍综合征（rumination syndrome）
  - 再次咽下、吐出或均有
  - 伴烧心

肠道疾病（bowel disorders）

- 肠易激综合征（irritable bowel syndrome，IBS）
  - 对可酵解的寡聚糖、双糖、单糖和多元醇（fermentable，oligo-，di- and mono-saccharides and polyols，FODMAPs）敏感
  - 频繁或偶尔出现
  - 炎症性肠病（inflammatory bowel disease，IBD）-肠易激综合征（IBD-IBS）、缓解期的溃疡性结肠炎
  - 乳糖或其他双糖不耐受
  - 感染后
  - 粪便类型：腹泻型、便秘型、混合型或未定型
  - 伴腹胀
  - 伴大便失禁
  - 以腹痛为主
  - 伴餐后症状
  - 伴排便急迫

- 功能性便秘（functional constipation）
  - 缺乏便意
  - 功能性排便障碍（functional defecation disorders，FOD）
  - 排便次数减少或明显减少（<1 次/周）
  - 手法协助排便
  - 慢传输或正常传输
  - 伴阴道挤压
  - 排便费力
  - 伴排便不协调
  - 伴出口梗阻
  - 伴阿片类药物所致便秘

- 功能性腹泻（functional diarrhea）
  - 胆盐吸收不良
  - 夜间或仅在白天
  - 明显排便急迫感
  - 粪便量估计
  - 伴大便失禁
  - 伴餐后症状

- 功能性腹胀/腹部膨胀（functional abdominal bloating/distension）
  — 对 FODMAPs 敏感
  — 餐后加重
  — 乳糖或其他双糖不耐受
  — 伴便秘

- 阿片引起的便秘（opioid-induced constipation，OIC）
  — 伴大便失禁
  — 伴腹胀
  — 伴烧心
  — 伴恶心

中枢介导的胃肠道疼痛病（centrally mediated disorders of gastrointestinal pain）

- 中枢介导的腹痛综合征（centrally mediated abdominal pain syndrome，CAPS）
  — 便秘
  — 大便失禁
  — 伴多次手术

- 麻醉剂肠道综合征（narcotic bowel syndrome）
  — 伴阿片类药物所致便秘
  — 伴溢出性大便失禁

胆囊和 Oddi 括约肌疾病（gallbladder and sphincter of Oddi disorders）

- 胆源性疼痛（biliary pain）
  — 胆囊切除术后疼痛
  — 伴胆道梗阻

- 胆囊功能障碍（functional gallbladder disorder）
  — 偶尔或频繁出现

- 胆管 Oddi 括约肌功能障碍（functional biliary sphincter of Oddi disorder）
  — 偶尔或频繁出现
  — 胆囊切除后

肛门直肠疾病（anorectal disorders）

- 大便失禁
  — 便秘伴溢出性腹泻
  — 腹泻
  — 被动性或急迫性
  — 急迫性失禁

- 功能性肛门直肠疼痛（functional anorectal pain）
  — 肛提肌综合征
  — 痉挛性肛门直肠痛

- 功能性排便障碍（functional defecation disorders）
  — 不协调性排便
  — 排便推进力不足
  — 伴阴道挤压
  — 伴慢传输性便秘

儿童功能性胃肠病：婴儿/幼儿（childhood functional GI disorders：neonate/toddler）

- 婴儿反胃（infant regurgitation）
  — 牛奶过敏的家族史
  — 过敏
- 婴儿反刍（infant rumination）
  — 生长发育迟滞

- 婴儿腹绞痛（infant colic）
  — 父母担心婴儿的健康

- 顽固性婴儿腹绞痛（intractable infant colic）
  — 父母担心或苦恼
  — 缺乏社会支持

- 功能性腹泻（functional diarrhea）
  — 缺乏应有的体重增长
  — 感染后

儿童功能性胃肠病：儿童/青少年（childhood functional GI disorders：neonate/toddler）

- 功能性恶心（functional nausea）
  — 体重下降

- 功能性呕吐（functional vomiting）
  — 癔球症

- 青少年反刍综合征伴功能性消化不良（adolescent rumination syndrome with functional dyspepsia）

- 功能性腹痛综合征—非其他特指（functional abdominal pain-NOS）
  — 疲劳
  — 头痛
  — 肥胖

- 功能性消化不良（Functional Dyspepsia）
  — 上腹痛综合征（EPS）
  — 餐后不适综合征（PDS）
  — 体重下降

- 肠易激综合征（Irritable Bowel Syndrome）
  — 便秘型 IBS
  — 乳糖吸收不良
  — 感染后

- 腹型偏头痛（abdominal migraine）
  — 频繁
  — 偶尔出现

- 功能性便秘（functional constipation）
  — 持续性大便失禁

- 非潴留性大便失禁
  — 注意缺陷多动障碍（attention deficit hyperactivity disorder，ADHD）

分类 C. 对日常活动的影响（无、轻度、中度或重度）

该分类体现和量化了患者对所患疾病的认知、行为和疾病对日常活动的总体影响，这些方面会影响治疗。根据"罗马基金会疾病严重程度委员会的定义"可以将其理解为"包括了患者所陈述的胃肠道症状和胃肠道外症状失能的程度以及与疾病相关的认知和行为的一种生物-心理-社会的整体状况"，内脏和中枢因素均参与其中。对这种影响的评估必须基于患者的认知，包括临床判断。因此，严重程度的评估可以通过询问下述问题来确定："总体来说，这些症状对您目前生活（工作、学业、社会活动、自理能力、专注力和执行力）的影响程度有多大——无、轻度、中度、重度？"当患者回答完该问题后，临床医生要尽量将患者的回答与客观的资料结合起来进行评估。然而，我们发现患者的回答与医生实际观察到的影响程度有差异，医生在给这类患者制订治疗计划时要调和这些差异。此外，9岁以下的儿童可能无法回答该问题，对于这种情况则询问家长或监护人以下问题："总体来说，孩子的症状对他（她）目前生活的影响程度有多大？"

分类 D. 社会心理学表现

该分类可以识别心理的和心理社会方面的调节因子和合并症因素，这些都会影响患者对疾病的感受和行为，进一步影响治疗决策。其包括分类依据[如《精神障碍诊断与统计手册》第 5 版（DSM-5）中精神疾病诊断]、量化评估工具[如使用医院焦虑抑郁量表（hospital anxiety and depression scale，HADS）评估焦虑]，可以采用连续分值或根据临界值做出分类诊断，或患者自述（例如受虐待），由临床医生判断患者报告的情况与 FGIDs 的相关性、相关的疾病行为或对日常活动能力的影响。需要注意的是，允许非精神科的专业人员进行这种判断。相关资料来源包括已有的病历记录（例如 DSM 或 HADS 诊断）、临床观察结果（比如自述的受虐待史）、临床观察到的抑郁表现或明确的应激事件，比如近期的宠物死亡（如果是 FGID 症状的诱发或持续因素，则定义为有意义的应激事件）。另外，有下列条目但无严重程度分类者（例如危及生命的创伤性事件），必须判断其是否为现有FGIDs 症状或其病情恶化发生或加重的重要因素。

- 心理、精神症状、综合征
  - 依据 DSM-Ⅳ 或 DSM-5 标准或精神卫生专业人员做出的轴 Ⅰ 或轴 Ⅱ 的诊断（例如躯体症状障碍-300.82）。
- 目前的
- 既往的
  - 目前有抑郁、焦虑、预期性焦虑、创伤后应激障碍（PTSD）、对症状的过度担心、强迫行为[患者自述和（或）由医生判断]或者心理学量表评估结果有临床意义。临床医生也可以使用心理社会"红旗症状"（即报警症状，见下述）。

- 主要应激事件
  - 创伤性生活事件：情感、性、躯体虐待史、战争创伤、失业、重大丧失，可以是近期的（即过去一年内经历着哀伤），也可以是长期的、尚未解决的丧失。
- 轻度：没有明显的心理上的残留影响，或生活无明显困扰[①]。
- 中度：有一些心理上的残留影响或生活受到困扰[①]。
- 重度：存在已知的有心理残留影响的负性事件，并且生活受到困扰[①]（如强奸/受侵害、多重经历、生命威胁等）。
  - 医生认为其他与 FGIDs 有关的重要应激事件（如失业、离婚）。
- 罗马Ⅳ标准中的社会心理红旗（报警）症状（9 项）：可以提示医生考虑将患者转诊至精神卫生专业人员处进行诊断和治疗，也可以用于目前的症状分类。
  - 焦虑：大部分时间感到紧张或不安。
  - 抑郁：大部分时间感到沮丧或心情低落。
  - 自杀念头：经常或偶尔想要伤害自己或自杀（如经常出现，需要转诊）。
  - 虐待史和创伤史：曾遭受情感、躯体、性虐待和创伤，至今依然感觉痛苦。
  - 伴侣虐待：在"亲密接触"时担心身体受到伤害（需要转诊）。
  - 疼痛严重程度：在最近 4 周内有严重的躯体疼痛。
  - 躯体症状和相关的烦恼及健康担忧：在过去的 6 个月内过度担心躯体症状，临床医生认为情况较严重的。
  - 功能损害或失能：在最近 4 周内，疼痛或其他症状明显或严重影响了正常活动。
  - 药物或酒精滥用：在过去 1 年中，每天或每周饮酒（男性超过 5 次，女性超过 4 次）、非医疗原因服用处方药（指止痛药——译者注）和（或）违禁药（如果每天如此，需要转诊）。

分类 E. 生理特征和生物学标志（类型或严重程度）

　　该分类提供了生理学功能或生化指标，其与临床诊治密切相关，可以深化对诊断的理解和指导治疗。所纳入的项目需要有充分的证据支持（如压力测定、核素显像或生化指标等）。下述检测方法可以用于不同解剖部位的生理学功能评价。

检测方法示例

口咽部

- 管壁结构和活动：压力测定、食管上段括约肌（UES）扩张性测定（EndoFLIP、恒压器）。

[①] 心理上的残留影响包括经常性的或闯入性的思维和行为、噩梦、周年纪念日反应等。

- 内容物的运动：吞咽钡剂时快速摄像、阻抗测定。
- 感觉敏感性：口咽敏感性测定（恒压器）。
- 炎症证据：活检。
- 其他分析技术（疾病特异性）：脑成像技术。

食管

- 管壁结构和运动：压力测定、腔内超声、扩张性测定（EndoFLIP、恒压器）、黏膜阻抗测定（使用导管或通过内镜的设备）。
- 内容物的运动：黏膜阻抗测定、核素显像。
- 感觉敏感性：Bernstein 试验（食管酸灌注试验——译者注）、球囊扩张敏感性、恒压器、温度觉检测、化学感觉检测或电刺激。
- 炎症证据：活检。
- 其他分析技术（疾病特异性）：24 小时 pH（阻抗）监测。

胃和十二指肠

- 管壁结构和运动：时相性收缩或张力性收缩——恒压器、压力测定、超声、磁共振（MRI）、单光子发射计算机断层显像（SPECT）。
- 内容物的运动：静态压力测定或黏膜阻抗测定（如嗳气时气体的运动）、核素显像、呼气试验、MRI、超声。
- 感觉敏感性：液体营养餐试验、恒压器、化学感觉检测。
- 炎症证据：组织学。
- 其他分析技术（疾病特异性）：幽门螺杆菌检测、血清学（乳糜泻检测）、十二指肠活检（乳糜泻、贾第虫病）。

胆道系统

- 管壁结构和运动：Oddi 括约肌压力测定。
- 内容物的运动：胆管核素显像（HIDA 扫描）。
- 感觉敏感性：无。
- 炎症证据：无。
- 其他分析技术（疾病特异性）：肝功能检测。

小肠

- 管壁结构和运动：压力测定、检测运动的（智能）胶囊、MRI。
- 内容物的运动：核素显像、智能胶囊（smart pill）、MRI。
- 感觉敏感性：恒压器、化学感觉检测。
- 炎症证据：组织学、钙卫蛋白、灌注试验。
- 其他分析技术（疾病特异性）：呼气试验用于小肠细菌过度生长（SIBO）、抽吸（小肠液）或培养检测、呼气试验用于糖吸收不良或不耐受（乳糖、果糖、山梨醇）、黏膜通透性。

结肠

- 管壁结构和运动：压力测定、MRI。
- 内容物的运动：不透 X 线标记物、核素显像、智能胶囊检测、MRI。
- 感觉敏感性：恒压器。
- 炎症证据：生化、组织学、钙卫蛋白、灌注/弥散试验、细胞因子、mRNA、血清学（乳糜泻）。
- 其他分析技术（疾病特异性）：黏膜通透性、粪便类胰蛋白酶、微生态［人类肠道（菌群）芯片（HITChip）］。

直肠肛门

- 管壁结构和运动：压力测定、排粪造影、超声、MRI、肛门直肠指诊。
- 内容物的运动：球囊逼出试验、排粪造影。
- 感觉敏感性：恒压器或球囊逼出试验、电刺激试验。
- 炎症证据：组织学、钙卫蛋白。
- 其他分析技术（疾病特异性）：无。
- 直肠顺应性降低、肛门外括约肌轻度无力。
- 肛门外括约肌矛盾性收缩。

（宋志强　译，蓝　宇、姜荣环　校）

MDCP 的修订和更新

随着时间推移，罗马基金会持续地对 MDCP 进行更新和修订。因此，我们开展了一系列工作使之不断完善。

1. 编写 MDCP 是为临床医生在治疗 FGIDs 患者时提供一本工具书。

2. 罗马基金会将继续审阅和修订这种模板，即对患者临床状况从 5 个维度进行归类和程度分级。第一版 MDCP 由罗马Ⅳ标准各章节分委员会和委员会之外的专家进行了审阅和修订，我们计划在今后的版本中继续这样的审阅和修订。

3. 由于对编写这样一个剖析系统还缺乏足够的经验，我们最初选用了德尔斐方法（Delphic approach），同样的方法也用于编制（功能性胃肠病）罗马分类系统和精神疾病 DSM 多轴分类系统。因此，我们启动了同行评议程序，将以此支持随后的有效性研究。

4. 审阅和修订的过程包含以下几个方面：
   a. 条目的审阅和修订需要基于科学研究的证据。
   b. 对罗马Ⅳ标准中的新增诊断，相应地编写新的分类。
   c. 在审阅原本纳入病例的同时，新增一些病例，力求能够覆盖所有的诊断分类。我们鼓励每个诊断都应该有几个病例，以便能够涵盖所有的临床表现和严重程度。这一点在罗马Ⅳ标准中已经实现。

5. MDCP 委员会（编委会）将作为今后修订版和增订版的联络机构，负责质量控制。

6. 所有的修改和修订将呈送给罗马委员会之外的专家进行评阅，获得反馈意见。

7. 我们寻求在消化领域学术组织内和其他社会媒体中宣传和普及 MDCP。我们已经通过包括美国胃肠病学会（ACG）网络研讨会和医学会专题研讨会在内的一系列社会媒体形式进行了宣传。

8. 我们通过和 LogicNets 公司合作建立了"智能软件"，对该过程进行了扩展。

9. MDCP 委员会（编委会）将继续保留，以收集新的数据信息或反馈意见。委员会将对这些信息及意见做出适时回应，必要时，将重要的内容和相关问题收录至修订版本。

（宋志强　译，蓝　宇　校）

如何学习病例报告

本书采用临床病例报告的形式以便读者自学。

题目：罗马Ⅳ标准分类诊断及疾病严重程度显示在题目中，所以读者对病例的诊断一目了然。

病史：病史中包括了使用 MDCP 拟定合理的治疗方案所需要的所有信息。

MDCP 分类：所有分类均基于病例报告。各个特异分类选项均来自前面已提供的信息和表格，完整的罗马Ⅳ标准（分类 A）详见附文 A。

MDCP 分类的解释：对每个分类都会有一个简短的基本原理解释，并附有参考文献。

总体评价：此项是对病例报告简短的总结。

治疗：治疗部分是 MDCP 的主要组成部分。通过使用分类系统，读者可以制定针对该患者特异性的治疗方案。治疗决策均有参考文献支持。

参考文献：每个病例最后都附有主要的参考文献。

我们鼓励读者通过阅读病例资料，独立思考总结患者的临床特点，提出治疗方案。然后，系统学习我们给出的剖析指导，逐步缩小差距。

（宋志强　译，蓝　宇　校）

　　我们深知在基层医疗机构就诊的患者，其病情可能没有本书中的病例那么复杂，初级卫生保健医生可能没有时间或权限提供心理健康或生理学方面的检查，或者也不一定有必要。因此，我们建议在基层医疗机构中可使用分类 A、分类 B 和分类 C 对患者进行评估，分类 D 和分类 E 则由医生自行决定是否要予以评估。

注意：本书中所有药物的剂量都是医学文献中所推荐的，并且与医学界普遍的临床实践相符合。按照推荐剂量将药物用于相应疾病时不需要食品与药物监督管理局（FDA）或其他国家监管机构的特殊批准。应查阅每种药物的说明书以明确 FDA 和其他监管机构所批准的使用方法和剂量。由于药物使用标准会发生变化，因此应实时了解修订后的推荐，对于新药尤其如此。

（宋志强　译，蓝　宇　校）

成人
功能性胃肠病

1. 食 管 疾 病

1-1. 功能性胸痛（重度）

病史

　　患者女性，37 岁，教师，因反复胸痛发作 2 年就诊于消化科。患者因胸痛多次急诊就诊，常规实验室检查、冠状动脉造影、胃镜和食管活检、高分辨食管测压、无线食管 pH 监测的症状相关分析均未见异常。胸痛位于胸骨后，与活动和进食无关，常在夜间发作，每次发作持续 30～60min，近来每日发作数次。因为胸痛，患者几乎无法工作。质子泵抑制剂（proton pump inhibitors，PPIs）治疗无效，止痛药疗效甚微。精神紧张时，症状发作尤为频繁。患者有背痛、头痛、关节痛和痛经。这些症状严重影响了患者的生活，她十分担心这些症状，且症状与焦虑情绪有关。

多维度临床资料分类

A. 诊断分类：功能性胸痛（functional chest pain）。

B. 临床表现补充：频繁、发作性胸病，与进食或活动无关。

C. 对日常活动的影响：重度。

D. 社会心理学表现：躯体症状障碍（DSM-5）。

E. 生理特征和生物学标志：不详，但 pH 监测和高分辨食管测压未见异常。

多维度临床资料分类解释

A. 诊断分类：该患者症状符合罗马Ⅳ功能性胸痛的诊断标准[1]，参考附文 A。全面的诊断评估除外了心脏病、胃食管反流病（gastroesophageal reflux disease，GERD）、嗜酸性粒细胞性食管炎（eosinophilic esophagitis，EOE）和主要食管动力障碍性疾病。因患者症状较为严重，故进行了全面的诊断评估。

B. 临床表现补充：频繁、发作性胸痛，与进食或活动无关。患者自述症状出现频繁，与生理性事件无关，难以预测发作，因此难以预防。

C. 对日常活动的影响：重度。患者自诉症状严重，几乎无法工作，每日发作数次，每次持续 30～60min。针对问题："总体来说，这些症状对您目前生活（工作、学业、社会活动、自理能力、专注力和执行力）的影响程度有多大？"患者的回答为"重度"。

D. 社会心理学表现：躯体症状障碍（DSM-5）的特征是一种或者多种不适的躯体症状，对日常生活造成明显困扰。除此之外，患者表现出与症状相关的多虑，以及情感或行为上的过度反应。

E. 生理特征和生物学标志：生理学检查未见异常。无线食管 pH 监测和高分辨食管测压均未见异常，食管感觉方面的检查可以采用改良的食管酸灌注或球囊扩张试验来证实食管高敏感[2]。

总体评价

该患者是 37 岁女性，严重胸痛 2 年，全面的诊断检查均未见异常。除胸痛外，患者还伴随其他严重躯体症状。所有这些症状严重地影响了患者的日常生活，使其无法工作。

治疗

1. 抗抑郁药

a. 三环类抗抑郁药止痛：有证据支持使用小剂量的三环类抗抑郁药（tricyclic antidepressants，TCAs）治疗功能性胸痛[3,4]，疗效如同其他疼痛性功能性胃肠病[5]。与治疗抑郁症的剂量相比，治疗功能性胃肠病的剂量通常很小，可在数周后根据疗效和不良反应逐渐增加剂量[6]。该患者有多种躯体症状，也支持使用 TCAs 治疗。

b. SSRIs/SNRIs：新型抗抑郁药既可单独使用，也可与 TCAs 联合应用以增加疗效，可减轻焦虑，治疗合并的精神心理疾病如抑郁[6]。此外，选择性 5-羟色胺（5-HT）再摄取抑制剂（selective serotonin reuptake inhibitors，SSRIs）和 5-HT 去甲肾上腺素再摄取抑制剂（serotonin-norepinephrine reuptake inhibitors，SNRIs）也能有效改善胸痛症状[7-10]。无论患者是否存在合并的抑郁症状，使用这类药物都可能有帮助，尤其是该患者合并多种躯体症状。

2. 应激管理和放松训练：试验性研究证实，应激在增加食管对刺激的敏感性和加重食管症状方面起着重要的作用[11]，这与临床观察到的表现一致。研究表明应激管理和放松训练对功能性胸痛有积极的辅助治疗作用[12,13]。

3. 心理治疗-行为认知治疗、催眠疗法：许多研究支持行为认知治疗（cognitive behavioral therapy，CBT）可用于功能性胸痛[7,14,15]和其他躯体症状。有一项研究提示，催眠疗法用于功能性胸痛获得了非常好的疗效[16]。但对功能性胃肠病来说，由于这些治疗方法的可获得性和专业技术上的特殊性，限制了其临床推广和应用。

（任渝棠 译，孙晓红 校）

参考文献

1. Fass R, Pandolfino J, Aziz Q, Gyawali C, Miwa H, Zerbib F. Esophageal disorders. In: Drossman DA, Chang L, Chey WD, Kellow J, Tack J, Whitehead WE (eds). Rome IV Functional Gastrointestinal Disorders—Disorders of Gut-Brain Interaction, 4th edition. Raleigh, NC: Rome Foundation, 2016; pp. 833–902.

2. Fass R, Achem S. Noncardiac chest pain: epidemiology, natural course and pathogenesis. Neurogastroenterol Motil 2011;17:110–123.

3. Cannon RO 3rd, Quyyumi AA, Mincemoyer R, Stine AM, Gracely RH, Smith WB, Geraci MF, Black BC, Uhde TW, Waclawiw MA. Imipramine in patients with chest pain despite normal coronary angiograms. N Engl J Med 1994;330:1411–1417.

4. Clouse RE, Lustman PJ, Eckert TC, Ferney DM, Griffith LS. Low-dose trazodone for symptomatic patients with esophageal contraction abnormalities. A double-blind, placebo-controlled trial. Gastroenterology 1987;92:1027–1036.

5. Jackson JL, O'Malley PG, Tomkins G, Balden E, Santoro J, Kroenke K. Treatment of functional gastrointestinal disorders with antidepressant medications: a meta-analysis. Am J Med 2000;108:65–72.

6. Grover M, Drossman DA. Psychopharmacologic and behavioral treatments for functional gastrointestinal disorders. Gastrointest Endosc Clin N Am 2009;19:151–170, vii–viii.

7. Hershcovici T, Achem SR, Jha LK, Fass R. Systematic review: the treatment of NCCP. Aliment Pharmacol Ther 2012;35;5–14.

8. Lee H, Kim JH, Min BH, Lee JH, Son HJ, Kim JJ, Rhee JC, Suh YJ, Kim S, Rhee PL. Efficacy of venlafaxine for symptomatic relief in young adult patients with functional chest pain: a randomized, double-blind, placebo-controlled, crossover trial. Am J Gastroenterol 2010;105:1504–1512.

9. Varia I, Logue E, O'Connor C, Newby K, Wagner HR, Davenport C, Rathey K, Krishnan KR. Randomized trial of sertraline in patients with unexplained chest pain of noncardiac origin. Am Heart J 2000;140:367–372.

10. Viazis N, Keyoglou A, Kanellopoulos AK, Karamanolis G, Vlachogiannakos J, Triantafyllou K, Ladas SD, Karamanolis DG. Selective serotonin reuptake inhibitors for the treatment of hypersensitive esophagus: a randomized, double-blind, placebo-controlled study. Am J Gastroenterol 2012;107:1662–1667.

11. Bradley LA, Richter JE, Pulliam TJ, Haile JM, Scarinci IC, Schan CA, Dalton CB, Salley AN. The relationship between stress and symptoms of gastroesophageal reflux: the influence of psychological factors. Am J Gastroenterol 1993;88:11–19.

12. Hegel MT, Abel GG, Etscheidt M, Cohen-Cole S, Wilmer CI. Behavioral treatment of angina-like chest pain in patients with hyperventilation syndrome. J Behav Ther Exp Psychiatry 1989;20:31–39.

13. Potts SG, Lewin R, Fox KA, Johnstone EC. Group psychological treatment for chest pain with normal coronary arteries. Quart J Med 1999;92:81–86.

14. Jonsbu E, Dammen T, Morken G, Moum T, Martinsen EW. Short-term cognitive behavioral therapy for non-cardiac chest pain and benign palpitations: a randomized controlled trial. J Psychosom Res 2011;70:117–123.

15. van Peski-Oosterbaan AS, Spinhoven P, van Rood Y, van der Does JW, Bruschke AV, Rooijmans HG. Cognitive-behavioral therapy for noncardiac chest pain: a randomized trial. Am J Med 1999;106:424–429.

16. Jones H, Cooper P, Miller V, Brooks N, Whorwell PJ. Treatment of non-cardiac chest pain: a controlled trial of hypnotherapy. Gut 2006;55:1403–1408.

1-2. 功能性烧心（轻度）

病史

患者女性，45 岁，狱警，因持续性胸骨后烧灼感就诊于消化科。患者诉烧心，每周发作 4～5 日，近 5 年发作更加频繁。烧心多发生于餐后，但空腹时亦可出现。每次发作持续数分钟至数小时，紧张或焦虑时症状加重。患者自述作为一名狱警，工作中常有紧张和焦虑情绪。患者表示虽然症状确实造成了一些困扰，但仍能够胜任日常工作和生活。患者否认恶心、呕吐、体重下降、吞咽困难或消化道出血症状。自服抗酸药和非处方药雷尼替丁，症状稍有减轻。因发作日益频繁，并且最近其舅父被诊断为 Barrett 食管，遂来就诊。初级诊疗医生为患者预约了胃镜检查，并进行了食管活检，均未见异常。给予奥美拉唑（20mg，1 次/日）口服 4 周后症状无改善，增加奥美拉唑剂量（20mg，2 次/日），症状仍无改善，为进一步诊治转诊至消化科。因药物治疗无效，故消化科医生在患者服用质子泵抑制剂（PPI）的同时进行了食管 pH-阻抗监测，结果提示食管远端 pH<4 时间仅为 0.5%，酸反流和非酸反流事件也在正常范围内，症状与反流事件无关。

多维度临床资料分类

A. 诊断分类：功能性烧心（functional heartburn）。

B. 临床表现补充：不详。

C. 对日常活动的影响：轻度。

D. 社会心理学表现：环境应激所致焦虑。

E. 生理特征和生物学标志：24h 食管 pH-阻抗监测提示食管酸暴露正常，症状与反流无关。

多维度临床资料分类解释

A. 诊断分类：该患者症状符合罗马Ⅳ功能性烧心的诊断标准[1]，参考附文 A。

B. 临床表现补充：不详。

C. 对日常活动的影响：患者日常活动所受影响很轻微。尽管症状频繁发作，但患者仍能够胜任日常工作和生活。针对问题："总体来说，这些症状对您目前生活（工作、学业、社会活动、自理能力、专注力和执行力）的影响程度有多大？"患者的回答为"轻度"。

D. 社会心理学表现：患者作为狱警，工作中常有紧张或焦虑，症状也因此加重。即使在不增加生理性反流的情况下，生活应激事件也可加重症状[2]。

E. 生理特征和生物学标志：患者报告持续烧心，并且每日 2 次的 PPI 试验性治疗无效。在服用 PPI 的同时进行了 pH-阻抗监测。虽然症状持续，但无异常的酸和非酸反流，并且反流事件和烧心症状缺乏相关性，这提示反流不是造成患者症状持续的重要原因，因此其诊断不符合罗马Ⅳ标准中反流高敏感的诊断标准。内镜活检显示无嗜酸性粒细胞性食管炎。

总体评价

该例患者是 45 岁的女狱警，主诉为轻度但逐渐加重的烧心，PPI 治疗无效。症状因紧张或焦虑而加重，在进食或非进食时均可发生。因症状逐渐频繁和近期亲属被诊断为 Barrett 食管而担心。内镜、活检和 pH-阻抗监测的结果均未见异常。在没有吞咽困难的情况下，没有必要进行食管压力测定。

治疗

1. **解释和安慰**：基于症状和诊断评价，该患者为功能性烧心。pH-阻抗监测未发现异常反流，PPI 试验性治疗无效支持该诊断。如果症状未造成明显的困扰，对患者的处理主要是解释和安慰。

2. **饮食治疗**：一些小样本的临床试验提示长期摄入含辣椒素的食物能够缓解胃食管反流病症状，这可能与辣椒素作用于瞬时受体电位离子通道辣椒素受体 1（transient receptor potential ion channel of the vanilloid type 1，TRPV1），降低了内脏传入神经元的敏感性有关 [3]。油腻食物可增加功能性疾病如肠易激综合征（irritable bowel syndrome，IBS）患者的内脏敏感性 [4]。

3. **内脏感觉调节剂**：内脏高敏感是功能性烧心和功能性胸痛的重要发病机制。作用于内脏和（或）躯体感觉的药物如 TCAs、SSRIs 和 SNRIs 可用于减轻功能性胸痛患者的症状 [5,6]。有研究显示，小剂量的 TCAs 阿米替林（amitriptyline）治疗功能性胸痛患者，症状可获得长期缓解 [7]。起始剂量是 5～10mg，睡前服用，每周剂量增加 10mg。文拉法辛（venlafaxine）对功能性胸痛患者的症状也有类似的改善作用，剂量需要逐步增加，但需注意相应的不良反应，主要是睡眠障碍 [8]。与安慰剂比较，西酞普兰（citalopram）对酸敏感的患者能更好地控制烧心 [9]，但对于功能性胸痛患者的疗效尚未见报道。抗抑郁药对功能性烧心的确切疗效亟待严谨的临床试验验证。

4. **行为干预**：临床试验证实，心理学治疗如催眠疗法、放松训练、行为治疗和生物反馈，可能有助于改善患者的食管症状 [10-12]。考虑到该患者的工作压力大，症状与应激或焦虑有关，可考虑选择行为治疗。

（任渝棠　译，孙晓红、方秀才　校）

参考文献

1. Fass R, Pandolfino J, Aziz Q, Gyawali C, Miwa H, Zerbib F. Esophageal disorders. In: Drossman DA, Chang L, Chey WD, Kellow J, Tack J, Whitehead WE (eds). Rome IV Functional Gastrointestinal Disorders—Disorders of Gut-Brain Interaction, 4th edition. Raleigh, NC: Rome Foundation, 2016; pp. 833–902.
2. Naliboff BD, Mayer M, Fass R, FitzGerald LZ, Chang L, Bolus R, Mayer EA. The effect of life stress on symptoms of heartburn. Psychosom Med 2004;66:426–434.
3. Kumar AR, Katz PO. Functional esophageal disorders: a review of diagnosis and management. Expert Rev Gastroenterol Hepatol 2013;7(5), 453–461.
4. Simren M, Abrahamsson H, Bjornsson E. Lipid-induced colonic hypersensitivity in the irritable bowel syndrome: the role of bowel habit, sex, and psychologic factors. Clin GastroenterolHepatol 2007;5(2):201–208.
5. Nguyen TMT, Eslick GD. Systematic review: the treatment of noncardiac chest pain with antidepressants. Aliment Pharmacol Ther 2012;35:493–500.
6. Dickman R, Maradey-Romero C, Fass R. The role of pain modulators in esophageal disorders—no pain no gain. Neurogastroenterol Motil 2014;26:603–610.
7. Prakash C, Clouse RE. Long-term outcome from tricyclic antidepressant treatment of functional chest pain. Dig Dis Sci 1999;44:2373–2379.
8. Lee H, Kim JH, Min BH, et al. Efficacy of venlafaxine for symptomatic relief in young adult patients with functional chest pain: a randomized, double-blind, placebo-controlled, crossover trial. Am J Gastroenterol 2010;105:1504–1512.
9. Viazis N, Keyoglou A, Kanellopoulos AK, et al. Selective serotonin reuptake inhibitors for the treatment of hypersensitive esophagus: a randomized, double-blind, placebo-controlled study. Am J Gastroenterol 2012;107:1662–1667.
10. Chiarioni G, Whitehead WE. The role of biofeedback in the treatment of gastrointestinal disorders. Nat Clin Pract Gastroenterol Hepatol 2008;5:371–382.
11. Jones H, Cooper P, Miller V, Brooks N, Whorwell PJ. Treatment of non-cardiac chest pain: a controlled trial of hypnotherapy. Gut 2006;55:1403–1408.
12. Shapiro M, Shanani R, Taback H, Abramowich D, Scapa E, Broide E. Functional ches pain responds to biofeedback treatment but functional heartburn does not: what is the difference? Eur J Gastroenterol Hepatol 2012 Jun, 24:(6);708–714.

1-3. 功能性烧心（重度）

病史

患者女性，40 岁，因顽固性烧心 2 年就诊。主要表现为下段胸骨后烧灼感，几乎每天都有症状，白天为主，进餐后症状加重，同时伴恶心、上腹胀气和饱胀。体重无变化（体质指数 23kg/m²）。患者自觉症状严重，已影响正常社会活动和日常工作。发病初期行胃镜检查提示：轻度糜烂性食管炎；食管黏膜活检病理检查未见异常。患者曾口服多种 PPIs，单剂量或双倍剂量对烧心无明显改善。遵医嘱坚持 PPI 治疗，并按时服药，有一定疗效。高分辨食管压力测定检查未见异常。口服双倍剂量 PPI 时行 24h 食管 pH-阻抗监测未见异常（总酸暴露时间为 0.5%，反流次数为 20 次，18 次为弱酸反流，2 次为酸反流）；症状相关性分析为阴性（监测期间患者自诉 7 次烧心，均与客观监测到的反流事件无关）。

多维度临床资料分类

A. 诊断分类：功能性烧心（functional heartburn）。

B. 临床表现补充：合并轻度糜烂性食管炎。

C. 对日常活动的影响：重度。

D. 社会心理学表现：不详。

E. 生理特征和生物学标志：食管动力未见异常；内镜提示食管炎；口服 PPI 时 24h 食管 pH-阻抗监测未见异常。

多维度临床资料分类解释

A. 诊断分类：该患者症状符合罗马Ⅳ功能性烧心的诊断标准。患者烧心症状与胃食管反流病、嗜酸性粒细胞性食管炎或食管动力异常均无关 [1]。症状的发作特点、持续时间和频度均符合功能性烧心的诊断标准。

B. 临床表现补充：患者合并轻度糜烂性食管炎。本例提示在某些患者中，功能性食管疾病可与胃食管反流病重叠。尽管患者有轻度糜烂性食管炎的病史，但 PPI 治疗无效，口服 PPI 时食管 pH-阻抗监测未见异常。

C. 对日常活动的影响：重度。患者认为功能性烧心严重影响了其社会活动和日常工作，也许与症状的频率和程度有关。针对问题："总体来说，您的症状对目前生活（工作、学业、社会活动、自理能力、专注力和执行力）的影响程度有多大？"患者的回答为"重度"。

D. 社会心理学表现：不详。

E. 生理特征和生物学标志：诊断依据以下诸项检查：无持续存在的病理性反流、活检组织学检查除外了嗜酸性粒细胞性食管炎、食管动力未见异常。服用 PPI 时食管 pH-阻抗监测实际上无酸反流事件、仅数次弱酸反流 [2]，症状相关性分析阴性 [3]，即无持续的病理性反流。功能性烧心的病理生理机制尚不十分清楚，食管高敏感可能参与其中 [4]，这种推测是基于症状的出现与反流事件相关性的大数据统计分析。这种分析难免有潜在的误判，也不一定能以此决定治疗的转归 [5]。

总体评价

该例患者有重度功能性烧心，无合并心理异常的证据。

治疗

对功能性烧心的治疗主要还是经验性的，推荐个体化的治疗方案。目前尚无针对功能性烧心的治疗性研究。由于功能性烧心的病理生理机制主要涉及内脏高敏感，因此，应用疼痛的调节剂是合理的，如同其他的功能性食管疾病（如功能性胸痛），而进一步增加 PPI 的剂量收效甚微。

1. 解释和安慰：解释和安慰是功能性烧心治疗的第一步。要告知患者功能性烧心不会发生溃疡、出血、狭窄或癌症等并发症。

2. 抗抑郁药

　　a. 三环类抗抑郁药（TCAs）：研究显示，阿米替林（amitriptyline）能长期缓解功能性胸痛患者的症状 [6]。由此推测，阿米替林也可用于治疗功能性烧心，初始剂量为 5～10mg，临睡前服用，然后按每周 10mg 的剂量递增。

　　b. 5-HT 去甲肾上腺素再摄取抑制剂（SNRIs）：与三环类抗抑郁药类似。文拉法辛（venlafaxine）也能改善功能性胸痛的症状，该药晨服，不良反应与剂量相关，主要为睡眠障碍和恶心 [7]。

　　c. 选择性 5-HT 再摄取抑制剂（SSRIs）：与安慰剂比较，西酞普兰（citalopram）能更好地控制酸敏感患者的烧心症状 [8]，但尚未在功能性烧心患者中进行临床试验。

（张灵云　译，孙晓红　校）

参考文献

1. Fass R, Pandolfino J, Aziz Q, Gyawali C, Miwa H, Zerbib F. Esophageal disorders. In: Drossman DA, Chang L, Chey WD, Kellow J, Tack J, Whitehead WE (eds). Rome IV Functional Gastrointestinal Disorders—Disorders of Gut-Brain Interaction, 4th edition. Raleigh, NC: Rome Foundation, 2016; pp. 833–902.
2. Frazzoni M, Conigliaro R, Mirante VG, et al. The added value of quantitative analysis of on-therapy impedance-pH parameters in distinguishing refractory non-erosive reflux disease from functional heartburn. Neurogastroenterol Motil 2012;24:141–146.
3. Sifrim D, Zerbib F. Diagnosis and management of patients with reflux symptoms refractory to proton pump inhibitors. Gut 2012;61:1340–1354.
4. Yang M, Li ZS, Chen DF, et al. Quantitative assessment and characterization of visceral hyperalgesia evoked by esophageal balloon distention and acid perfusion in patients with functional heartburn, nonerosive reflux disease, and erosive esophagitis. Clin J Pain 2010;26:326–331.
5. Patel A, Sayuk GS, Gyawali CP. Parameters on esophageal pH-impedance monitoring that predict outcomes of patients with gastroesophageal reflux disease. Clin Gastroenterol Hepatol 2015 May;13(5):884–891.
6. Prakash C, Clouse RE. Long-term outcome from tricyclic antidepressant treatment of functional chest pain. Dig Dis Sci 1999;44:2373–2379.
7. Lee H, Kim JH, Min BH, et al. Efficacy of venlafaxine for symptomatic relief in young adult patients with functional chest pain: a randomized, double-blind, placebo-controlled, crossover trial. Am J Gastroenterol 2010;105:1504–1512.
8. Viazis N, Keyoglou A, Kanellopoulos AK, et al. Selective serotonin reuptake inhibitors for the treatment of hypersensitive esophagus: a randomized, double-blind, placebo-controlled study. Am J Gastroenterol 2012;107:1662–1667.

1-4. 反流高敏感（中度）

病史

患者男性，48 岁，因典型反流症状和上腹烧灼感 6 个月就诊。PPI 治疗症状不缓解。胃镜检查提示轻度胃炎，胃黏膜组织病理检查提示幽门螺杆菌阴性；无食管炎和食管裂孔疝，食管黏膜组织病理示无嗜酸性粒细胞性食管炎。患者持续烧心、胸痛和上腹不适，严重影响了日常工作（已经停止了公司管理工作）。就诊于当地消化内科，接受了腹部超声和 CT 等检查，均未见异常。患者按医嘱继续服用奥美拉唑（20mg，每日 2 次）和海藻酸盐。既往史及家族史无特殊。既往无心理疾病史，但近期工作压力大。患者曾被转诊至外科拟行抗反流手术治疗，外科医生建议食管测压和 24h 食管多通道阻抗监测。食管高分辨测压显示，食管体部蠕动收缩正常、上下食管括约肌压力和松弛功能正常。24h食管多通道阻抗监测（未服用 PPI）显示，下段食管酸暴露为生理范围（1.6%，正常<4.2%）。反流事件共 42 次，也是在生理范围（酸反流 21 次，非酸反流 21 次，正常<73 次）。监测期间发生胸痛 12 次、烧心 42 次和上腹痛 3 次。其中 32 次（32/42）烧心与酸和非酸反流有关，9 次（9/12）胸痛与反流有关。烧心和胸痛的反流症状指数（reflux symptom index，SI）和反流症状相关性（reflux symptom association probability，SAP）均为阳性（烧心：SI 76%和 SAP 99%；胸痛：SI 75%和 SAP 99%）。上腹痛发作仅 3 次，难以计算症状相关性。该结果支持食管反流高敏感的诊断，因此不考虑抗反流手术。患者再次转回至当地消化内科，医生给予患者西酞普兰（20mg，每晚 1 次）口服，并建议患者就心理压力问题咨询心理专科。

多维度临床资料分类

A. 诊断分类：反流高敏感（reflux hypersensitivity）。

B. 临床表现补充：发作性烧心。

C. 对日常活动的影响：中度。

D. 社会心理学表现：经历性情景压力。

E. 生理特征和生物学标志：在生理性反流范围内，烧心和胸痛症状指数和症状相关性均阳性。

多维度临床资料分类解释

A. 诊断分类：该患者症状符合罗马Ⅳ反流高敏感的诊断标准[1]，参见附文 A。

B. 临床表现补充：发作性烧心。

C. 对日常活动的影响：针对问题："总体来说，您的症状对目前生活（工作、学业、社会活动、自理能力、专注力和执行力）的影响程度有多大？"患者的回答为"中度"。

D. 社会心理学表现：患者经历了工作压力增加。压力可使健康人和反流患者食管对酸的敏感性增加，也与反流高敏感相关[2]。另外，反流症状和心理异常并存的患者治疗更困难，而且对治疗反应欠佳，生活质量差[3]。

E. 生理特征和生物学标志：该患者排除了胃食管病理性反流、幽门螺杆菌感染和嗜酸性粒细胞性食管炎[4]，对 PPI 治疗无效[5]。患者的食管动力功能正常，在反流高敏感的患者中并非罕见。动态 24h 食管 pH-阻抗监测显示，食管的酸反流及非酸反流均在生理范围内。动态 24h 食管 pH-阻抗监测能识别非酸反流，增加了辨识反流相关症状的敏感性[6]。患者动态 24h 食管 pH-阻抗监测提示生理范围内反流，烧心和胸痛的反流症状指数和反流症状相关性为阳性，因此支持 "反流高敏感"的诊断。

总体评价

　　该例患者是 48 岁男性，主要表现为烧心和胸痛，PPI 治疗无效。工作压力较以前增加。食管黏膜组织病理结果显示无嗜酸性粒细胞性食管炎。食管生理功能评估显示食管动力和反流事件均无明显异常，但生理性反流事件与症状之间的相关性为阳性。

治疗

1. **安慰和饮食调整**：功能性烧心自然病程尚不清楚，推测是良性过程。尽管无相关的研究，但安慰和生活方式的调整，如戒烟、减少咖啡饮用等有利于控制反流症状[7]。

2. **低剂量抗抑郁药-疼痛调节剂**：TCAs，曲唑酮（trazodone），SSRIs 和 SNRIs 治疗反流高敏感，特别是对于伴有胸痛的患者。目前研究显示，SSRIs 治疗反流高敏感疗效显著。这些药物可以通过降低外周及中枢的感受器敏感性来调节疼痛阈值，增强下传抑制通道的作用[8,9]。

3. **心理咨询**：对于该患者，心理因素可以加重食管的高敏感，因此需要心理学医师帮助患者缓解压力和焦虑情绪[10]。

4. **抗反流手术**：对于反流正常的患者，抗反流手术疗效的数据非常有限。主要是因为大部分的抗反流手术是针对反流监测异常的患者。但是，也有研究提示，对于具有典型的反流症状、酸暴露正常但是症状相关指数阳性的患者，抗反流手术的效果与病理性反流的患者相似[11-15]。但是，这些结果因样本量较小、随访时间短、缺少对照研究，有的仅为回顾性分析，因此要审慎选择抗反流手术。

（张灵云 译，孙晓红 校）

参考文献

1. Fass R, Pandolfino J, Aziz Q, Gyawali C, Miwa H, Zerbib F. Esophageal disorders. In: Drossman DA, Chang L, Chey WD, Kellow J, Tack J, Whitehead WE (eds). Rome IV Functional Gastrointestinal Disorders—Disorders of Gut-Brain Interaction, 4th edition. Raleigh, NC: Rome Foundation, 2016; pp. 833–902.

2. Naliboff BD, Mayer M, Fass R, et al. The effect of life stress on symptoms of heartburn. Psychosom Med 2004;66:426–434.

3. Demiryoguran NS, Karcioglu O, Topacoglu H, et al. Anxiety disorder in patients with non-specific chest pain in the emergency setting. Emerg Med J 2006;23:99–102.

4. Garcia-Compean D, Gonzalez Gonzalez JA, Marrufo Garcia CA, et al. Prevalence of eosinophilic esophagitis in patients with refractory gastroesophageal reflux disease symptoms: a prospective study. Dig Liver Dis 2011;43:204–208.

5. Flook NW, Moayyedi P, Dent J, et al. Acid-suppressive therapy with esomeprazole for relief of unexplained chest pain in primary care: a randomized, double-blind, placebo-controlled trial. Am J Gastroenterol 2013;108:56–64.

6. Bredenoord AJ, Weusten BL, Timmer R, et al. Addition of esophageal impedance monitoring to pH monitoring increases the yield of symptom association analysis in patients off PPI therapy. Am J Gastroenterol 2006;101:453–459.

7. Eherer A. Management of gastroesophageal reflux disease: lifestyle modification and alternative approaches. Dig Dis 2014;32(1–2):149–151.

8. Kumar AR, Katz PO. Functional esophageal disorders: a review of diagnosis and management. Expert Rev Gastroenterol Hepatol 2013;7:453–461.

9. Dickman R, Maradey-Romero C, Fass R. The role of pain modulators in esophageal disorders—no pain no gain. Neurogastroenterol Motil 2014;26:603–610.

10. Kisely S, Campbell LA, Skerritt P. Psychological interventions for symptomatic management of non-specific chest pain in patients with normal coronary anatomy. Cochrane Database Syst Rev 2005:CD004101.

11. Bell RC, Hanna P, Brubaker S. Laparoscopic fundoplication for symptomatic but physiologic gastroesophageal reflux. J Gastrointest Surg 2001;5:462–467.

12. Broeders JA, Draaisma WA, Bredenoord AJ, de Vries DR, Rijnhart-de Jong HG, Smout AJ, Gooszen HG. Oesophageal acid hypersensitivity is not a contraindication to Nissen fundoplication. Br J Surg 2009;96:1023–1030.

13. Broeders JA, Draaisma WA, Bredenoord AJ, Smout AJ, Broeders IA, Gooszen HG. Impact of symptom-reflux association analysis on long-term outcome after Nissen fundoplication. Br J Surg 2011;98:247–254.

14. Chin KF, Myers JC, Jamieson GG, Devitt PG. Symptoms experienced during 24-h pH monitoring and their relationship to outcome after laparoscopic total fundoplication.

Dis Esophagus 2008;21:445–451.

15. del Genio G, Tolone S, del Genio F, Aggarwal R, d'Alessandro A, Allaria A, Rossetti G, Brusciano L, del Genio A. Prospective assessment of patient selection for anti-reflux surgery by combined multichannel intraluminal impedance pH monitoring. J Gastrointest Surg 2008;12:1491–1496.

1-5. 癔球症（轻度）

病史

　　患者男性，28 岁，建筑工人，因咽喉部异物感和紧缩感 1 年就诊于耳鼻喉科。该症状自患者父亲去世后出现，但他对父亲去世没有过度的悲伤。患者否认吞咽困难和体重下降。病程中症状程度无明显变化。患者因为轻度抑郁症状服用 SSRIs 类药物西酞普兰（10mg）。总体感觉良好，对日常生活无显著影响。体格检查和咽喉镜检查均未见异常。给予试验性 PPI 治疗，症状无改善。上消化道内镜检查及食管活检未见异常。

多维度临床资料分类

A. 诊断分类： 癔球症（globus）。

B. 临床表现补充： 不详。

C. 对日常活动的影响： 轻度。

D. 社会心理学表现： 轻度抑郁，悲伤。

E. 生理特征和生物学标志： 不详。

多维度临床资料分类解释

A. 诊断分类： 该患者症状符合罗马Ⅳ癔球症的诊断标准[1]，症状持续 1 年，参考附文 A。患者无吞咽困难，PPI 治疗也无效。换言之，无 GERD、EOE 和病理组织学相关食管动力障碍性疾病的证据[1,2]。

B. 临床表现补充： 不详。

C. 对日常活动的影响： 轻度，症状并未显著影响日常生活。针对问题："总体来说，您的症状对目前生活（工作、学业、社会活动、自理能力、专注力和执行力）的影响程度有多大？"患者的回答为"轻度"。

D. 社会心理学表现： 轻度的抑郁和悲伤。患者自述父亲去世后存在轻度抑郁症状，此外，其对父亲去世并没有过度悲伤。在克制悲伤和哭泣时，咽部会时常出现异物感（例如这种症状会发生在观看电影中悲伤场景时）。在精神病学中，有研究显示，持续的咽部异物感是未能排遣的悲伤和抑郁的外在症状表现[3]。

E. 生理特征和生物学标志： 不详。没有生理学检查或吞咽功能检查的记录。因患者症状轻微，且无吞咽困难，没有必要行咽部和食管功能检查，如测压。

总体评价

　　该患者是 28 岁男性，1 年的癔球症和轻度的抑郁病史，抑郁是暂时的，与父亲去世难以排遣的悲伤有关。症状未显著影响日常生活，有限的诊断性检查均为阴性。在没有典型烧心或吞咽困难的情况下，没有必要进行反流监测和食管压力测定。

治疗

1. 安慰和解释：症状轻微且稳定，鼻咽镜检查未见异常，无吞咽困难，PPI 治疗无效，癔球症以外的诊断可能性极低。虽然症状可能持续存在，治疗的重点在于安慰和解释 [1,2,4]。轻微而稳定的癔球样症状、无吞咽困难、对 PPI 治疗无效、无反流相关症状，故行食管测压和 24h 食管 pH-阻抗监测的指征不强。

2. 抗抑郁药优化治疗：一些横断面研究证实，癔球症与抑郁、悲伤和生活事件相关 [1,3,5,6]。目前尚无抗抑郁药治疗癔球症的对照试验，即使有个案报道抗抑郁药治疗癔球症有效 [7]，但是在功能性胃肠病患者中优化抗抑郁治疗可能会同时改善抑郁及消化道症状 [8]。基于此，西酞普兰的剂量可以增加至每日 20mg 或 40mg。

3. 心理咨询：如果患者思虑过多超过 1 年，则认为是由于无法排遣时的悲伤而发生抑郁。心理治疗侧重于帮助患者度过悲伤的过程，是缓解症状的合理疗法，临床个案也有报道。然而，尚未进行临床试验。

（任渝棠　译，孙晓红　校）

参考文献

1. Fass R, Pandolfino J, Aziz Q, Gyawali C, Miwa H, Zerbib F. Esophageal disorders. In: Drossman DA, Chang L, Chey WD, Kellow J, Tack J, Whitehead WE (eds). Rome IV Functional Gastrointestinal Disorders—Disorders of Gut-Brain Interaction, 4th edition. Raleigh, NC: Rome Foundation, 2016; pp. 833–902.
2. Selleslagh M, van Oudenhove L, Pauwels A, Tack J, Rommel N. The complexity of globus: a multidisciplinary perspective. Nat Rev Gastroenterol Hepatol 2014;11: 220–233.
3. Cybulski EM. Globus hystericus—a somatic symptom of depression? The role of electroconvulsive therapy and antidepressants. Psychosom Med 1997;59:67–69.
4. Timon C, O'Dwyer T, Cagney D, Walsh M. Globus pharyngeus: long-term follow-up and prognostic factors. Ann Otol Rhinol Laryngol 1991;100:351–354.
5. Deary IJ, Smart A, Wilson JA. Depression and 'hassles' in globus pharyngis. Br J Psychiatry 1992;161:115–117.
6. Harris MB, Deary IJ, Wilson JA. Life events and difficulties in relation to the onset of

globus pharyngis. J Psychosom Res 1996;40:603–615.

7. Brown SR, Schwartz JM, Summergrad P, Jenike MA. Globus hystericus syndrome responsive to antidepressants. Am J Psychiatry 1986;143:917–918.

8. Dekel R, Drossman DA, Sperber AD. The use of psychotropic drugs in irritable bowel syndrome. Expert Opin Investig Drugs 2013;22:329–339.

1-6. 癔球症（中度）

病史

患者女性，48 岁，因咽喉异物感或发紧感 1 年于耳鼻喉科就诊。症状出现于其母亲猝死后。患者无吞咽困难，在进食或吞咽液体时症状可好转。既往有烧心病史，近 3 年每日服用 PPI，症状控制良好。因烧心和新发症状，患者近期接受了内镜检查。内镜未见嗜酸性粒细胞性食管炎相关黏膜异常，也未见片状胃黏膜岛。远段和近段食管活检病理未见异常。症状程度为轻度，但是每日发作、持续时间长，可达数小时。睡眠正常，入睡后无症状。患者强调症状确实影响了其日常生活，害怕会在家中窒息，担心咽喉有肿物或异物。患者躲避社交活动，因为症状在工作时仍持续，注意力难以集中。患者有轻度抑郁症状，服用 SSRI，其对目前症状过分焦虑，要求明确病因。体格检查和咽喉镜检查均未见异常。患者将 PPI 加量至每日两次，早晚餐前 60min 服用，症状不缓解。

多维度临床资料分类

A. 诊断分类：癔球症（globus）。

B. 临床表现补充：无吞咽困难，有烧心史。

C. 对日常活动的影响：中度。

D. 社会心理学表现：轻度抑郁、悲伤、症状相关焦虑。

E. 生理特征及生物学标志：不详。

多维度临床资料分类解释

A. 诊断分类：该患者症状符合罗马Ⅳ癔球症的诊断标准[1]，病程 1 年，参考附文 A。患者无吞咽困难，增加 PPI 剂量症状无改善。GERD 是其基础疾病，没有临床证据显示 GERD 加重是导致症状的原因，因为增加 PPI 剂量后症状无变化。患者对液体或固体无吞咽困难，因此主要的食管动力障碍性疾病可能性不大。患者内镜检查未见黏膜异常，如 EOE 或片状胃黏膜岛。

B. 临床表现补充：患者进食后症状可缓解，这可以帮助鉴别癔球症、吞咽困难和潜在的结构异常。此外，症状夜间不加重，患者入睡后也确实无癔球样感觉，再次提示可能与过度警觉性和高敏感性有关。

C. 对日常活动的影响：中度。患者自述该症状的确影响日常生活，因为其躲避社交活动，工作时注意力难以集中。症状程度为轻度，但持续时间和发作频率令患者烦恼。针对问题："总体来说，您的症状对目前生活（工作、学业、社会活动、自理能力、专注力和执行力）的影响程度有多大？"患者的回答为"中度"。

D. 社会心理学表现：轻度抑郁、悲伤。患者述母亲去世后出现轻度抑郁症状，而焦虑是由于诊断不明和害怕癌症。

E. 生理特征和生物学标志：不详。没有生理学或吞咽功能检查的记录。因为患者无吞咽困难和反流，所以这些检查非必须完善。虽然球囊扩张试验显示癔球症患者感觉和痛觉阈值减低，能够诱发咽喉症状 [2]，但这类研究由于评价结局的方法定义不明确并且患者接受程度差而未采纳。

总体评价

该患者是 48 岁女性，1 年癔球症和轻度抑郁病史。症状影响其日常生活。有限的诊断检查均未见异常，基于临床表现，反流监测和食管测压显得没有必要。

治疗

1. **解释和安慰：**中度，不伴有体重下降，鼻喉镜检查未见异常，无吞咽困难，PPI治疗无效，癔球症以外的诊断可能性极低。即便症状持续的可能性相对较大，治疗的重点仍在于解释和安慰 [2-4]。癔球症症状稳定，无吞咽困难，增加 PPI剂量无效，无症状提示反流或烧心，因此拟行上消化道内镜及活检、食管测压或 24h 食管 pH 监测指征不强。

2. **抗抑郁药：**横断面研究证实，癔球症与抑郁和生活事件有关 [3,5]。虽然有个案报道抗抑郁药治疗癔球症的有效性 [6]，但目前尚无抗抑郁药治疗癔球症的研究。对于功能性胃肠病给予抗抑郁治疗可能会同时改善抑郁和消化道症状。

3. **心理治疗-认知行为治疗和催眠：**近期一项非对照开放性研究提示，认知行为治疗（CBT）和催眠相关放松治疗（hypnotically assisted relaxation therapy）能改善 10 个患者中 9 个患者的症状 [7]。这项尝试能被患者接受，所有的研究对象完成了 7 个周期的治疗计划。患者的症状进展和并发症发生的风险均非常低，因此，这项尝试性的治疗方案是可行的。

（任渝棠　译，孙晓红　校）

参考文献

1. Fass R, Pandolfino J, Aziz Q, Gyawali C, Miwa H, Zerbib F. Esophageal disorders. In: Drossman DA, Chang L, Chey WD, Kellow J, Tack J, Whitehead WE (eds). Rome IV Functional Gastrointestinal Disorders—Disorders of Gut-Brain Interaction, 4th edition. Raleigh, NC: Rome Foundation, 2016; pp. 833–902.
2. Chen CL, Szczesniak MM, Cook IJ. Evidence for oesophageal visceral hypersensitivity and aberrant symptom referral in patients with globus. Neurogastroenterol Motil 2009;21(11):1142–e96. Epub 2009/05/09.
3. Selleslagh M, van Oudenhove L, Pauwels A, Tack J, Rommel N. The complexity of globus: a multidisciplinary perspective. Nat Rev Gastroenterol Hepatol 2014;11(4): 220–233. Epub 2013/12/04.
4. Timon C, O'Dwyer T, Cagney D, Walsh M. Globus pharyngeus: long-term follow-up and prognostic factors. Ann Otol Rhinol Laryngol 1991;100 (5, Pt 1):351–354. Epub 1991/05/01.
5. Harris MB, Deary IJ, Wilson JA. Life events and difficulties in relation to the onset of globus pharyngis. J Psychosom Res 1996;40(6):603–615. Epub 1996/06/01.
6. Brown SR, Schwartz JM, Summergrad P, Jenike MA. Globus hystericus syndrome responsive to antidepressants. Am J Psychiatry 1986;143(7):917–918. Epub 1986/07/01.
7. Kiebles JL, Kwiatek MA, Pandolfino JE, Kahrilas PJ, Keefer L. Do patients with globus sensation respond to hypnotically assisted relaxation therapy? A case series report. Dis Esophagus 2010;23(7):545–553. Epub 2010/05/13.

1-7. 功能性吞咽困难（中度）

病史

　　患者女性，46 岁，家庭主妇，两个孩子的母亲，因吞食液体和固体时感觉不适 6 个月就诊。食物经常堵塞于胸骨后，此时患者可感到胸痛。这些症状的严重程度为中度。因此患者惧怕进食，体重下降了 10kg。初级诊疗医生为患者安排了上消化道内镜检查，检查结果未见异常；食管活检病理未发现嗜酸粒细胞浸润；固体食团（13mm 含钡胶囊）的吞钡试验也未发现异常。患者无反流症状，经验性地服用双倍剂量 PPI 症状无缓解。患者接受了高分辨食管测压检查，仅提示食管体部骨骼肌段和平滑肌段间小的蠕动中断，但平滑肌段蠕动收缩幅度正常，下食管括约肌整合松弛压正常。患者无反流症状，因此未做 pH/pH-阻抗监测。患者 SCL-70 抗体测试阴性，风湿科会诊除外了系统性硬化症。因为体重下降和惧怕进食，患者被转诊至心理科医生接受病情评估及应激管理。心理科医生发现，患者父亲因食管腺癌在 1 年前去世，患者回忆父亲与其有类似的症状。患者被诊断为躯体症状障碍和功能性吞咽困难，建议接受心理（哀伤）咨询。阿米替林（10mg）治疗症状可部分缓解。此后 2 个月，患者接受了心理（哀伤）咨询和呼吸放松训练。

多维度临床资料分类

A. 诊断分类：功能性吞咽困难（functional dysphagia）。

B. 临床表现补充：间歇性的液体和固体食物吞咽困难，伴胸痛。

C. 对日常活动的影响：中度。

D. 社会心理学表现：躯体症状障碍（DSM-5）中的悲伤反应。

E. 生理特征及生物学标志：高分辨食管测压提示近段食管小蠕动中断。

多维度临床资料分类解释

A. 诊断分类：该患者症状符合罗马Ⅳ功能性吞咽困难的诊断标准[1]，参考附文 A。

B. 临床表现补充：间歇性发作，并伴有胸痛。患者无胃食管反流病和嗜酸性粒细胞性食管炎；患者对 PPI 治疗无效[2]。

C. 对日常活动的影响：针对问题："总体来说，您的症状对目前生活（工作、学业、社会活动、自理能力、专注力和执行力）的影响程度有多大？"患者的回答为"中度"。

D. 社会心理学表现：患者症状即刻出现于父亲因食管腺癌去世后。这种模仿已故亲人生前疾病表现的反应在患者处于无法排遣或病态的悲伤状态下并不罕见[3]。

E. 生理特征和生物学标志：蠕动中断是蠕动波在传递过程中出现的缺口，可根据其长度分为短中断（2～5cm）及长中断（＞5cm）[4]。虽然与对照组比较，这类中断更多见于非梗阻性吞咽困难，但它们仅见于 1/3 的这类患者，健康对照也有偶尔出现[5]。本例患者还除外了硬皮病。

总体评价

该患者是 46 岁女性，在父亲因食管腺癌去世后即刻出现吞咽固体和液体困难，伴有胸痛发作。经过阿米替林治疗，心理（哀伤）咨询和呼吸放松训练后症状改善。

治疗

1. **解释和饮食调整**：该病的自然史不详，但似乎预后是好的。应该对患者反复解释，并且建议其仔细咀嚼食物及调整食物种类[6]。

2. **小剂量抗抑郁药-疼痛调节剂**：推荐使用 TCAs、曲唑酮、SSRIs 及 SNRIs。这类药物既能够调节中枢痛觉，又能够在一定程度上调节外周痛觉，增强下行抑制通路[6,7]。尚未发现 TCAs 的治疗剂量与临床疗效是否相关，然而不良反应如嗜睡则与剂量相关。因此 TCAs 通常从低剂量开始，晚睡前单次服用，每 1～2 周增加 25%～50%的剂量，用最小剂量达到治疗效果[8]。

3. **心理咨询**：在该病例中，心理科医生的参与帮助患者度过了悲伤体验，通过呼吸放松训练缓解了焦虑，是对药物治疗的补充[7]。

（任渝棠　译，孙晓红　校）

参考文献

1. Fass R, Pandolfino J, Aziz Q, Gyawali C, Miwa H, Zerbib F. Esophageal disorders. In: Drossman DA, Chang L, Chey WD, Kellow J, Tack J, Whitehead WE (eds). Rome IV Functional Gastrointestinal Disorders—Disorders of Gut-Brain Interaction, 4th edition. Raleigh, NC: Rome Foundation, 2016; pp. 833–902.
2. Kahrilas PJ, Smout AJ. Esophageal disorders. Am J Gastroenterol 2010;105:747–756.
3. Drossman DA. Patients with psychogenic abdominal pain: six years' observation in the medical setting. Am J Psychiatry 1982;139:1549–1557.
4. Gyawali CP, Bredenoord AJ, Conklin JL, Fox M, Pandolfino JE, Peters JH, Roman S,

Staiano A, Vaezi MF. Evaluation of esophageal motor function in clinical practice. Neurogastroenterol Motil 2013;25:99–133.

5. Carlson DA, Pandolfino JE. High-resolution manometry and esophageal pressure topography: filling the gaps of conventional manometry. Gastroenterol Clin North Am 2013;42:1–15.

6. Kumar AR, Katz PO. Functional esophageal disorders: a review of diagnosis and management. Expert Rev Gastroenterol Hepatol 2013;7:453–461.

7. Dickman R, Maradey-Romero C, Fass R. The role of pain modulators in esophageal disorders—no pain no gain. Neurogastroenterol Motil 2014;26:603–610.

8. Drossman DA. Beyond tricyclics: new ideas for treating patients with painful and refractory functional gastrointestinal symptoms. Am J Gastroenterol 2009;104: 2897–2902.

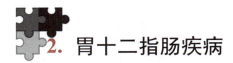

2. 胃十二指肠疾病

2-1. 功能性消化不良（餐后不适综合征）（轻度）

病史

　　患者女性，35 岁，家庭主妇，因餐后上腹不适数月就诊。主要表现为正餐后饱胀感和胀气，间断恶心，油腻饮食可加重症状。上述症状不影响工作和日常活动。患者尽量避免高脂饮食，症状与排便无关。既往无类似的病史。戒烟 4 年，偶饮酒。体格检查未见异常。每月服用非甾体类抗炎药（nonsteroidal anti-inflammatory drugs，NSAIDs）1～2 次。近期体重增加 3kg。胃镜和幽门螺杆菌检测未见异常。

多维度临床资料分类

A. 诊断分类：功能性消化不良（functional dyspepsia，FD）。

B. 临床表现补充：餐后不适综合征（postprandial distress syndrome，PDS）。

C. 对日常活动的影响：轻度。

D. 社会心理学表现：不详。

E. 生理特征和生物学标志：不详。

多维度临床资料分类解释

A. 诊断分类：该患者症状符合罗马Ⅳ功能性消化不良（FD）的诊断标准[1]，参考附文 A。患者有餐后饱胀和胀气等上消化道症状，胃镜检查阴性，符合罗马Ⅳ功能性消化不良的诊断标准[1]。病史中未提及烧心和肠易激综合征（irritable bowel syndrome，IBS）症状。

B. 临床表现补充：患者主要表现为餐后上腹饱胀，符合罗马Ⅳ中 PDS 的诊断标准[1]。患者无上腹痛，提示未重叠上腹痛综合征[1]。上腹胀和恶心，尤其于餐后出现，考虑为 PDS 的伴随症状[1]。患者无体重下降。

C. 对日常活动的影响：该症状对日常生活无明显影响，据此考虑症状程度为轻度。针对问题："总体来说，您的症状对目前生活（工作、学业、社会活动、自理能力、专注力和执行力）的影响程度有多大？"患者的回答为"轻度"。

D. 社会心理学表现：不详。

E. 生理特征和生物学标志：不详。

总体评价

　　35 岁女性患者，主要表现为轻度消化不良的症状，根据症状特点以及胃镜检查无器质性疾病证据，可诊断为 PDS。

治疗

1. **饮食调整**：对 PDS 患者的饮食调整包括：减少进食量、避免高脂饮食和碳酸饮料。饮食调整往往是治疗 FD/PDS 症状的首选方法，大多数患者会根据自身的经验，主动采取一些调整措施。尽管减少进食量和高脂食物摄入似乎是合理的，但缺乏确切的证据支持这种干预措施[2]。鉴于该患者症状比较轻，饮食调整即可奏效。如果无效，可考虑下述治疗方法。

2. **促动力剂**（从可获得的药物中选择）：推荐使用促动力剂是基于对（以往的）促动力剂的疗效和促动力剂最有可能改善的症状的 Meta 分析，结果提示促动力剂对餐后饱胀、恶心和早饱疗效最佳[3,4]。Meta 分析所纳入的研究多为旧的促动力剂，目前该类药物使用已有所限制。最近日本的一项研究显示，阿考替胺（acotiamide）对 PDS 有效，在日本获准用于 PDS 的治疗[5]。近期对其他促动力剂的研究均未显示确切的临床疗效。

3. **丁螺环酮**（buspirone）：丁螺环酮是 5-HT$_1$ 受体激动剂，对近端胃有松弛作用。一项对 FD 患者（大多数为 PDS 患者）的随机、对照研究，使用丁螺环酮 10mg（每日 3 次）或安慰剂（每日 3 次），疗程 4 周，结果显示丁螺环酮组患者消化不良症状（早饱、饱胀、胀气）明显改善，其疗效与丁螺环酮增加胃容受功能有关，但其不影响胃的排空功能[6]。另外，丁螺环酮作为一种非苯二氮䓬类抗焦虑药，在治疗精神心理症状时，其能增加选择性 5-HT 再摄取抑制剂（selective serotonin reuptake inhibitors，SSRIs）的疗效[7]。在日本，另一种 5-HT$_{1A}$ 受体激动剂——坦度螺酮（tandospirone），在治疗焦虑症患者的对照研究中，其对消化不良症状的改善作用优于安慰剂[8]。

4. **质子泵抑制剂**（proton pump inhibitor，PPI）：推荐使用 PPI 同样是基于 PPI 对 FD 的疗效和其最可能改善的症状的 Meta 分析。尽管 PPI 可能对上腹痛综合征疗效显著，但仍可作为 PDS 的二线治疗方案[9]。

（张月霞　译，孙晓红、方秀才　校）

参考文献

1. Talley NJ, Stanghellini V, Chan F, Hasler W, Malagelada JR, Suzuki H, Tack J. Gastro-duodenal disorders. In: Drossman DA, Chang L, Chey WD, Kellow J, Tack J, Whitehead WE (eds). Rome IV Functional Gastrointestinal Disorders—Disorders of Gut-

Brain Interaction, 4th edition. Raleigh, NC: Rome Foundation, 2016; pp. 903–966.

2. Feinle-Bisset C, Azpiroz F. Dietary and lifestyle factors in functional dyspepsia. Nat Rev Gastroenterol Hepatol 2013 Mar;10(3):150–157.

3. Moayyedi P, Shelly S, Deeks JJ, Delaney B, Innes M, Forman D. Pharmacological interventions for non-ulcer dyspepsia. Cochrane Database Syst Rev 2011 Feb 16;(2):CD001960.

4. Matsueda K, Hongo M, Tack J, Saito Y, Kato H. A placebo-controlled trial of acotiamide for meal-related symptoms of functional dyspepsia. Gut 2012 Jun;61(6):821–828.

5. Tack J, Janssen P, Masaoka T, Farre R, Van OL. Efficacy of buspirone, a fundus-relaxing drug, in patients with functional dyspepsia. Clin Gastroenterol Hepatol 2012;10(11):1239–1245.

6. Trivedi MH, Fava M, Wisniewski SR, Thase ME, Quitkin F, Warden D, Ritz L, Nierenberg AA, Lebowitz BD, Biggs MM, Luther JF, Shores-Wilson K, Rush AJ, STAR*D Study Team. Medication augmentation after the failure of SSRIs for depression. N Engl J Med 2006 Mar 23;354(12):1243–1252.

7. Miwa H, Nagahara A, Tominaga K, Yokoyama T, Sawada Y, Inoue K, Ashida K, Fukuchi T, Hojo M, Yamashita H, Tomita T, Hori K, Oshima T. Efficacy of the 5-HT1A agonist tandospirone citrate in improving symptoms of patients with functional dyspepsia: a randomized controlled trial. Am J Gastroenterol 2009 Nov;104(11):2779–2787.

8. Camilleri M, Stanghellini V. Current management strategies and emerging treatments for functional dyspepsia. Nat Rev Gastroenterol Hepatol 2013 Mar;10(3):187–194.

9. Moayyedi P, Delaney BC, Vakil N, Forman D, Talley NJ. The efficacy of proton pump inhibitors in nonulcer dyspepsia: a systematic review and economic analysis. Gastroenterology 2004 Nov;127(5):1329–1337.

2-2. 功能性消化不良（餐后不适综合征）（中度）

病史

　　患者男性，30岁，会计，因餐后上腹胀气、饱胀伴早饱8个月于消化科就诊。患者几乎每日有症状，体重减轻4kg。症状源于8个月前一次严重的急性胃肠炎，当时表现为呕吐、腹泻。近期患者无肠道症状，无烧心。自觉症状为中度：长途旅行受限、上班时不敢进餐致使体重下降 4kg。患者述心理医生建议给予选择性5-HT再摄取抑制剂来治疗广泛性焦虑障碍。胃镜及幽门螺杆菌检测、腹部超声检查均未见异常。PPI治疗无效。

多维度临床资料分类

A. 诊断分类： 功能性消化不良（functional dyspepsia，FD）。

B. 临床表现补充： 感染后餐后不适综合征（postinfection postprandial distress syndrome，PDS）。

C. 对日常活动的影响： 中度。

D. 社会心理学表现： 中度广泛性焦虑障碍。

E. 生理特征和生物学标志： 不详。

多维度临床资料分类解释

A. 诊断分类： 该患者症状符合罗马Ⅳ功能性消化不良（FD）的诊断标准[1]，近8个月几乎每天有症状，参见附文A。

B. 临床表现补充： 在诊断中冠以"感染后"主要是因为FD的症状是在以呕吐和腹泻为表现的急性胃肠炎之后出现的[2]，符合PDS的诊断标准，即餐后出现令人不适的早饱和饱胀感[3]。症状发生的机制可能与胃底在进餐后适应性舒张障碍有关，伴有对进餐扩张性刺激的高敏感[4]。

C. 对日常活动的影响： 中度。该程度的评估基于症状导致患者体重减轻、旅行受限、上班时不敢进食以免出现症状。针对问题："总体来说，您的症状对目前生活（工作、学业、社会活动、自理能力、专注力和执行力）的影响程度有多大？"患者的回答为"中度"。

D. 社会心理学表现： 根据心理学医生诊断和给予的相应药物，诊断为广泛性焦虑障碍。脑显像和脑-肠轴信号转导研究表明，焦虑抑郁情绪与FD的临床表现有关[5]。

E. 生理特征和生物学标志： 不详。无相关病理生理检查或这方面的检查记录。

总体评价

青年男性患有中度 PDS 伴体重下降。此外，患者正在接受广泛性焦虑障碍的治疗。

治疗

1. **解释和安慰**：近期因症状加重、日常活动受到限制，导致患者情绪沮丧。给予患者解释和安慰非常重要（如增加患者信心：绝大多数患者的症状是可以得到很好的控制，至少日常活动不会受影响）。告知患者：不是只有一种治疗方法，而是有多种有效的方法可供选择；医生会尽心尽力为患者治疗，这些举措均对治疗有帮助[6]。

2. **5-HT$_1$ 受体激动剂丁螺环酮**（buspirone）：前文已提及 PDS 可能的病理生理基础，治疗目标可直接针对增加餐后胃底舒张功能。丁螺环酮是一种 5-HT$_1$ 受体激动剂，可以松弛近端胃。一项研究应用丁螺环酮（30mg/d）治疗 FD 患者（大多数为 PDS），与安慰剂对照，疗程 4 周，结果显示丁螺环酮能显著改善消化不良症状（早饱、饱胀和胀气），其疗效与该药增加胃的容受性有关，对胃排空无作用[7]。此外，在精神科丁螺环酮作为一种非苯二氮䓬类抗焦虑剂，可以增强 SSRIs 对精神心理症状的治疗作用[8]。在日本，另一种 5-HT$_{1A}$ 受体激动剂——坦度螺酮在治疗焦虑症患者的对照研究中，其对消化不良症状的改善作用优于安慰剂[9]。

3. **米氮平**（mirtazapine）：消化不良症状之所以伴随体重减轻，是由于患者刻意地通过限制饮食来控制症状。一项对照研究纳入伴有体重减轻的 FD 患者（平均减轻 12kg），结果显示：米氮平能明显改善早饱症状，同时体重增加，在营养挑战性试验中能摄入更多的热量[10]。

4. **心理学医生继续抗焦虑治疗**：患者正在接受心理医生的治疗，继续心理学治疗有助于减轻与焦虑相关的 FD 症状，如在行为上表现为恐食症（为避免症状而减少进食）和限制出行。

（张月霞 译，孙晓红 校）

参考文献

1. Talley NJ, Stanghellini V, Chan F, Hasler W, Malagelada JR, Suzuki H, Tack J. Gastro-duodenal disorders. In: Drossman DA, Chang L, Chey WD, Kellow J, Tack J, White-head WE (eds). Rome IV Functional Gastrointestinal Disorders—Disorders of Gut-Brain Interaction, 4th edition. Raleigh, NC: Rome Foundation, 2016; pp. 903–966.
2. Spiller R, Lam C. An update on post-infectious irritable bowel syndrome: role of genetics, immune activation, serotonin and altered microbiome. J Neurogastroenterol

Motil 2012 Jul;18(3):258–268.

3. Tack J, Talley NJ. Functional dyspepsia—symptoms, definitions and validity of the Rome III criteria. Nat Rev Gastroenterol Hepatol 2013 Feb 12;10(3):134–141.

4. Farre R, Vanheel H, Vanuytsel T, Masaoka T, Tornblom H, Simren M, Van Oudenhove, Tack JF. In functional dyspepsia, hypersensitivity to postprandial distention correlates with meal-related symptom severity. Gastroenterol 2013 Sep;145(3):566–573.

5. Van Oudenhove L, Aziz Q. The role of psychosocial factors and psychiatric disorders in functional dyspepsia. Nat Rev Gastroenterol Hepatol 2013 Jan 29;10(3):158–167.

6. Drossman DA. David Sun Lecture: Helping your patient by helping yourself. How to improve the patient-physician relationship by optimizing communication skills. Am J Gastro 2013;108;521–528.

7. Tack J, Janssen P, Masaoka T, Farre R, Van OL. Efficacy of buspirone, a fundus-relaxing drug, in patients with functional dyspepsia. Clin Gastroenterol Hepatol 2012;10(11):1239–1245.

8. Trivedi MH, Fava M, Wisniewski SR, Thase ME, Quitkin F, Warden D, Ritz L, Nierenberg AA, Lebowitz BD, Biggs MM, Luther JF, Shores-Wilson K, Rush AJ, STAR*D Study Team. Medication augmentation after the failure of SSRIs for depression. N Engl J Med 2006 Mar 23;354(12):1243–1252.

9. Miwa H, Nagahara A, Tominaga K, Yokoyama T, Sawada Y, Inoue K, Ashida K, Fukuchi T, Hojo M, Yamashita H, Tomita T, Hori K, Oshima T. Efficacy of the 5-HT1A agonist tandospirone citrate in improving symptoms of patients with functional dyspepsia: a randomized controlled trial. Am J Gastroenterol 2009 Nov;104(11):2779–2787.

10. Tack J, Ly HG, Carbone F, Holvoet L, Bisschops R, Caenepeel P, Arts J, Boeckxstaens GE, Van Oudenhove L. Mirtazapine improves early satiation, nutrient intake, weight recovery, and quality of life in functional dyspepsia with weight loss: a double-blind, randomized, placebo-controlled pilot study. Revised version submitted to CGH 2015.

2-3. 功能性消化不良（餐后不适综合征）（重度）

病史

患者女性，22 岁，幼儿园教师，因早饱明显、伴餐后上腹痛、恶心及上腹饱胀感就诊。症状起始于一次以发热、上腹不适及腹泻表现为主的急性胃肠炎，当时患者在希腊的一个岛上度假。腹泻和发热症状很快就缓解了，但从此遗留了对食物的不耐受，目前以早饱及餐后饱胀感为主。患者空腹时无不适，进食后症状迅速出现。既往 4 个月内体重下降 10kg。自从休假期间出现症状后患者就未再上班。上消化道内镜及病理、幽门螺杆菌检查、血常规、组织转谷氨酰胺酶（tissue transglutaminase，tTG）（组织转谷氨酰胺酶抗体是麦胶性肠病患者中产生的特异性抗体，用于乳糜泻的筛查——译者注）。抗体及全部的生化等实验室检查及腹部超声检查均未见明显异常；口服 PPI 症状无改善。精神科医生排除了进食障碍。胃排空呼气试验结果未见异常。液体营养餐试验显示营养液容积耐受性下降，实验性的胃恒压器检查显示患者胃容受性受损。

多维度临床资料分类

A. 诊断分类： 功能性消化不良（FD）。

B. 临床表现补充： 餐后不适综合征（postprandial distress syndrome，PDS）；上腹痛综合征（epigastric pain syndrome，EPS），感染后；体重下降。

C. 对日常活动的影响： 重度。

D. 社会心理学表现： 不详。

E. 生理特征和生物学标志：（胃）容受性受损。

多维度临床资料分类解释

A. 诊断分类： 该患者症状符合罗马Ⅳ功能性消化不良（FD）的诊断标准，参考附文 A。该患者具有胃十二指肠症状：如早饱、餐后饱胀和上腹痛，内镜检查阴性，症状符合罗马Ⅳ功能性消化不良的诊断标准[1]。

B. 临床表现补充： 患者以早饱及餐后饱胀为主要症状，符合罗马Ⅳ中 PDS 的诊断标准[1]。但是，患者还有餐后上腹痛症状，提示患者同时满足 EPS 的诊断标准[1]。这些症状在一次急性胃肠炎后发作。患者还有恶心症状，提示患者可能重叠慢性恶心呕吐综合征的诊断，但餐后发作的恶心症状也可能是 PDS 症状之一[1]。体重下降是报警症状之一，但实际上也常见于重症的 FD 患者，因此作为临床诊断的补充。血液学检查、超声及精神心理学检查并未发现其他引起体重下降的原因，病史提示患者因进食会引发症状而避免进食（附文 A）。

C. 对日常活动的影响： 重度。症状已导致患者难以正常工作和体重下降。针对问题："总体来说，您的症状对目前生活（工作、学业、社会活动、自理能力、专注力和执行力）的影响程度有多大？"患者的回答为"重度"。

D. 社会心理学表现： 经精神心理学评估并未发现并发心理异常。

E. 生理特征和生物学标志： 呼气试验法显示胃排空功能未见异常。胃容受性受损是（感染后）FD 症状的重要发病机制，特别容易导致早饱和体重下降[1]。目前临床并无胃容受性的常规检查方法。但是通过胃恒压器、胃单光子发射计算机断层成像术影像和餐后胃容积的超声检查均可提示餐后胃容量，简便的液体营养餐试验也有助于评估胃的容受性情况。

总体评价

该例患者是年轻女性，重度的感染后消化不良症状，重叠餐后不适及上腹痛综合征。这些症状使患者难以正常工作，且体重明显下降。患者胃排空检查未见异常，但胃容受性受损。

治疗

1. 饮食调整： PDS 的饮食调整包括少食多餐，避免高脂饮食，避免碳酸饮料。饮食调整是治疗 FD/PDS 症状的首要方式。大部分患者会根据自己的经验主动尝试一些调整方式。虽然减少进食量及脂肪含量似乎是合理的，但并无可靠的证据支持这些干预措施[2]。该例患者已经开始限制营养物的摄入，但症状并未改善。

2. 改善胃容受性受损的药物： 目前对于胃容受性受损并无公认的治疗手段。根据实验室数据，5-HT$_{1A}$ 受体激动剂可以改善胃的容受性。5-HT$_{1A}$ 受体激动剂丁螺环酮，可松弛胃、增加胃的容受性，且呈剂量依赖性[3]。在一项试验性研究中，此药可改善功能性消化不良的症状[4]。坦度螺酮是另一个 5-HT$_{1A}$ 受体激动剂，主要用于焦虑症的治疗，一项来自日本的对照试验显示其对于消化不良症状的缓解情况明显优于安慰剂[5]。

3. 促动力药物（根据可获得性选择）：同样，目前也缺乏公认的促动力药物治疗，且各国可获得的促动力药物大不相同。推荐促动力剂主要是基于一项对促动力剂（老一代）的 Meta 分析发现，这些药物可改善大部分消化不良症状，其中对餐后饱胀、恶心及早饱最有效[6]。但是，这些研究主要针对旧的促动力剂，临床可获得性受限。近期一项日本研究发现阿考替胺（acotiamide）对 PDS 有效，已被批准用于 PDS 的治疗[7]。

4. 精神类药物： 一项近期的临床研究显示，米氮平对伴有体重下降的 FD 有效[8]。其他的精神类药物也可以考虑应用，但它们在 FD（伴或不伴随体重下降）中的有效性并不确定[9,10]。

（张灵云 译，魏 玮 校）

参考文献

1. Talley NJ, Stanghellini V, Chan F, Hasler W, Malagelada JR, Suzuki H, Tack J. Gastro-duodenal disorders. In: Drossman DA, Chang L, Chey WD, Kellow J, Tack J, White-head WE (eds). Rome IV Functional Gastrointestinal Disorders—Disorders of Gut-Brain Interaction, 4th edition. Raleigh, NC: Rome Foundation, 2016; pp. 903–966.
2. Feinle-Bisset C, Azpiroz F. Dietary and lifestyle factors in functional dyspepsia. Nat Rev Gastroenterol Hepatol 2013 Mar;10(3):150–157.
3. Van Oudenhove L, Kindt S, Vos R, Coulie B, Tack J. Influence of buspirone on gastric sensorimotor function in man. Aliment Pharmacol Ther 2008 Dec 1;28(11–12):1326–1333.
4. Tack J, Janssen P, Masaoka T, Farré R, Van Oudenhove L. Efficacy of buspirone, a fundus-relaxing drug, in patients with functional dyspepsia. Clin Gastroenterol Hepatol 2012 Nov;10(11):1239–1245.
5. Miwa H, Nagahara A, Tominaga K, Yokoyama T, Sawada Y, Inoue K, Ashida K, Fukuchi T, Hojo M, Yamashita H, Tomita T, Hori K, Oshima T. Efficacy of the 5-HT1A agonist tandospirone citrate in improving symptoms of patients with functional dyspepsia: a randomized controlled trial. Am J Gastroenterol 2009 Nov;104(11):2779–2787.
6. Moayyedi P, Shelly S, Deeks JJ, Delaney B, Innes M, Forman D. Pharmacological interventions for non-ulcer dyspepsia. Cochrane Database Syst Rev 2011 Feb; 16(2):CD001960.
7. Matsueda K, Hongo M, Tack J, Saito Y, Kato H. A placebo-controlled trial of acotiamide for meal-related symptoms of functional dyspepsia. Gut 2012 Jun;61(6):821–828.
8. Tack J, Ly HG, Carbone F, Vanheel H, Vanuytsel T, Holvoet L, Boeckxstaens G, Caenepeel P, Arts J, Van Oudenhove L. Mirtazapine in functional dyspepsia patients with weight loss: a randomized placebo-controlled pilot study. Revised version submitted to CGH 2015.
9. Hojo M, Miwa H, Yokoyama T, Ohkusa T, Nagahara A, Kawabe M, Asaoka D, Izumi Y, Sato N. Treatment of functional dyspepsia with antianxiety or antidepressive agents: systematic review. J Gastroenterol 2005 Nov;40(11):1036–1042.
10. Ford A, Luthra P, Tack J, Boeckxstaens G, Moayyedi P, Talley N. Efficacy of psychotropic drugs in functional dyspepsia: systematic review and meta-analysis. Submitted for publication 2015.

2-4. 功能性消化不良（上腹痛综合征）（中度）

病史

　　患者男性，35 岁，计算机技术人员，因反复发作性上腹痛及烧心，治疗效果欠佳被转诊至消化科。其症状每周发作 4～5 次，每次持续 3～4h，病程 9 个月，但近 1～2 个月，症状逐渐使患者的（日常）活动受到限制。近期，患者数次不得不早退；当疼痛发作时，与家人或朋友的社交兴致降低。最近 1 个月，患者每周都会发作一次不同类型的餐后不适症状：早饱和饱胀不适。无吞咽困难，症状与活动及排便无关。数月前患者就诊于消化科，行上消化道内镜、快速尿素酶试验检测幽门螺杆菌及 18h pH 监测，结果均未见异常；超声检查未见胆结石。抗酸药及 H_2 受体拮抗剂并不能缓解患者的疼痛。两周之前，患者曾经在心内科就诊，做了心脏负荷试验及血液检查，除外了心脏疾病。患者自诉很沮丧，因为其不能预测什么时候这些症状会再次发作，担心因此而影响工作。患者否认焦虑及抑郁情绪。

多维度临床资料分类

A. 诊断分类：功能性消化不良（FD）。

B. 临床表现补充：上腹痛综合征（EPS）和餐后不适综合征（PDS）亚型。

C. 对日常活动的影响：中度。

D. 社会心理学表现：不详。

E. 生理特征和生物学标志：不详。

多维度临床资料分类解释

A. 诊断分类：该患者症状符合罗马Ⅳ功能性消化不良上腹痛综合征（EPS）亚型的诊断标准[1]，参考附文 A。患者在 9 个月内反复发作腹痛及烧心症状，每周发作超过一次，主要集中于上腹部，腹痛与进食无关。心脏病检查为阴性，上消化道内镜、超声检查及 pH 监测均为阴性结果，排除了其他的胃肠疾病及胆道疾病。

B. 临床表现补充：重叠有 EPS 及 PDS 的功能性消化不良患者并非罕见[1]。该例患者并不完全符合 PDS 的诊断标准。该患者亚型补充为 PDS，因其早饱及餐后饱胀感只是偶有发生，尚未达到罗马Ⅳ标准中的频次要求。

C. 对日常活动的影响：该患者近期工作时因为腹痛不得不离岗，并且限制了其与家人交往及社交活动，症状的影响为中度。针对问题："总体来说，您的症状对目前生活（工作、学业、社会活动、自理能力、专注力和执行力）的影响程度有多大？"患者的回答为"中度"。

D. 社会心理学表现：不详。

E. 生理特征和生物学标志：不详，该患者 pH 监测结果阴性。

总体评价

35 岁男性患者具有 9 个月的 EPS 病史，伴日常活动的中度受限，有关心脏及其他胃肠疾病的检查均未见异常。

治疗

1. **安慰**：该患者因近期逐渐加重的症状及由此带来的对日常活动的限制而感到沮丧。治疗的一个重点就是开导及安抚患者，解除其忧虑（比如告知患者，大部分患者的症状可有效控制，不至于到活动受限的程度）。此外，告知患者治疗可以有多种有效的方式而不是一种，且治疗过程中医生会一直陪伴他并观察疗效，也是很有用的方法[2]。

2. **PPI 治疗**：尽管该患者并无确诊胃食管反流病（gastroesophageal reflux disease，GERD）的证据，快速尿素酶检测为阴性，但 Cochrane 发布的一项包含 10 个随机安慰剂对照试验的 Meta 分析显示，对于 FD 患者而言 PPI 的疗效明显优于安慰剂[需要治疗人数（number needed to treat，NNT）为 10][3]。该患者对抗酸药物及 H_2 受体拮抗剂的疗效并不敏感，推测 PPI 的疗效可能也会欠佳，但考虑到 PPI 价格低廉，且相对安全，因此推荐试用。日本近期有一项研究发现 PPI 对 EPS 的症状的缓解情况优于 PDS[3]。

3. **抗抑郁药**：抗抑郁药通常应用于 FD 的治疗[4]。若患者经 PPI 治疗无效可考虑予以抗抑郁药物。对于功能性胃肠痛的患者（相比于 PDS），三环类抗抑郁药（TCAs），以及更新的 5-HT 去甲肾上腺素再摄取抑制剂（SNRIs），可增强中枢神经系统对传入神经信号的下调作用，适用于此类患者的治疗[5,6]。近期一项随机对照临床研究显示，TCAs 类药物阿米替林（amitryptiline）对于 FD 患者有效，而 SSRIs 类药物艾司西酞普兰（escitalopram）却无效[7]。有效性只是针对上腹痛的患者（在罗马 II 溃疡样的消化不良的诊断标准）。荷兰的一项多中心的随机对照临床研究显示 SNRIs 类药物文拉法辛（venlafaxine）无效[8]，其极限量（150mg）太低，不足以激活去甲肾上腺素能通路[9]。因此，TCAs 的效果可能优于 SNRIs，SNRIs 类药物文拉法辛应该需要更大剂量的应用，但是目前为止，尚缺乏该药对于 EPS 疗效的研究。

（张灵云　译，魏　玮　校）

参考文献

1. Talley NJ, Stanghellini V, Chan F, Hasler W, Malagelada JR, Suzuki H, Tack J. Gastro-duodenal disorders. In: Drossman DA, Chang L, Chey WD, Kellow J, Tack J, White-head WE (eds). Rome IV Functional Gastrointestinal Disorders—Disorders of Gut-Brain Interaction, 4th edition. Raleigh, NC: Rome Foundation, 2016; pp. 903–966.
2. Drossman DA. David Sun Lecture: Helping your patient by helping yourself. How to improve the patient-physician relationship by optimizing communication skills. Am J Gastro 2013;108;521–528.
3. Moayyedi P, Shelly S, Deeks JJ, Delaney B, Innes M, Forman D. Pharmacological interventions for non-ulcer dyspepsia. Cochrane Database Syst Rev 2011 Feb; 16(2):CD001960.
4. Suzuki H, Kusunoki H, Kamiya T, Futagami S, Yamaguchi Y, Nishizawa T, Iwasaki E, Matsuzaki J, Takahashi S, Sakamoto C, Haruma K, Joh T, Asakura K, Hibi T. Effect of lansoprazole on the epigastric symptoms of functional dyspepsia (ELF study): a multicentre, prospective, randomized, double-blind, placebo-controlled clinical trial. United European Gastroenterol J 2013 Dec;1(6):445–452.
5. Dekel R, Drossman DA, Sperber AD. The use of psychotropic drugs in irritable bowel syndrome. Expert Opin Investig Drugs 2013;22:329–339.
6. Grover M, Drossman DA. Psychotropic agents in functional gastrointestinal disorders. Curr Opin Pharmacol 2008;8:715–723.
7. Talley NJ, Locke GR, Saito YA, Almazar AE, Bouras EP, Howden CW, Lacy BE, DiBaise JK, Prather CM, Abraham BP, El-Serag HB, Moayyedi P, Herrick LM, Szarka LA, Camilleri M, Hamilton FA, Schleck CD, Tilkes KE, Zinsmeister AR. Effect of amitriptyline and escitalopram on functional dyspepsia: a multicenter, randomized controlled study. Gastroenterology 2015 Aug;149(2):340–349.e2.
8. van Kerkhoven LA, Laheij RJ, Aparicio N, De Boer WA, Van den Hazel S, Tan AC, Witteman BJ, Jansen JB. Effect of the antidepressant venlafaxine in functional dyspepsia: a randomized, double-blind, placebo-controlled trial. Clin Gastroenterol Hepatol 2008 Jul;6(7):746–752.
9. Van Oudenhove L, Tack J. Is the antidepressant venlafaxine effective for the treatment of functional dyspepsia? Nat Clin Pract Gastroenterol Hepatol 2009 Feb;6(2):74–75.

2-5. 嗳气症（过度胃上嗳气）（中度）

病史

患者女性，53 岁，护士，因持续性嗳气于消化科就诊。患者 5 个月前无明显诱因出现嗳气并逐渐加重，目前症状几乎呈持续性，餐后尤著，焦虑、紧张时亦可加重。该症状已经影响患者参加社交活动，目前其尽量避免外出；且患者的伴侣和同事抱怨她不停地嗳气已影响他人。患者不吸烟，也避免饮酒，但无济于事。该症状并不影响进食、睡眠或工作能力，且未引起体重下降。胃镜和常规实验室检查未发现明显异常。口服 PPI 和多潘立酮无效。就诊期间，患者每分钟有数次嗳气，但说话或分散注意力嗳气可停止。台式食管阻抗-压力测定显示，患者有食管或胃上嗳气的典型特征，即气流在食管内迅速下行和逆行，并不进入胃腔[2]。

多维度临床资料分类

A. 诊断分类：过度胃上嗳气（excessive supragastric belching）。

B. 临床表现补充：食管嗳气。

C. 对日常活动的影响：中度。

D. 社会心理学表现：因焦虑或紧张而加重。

E. 生理特征和生物学标志：台式食管阻抗-压力测定显示为食管嗳气。

多维度临床资料分类解释

A. 诊断分类：该患者症状符合罗马Ⅳ过度胃上嗳气的诊断标准，有反复令人烦恼的嗳气症状，参见附文 A。气体并没有进入胃内，而是患者通过关闭声门、扩张胸廓、降低横膈，从而将气体吞入食管内；随即嗝出气体，通常伴随嗳气响声。

B. 临床表现补充：台式食管阻抗-压力测定显示食管嗳气特征性图形。

C. 对日常活动的影响：中度。患者症状对家庭成员和工作单位同事均有影响。患者已经尽量避免外出。针对问题："总体来说，您的症状对目前生活（工作、学业、社会活动、自理能力、专注力和执行力）的影响程度有多大？"患者的回答为"中度"。

D. 社会心理学表现：患者症状因焦虑或紧张而加重。

E. 生理特征和生物学标志：台式食管阻抗-压力测定提示典型的食管嗳气特征。

这项检查可检测到食管嗳气，但仅靠临床观察也足以作出正确诊断。

总体评价

　　这位 53 岁护士表现为反复令人烦恼的嗳气，症状已经影响到了其社会交往，除此以外其生活工作能力未受影响。胃镜和常规实验室检查未见异常。患者在整个就诊过程中不停嗳气。阻抗检测显示为食管嗳气或胃上嗳气的特征。

治疗

1. **安慰和解释**：医生通过给患者一个合理的解释，告知其嗳气发生的原因，可以帮助减少吞气。让患者意识到通过关闭声门、扩张胸廓、降低横膈的方法可以产生嗳气，或许对症状控制有帮助[3]。患者有时会反复嗳气，以减轻胸腔或腹腔的压力或饱胀感。需要向患者解释反复嗳气常会导致吞进更多气体，而并非使气体排出，这样可以帮助患者理解为何需要避免这种行为。

2. **巴氯芬**（baclofen）：一项小样本开放性研究显示，巴氯芬（10mg，每日 3 次）对本病部分有效，疗效可能源于吞咽气体频率的减少，可能与中枢效应相关[4]。

3. **行为干预**：吞气症可因焦虑而发病，与高度警觉有关，如这位患者所表现，症状因紧张而加重，分散注意力可减轻[5]。重复呼吸和放松训练可帮助患者减少发作频率。口含薄荷糖或可减少嗳气。

　　　　　　　　　　　　　　　　　（陈彦文　译，魏　玮、方秀才　校）

参考文献

1. Talley NJ, Stanghellini V, Chan F, Hasler W, Malagelada JR, Suzuki H, Tack J. Gastro-duodenal disorders. In: Drossman DA, Chang L, Chey WD, Kellow J, Tack J, White-head WE (eds). Rome IV Functional Gastrointestinal Disorders—Disorders of Gut-Brain Interaction, 4th edition. Raleigh, NC: Rome Foundation, 2016; pp. 903–966.
2. Bredenoord AJ, Weusten BL, Sifrim D, Timmer R, Smout AJ. Aerophagia, gastric, and supragastric belching: a study using intraluminal electrical impedance monitoring. Gut 2004;53:1561–1565.
3. Hemmink GJ, Ten Cate L, Bredenoord AJ, Timmer R, Weusten BL, Smout AJ. Speech therapy in patients with excessive supragastric belching—a pilot study. Neurogastro-enterol Motil 2010 Jan;22(1):24–28, e2–3.
4. Blondeau K, Boecxstaens V, Rommel N, Farré R, Depeyper S, Holvoet L, Boeckx-staens G, Tack JF. Baclofen improves symptoms and reduces postprandial flow events in patients with rumination and supragastric belching. Clin Gastroenterol Hepatol 2012 Apr;10(4):379–384.
5. Bredenoord AJ, Weusten BL, Timmer R, Smout AJ. Psychological factors affect the frequency of belching in patients with aerophagia. Am J Gastroenterol 2006 Dec;101(12):2777–2781.

2-6. 恶心和呕吐症（慢性恶心呕吐综合征）（轻度）

病史

　　患者男性，40 岁，某大学的胃肠病专家，因持续性恶心 1 年就诊。近 6 个月恶心症状加重，目前每周发作 3～4 天，患者因进食减少而体重下降约 5 磅（约 2.27kg）。患者否认烧心、吞咽困难、呕吐、腹痛、腹泻及便秘等症状。患者二十几岁时开始间断出现 GERD 的症状，并定期服用 H_2 受体阻滞剂或 PPI 控制症状。在这些抗反流治疗下，GERD 症状控制良好。患者诉近 1～2 年常有紧张性头痛，睡眠欠佳。否认其他用药史及吸毒史，偶饮酒。患者承认因研究经费收入减少及医疗赔偿，在工作中倍感压力。患者仍有能力工作，但恶心症状加重后开始干扰其工作效率。血常规、血生化、血钙、促甲状腺激素（TSH）等常规实验室检查均未见异常。胃镜及小肠钡剂造影未见异常。胃排空扫描亦未见异常。PPI 对于恶心症状无显著效果。氯丙嗪、异丙嗪等止吐剂部分有效，但有镇静作用。应用昂丹司琼（ondansetron）症状有所缓解。

多维度临床资料分类

A. 诊断分类：慢性恶心呕吐综合征（chronic nausea and vomiting syndrome）。

B. 临床表现补充：合并存在 GERD。

C. 对日常活动的影响：轻度。

D. 社会心理学表现：情绪困扰。

E. 生理特征和生物学标志：不详。

多维度临床资料分类解释

A. 诊断分类：慢性恶心呕吐综合征。该患者症状符合罗马Ⅳ慢性恶心呕吐综合征的诊断标准，参考附文 A。困扰患者的恶心症状每周发生数天，不伴呕吐，包括电解质、胃镜在内的诊断性评估均未见异常。症状出现超过 6 个月[1]。血生化、促甲状腺激素、内镜、小肠影像学、胃排空扫描等检查未见异常，已除外其他可能引起慢性恶心的情况[1]。

B. 临床表现补充：合并存在 GERD。患者有多年的 GERD 病史，抗反流措施及间断应用抑酸药物的治疗症状控制良好。恶心与恶化的 GERD 症状无关，服用 PPI 后恶心亦不能缓解，因此恶心症状的发生并非来源于 GERD。

C. 对日常活动的影响：轻度。因为恶心、头痛、睡眠欠佳以及近一年中的慢性工作压力，患者工作效率下降。针对问题："总体来说，您的症状对目前生活（工作、学业、社会活动、自理能力、专注力和执行力）的影响程度有多大？"患者的回答为"轻度"。

D. 社会心理学表现：情绪困扰。患者存在与工作相关的情绪困扰，但患者未诉焦虑、抑郁情况，其日常社会功能并未受损。

E. 生理特征和生物学标志：不详。目前对于慢性特发性恶心相关的生理学异常尚不明确。内镜、小肠钡剂造影或 CT 等胃肠道检查常用来除外胃十二指肠疾病和小肠梗阻。还应行血生化检查以除外电解质异常、高钙血症、甲状腺功能减退和艾迪生病。如果这些检查均未见异常，可考虑进一步行胃排空显像来评估胃轻瘫（gastroparesis）[1,2]。

总体评价

该患者主要症状为恶心，不伴呕吐，符合罗马Ⅳ慢性恶心呕吐综合征的诊断标准[1]。患者未服用可能与恶心相关的药物，因此不存在药物性恶心。恶心可与这位患者存在的 GERD 相关，但这位患者的烧心症状控制良好，并且 PPI 不能使恶心症状缓解。诊断检查显示无糜烂性食管炎、溃疡、肿瘤、胃幽门或小肠梗阻、胃轻瘫的证据。

治疗

1. **止吐剂**：关于慢性特发性呕吐的治疗，目前尚无较好的研究。氯丙嗪（prochlorperazine）、异丙嗪（promethazine）、苯海拉明（diphenhydramine）等止吐剂，可减轻恶心症状，但可能有镇静作用[2-4]。这些药物可通过对中枢神经系统的作用减轻恶心症状[4]。

2. **昂丹司琼**（ondansetron）：是一种 5-HT$_3$ 拮抗剂，适用于更严重的恶心病例的对症治疗[5]。

3. **多潘立酮**（domperidone）：是一种多巴胺受体拮抗剂及促动力剂，有抗恶心的作用，可以应用，但该药与 QT 间期延长的风险相关。其"促动力"作用通过改变胃反射活动或运动功能的外周效应介导。甲氧氯普胺（metoclopramide）是另一种有抗恶心作用的多巴胺拮抗剂，在胃轻瘫等情况下应用，但该药因与不可逆性迟发性运动障碍相关而限制了其使用[2-4]。

4. **抗抑郁药**：可通过调节感觉运动功能而减轻恶心及其他腹部症状[6]。有研究显示，阿米替林可减轻功能性消化不良患者的恶心症状[7]。米氮平尤其可以考虑应用，因其亦有类似昂丹司琼的 5-HT$_3$ 拮抗剂作用，可能对减轻恶心症状有显著疗效。另外，这些药物可有镇静的作用，或可改善患者的睡眠情况[8-10]。

5. 减压及行为治疗：对该患者可能有效，因患者的慢性压力与其症状的发生有时间上的关联。有证据表明，行为治疗可减轻功能性消化不良患者包括恶心在内的胃肠道症状[9]。

（陈彦文　译，魏　玮　校）

参考文献

1. Talley NJ, Stanghellini V, Chan F, Hasler W, Malagelada JR, Suzuki H, Tack J. Gastro-duodenal disorders. In: Drossman DA, Chang L, Chey WD, Kellow J, Tack J, White-head WE (eds). Rome IV Functional Gastrointestinal Disorders—Disorders of Gut-Brain Interaction, 4th edition. Raleigh, NC: Rome Foundation, 2016; pp. 903–966.
2. Tack J, Talley NJ. Gastroduodenal disorders. Am J Gastroenterol 2010;105:757–763.
3. Talley NJ. Functional nausea and vomiting. Aust Fam Physician 2007;36:694–697.
4. Hasler W, Chey WD. Nausea and vomiting. Gastroenterology 2003;125:1860–1867.
5. Cooke CE, Mehra IV. Oral ondansetron for preventing nausea and vomiting. Am J Hosp Pharm 1994;51(6):762–771.
6. Dekel R, Drossman DA, Sperber AD. The use of psychotropic agents in irritable bowel syndrome. Expert Opin Investig Drugs 2013;22(3);329–339.
7. Braak B, Klooker TK, Wouters MM, Lei A, Van de Wijngaard RM, Boeckxstaens GE. Randomised clinical trial: the effects of amitriptyline on drinking capacity and symptoms in patients with functional dyspepsia, a double-blind placebo-controlled study. Aliment Pharmacol Ther 2011; 34: 638–648.
8. Chen CC, Lin CS, Ko YP, Hung YP, Lao HC, Hsu YW. Premedication with mirtaza-pine reduces preoperative anxiety and postoperative nausea and vomiting. Anesth Analg 2008;106:109–113.
9. Thompson DS: Mirtazapine for the treatment of depression and nausea in breast and gynecological oncology. Psychosomatics 2000;41:356–359.
10. Haug TT, Wilhelmsen I, Svebak S, Berstad A, Ursin H. Psychotherapy in functional dyspepsia. J Psychosom Res 1994;38:735–744.

2-7. 恶心和呕吐症（慢性恶心呕吐综合征）（中度）

病史

　　患者女性，28 岁，出租车司机，转诊至消化科功能性胃肠病专病门诊。患者近三年常有恶心、呕吐症状，起病缓慢，症状逐渐加重，特别是去年以来尤为显著。目前患者每日进食后呕吐 1～3 次，该症状对患者日常生活产生了负面影响，妨碍患者参加社交活动，但患者尚能工作。患者除偶尔在呕吐发作前出现轻度上腹部不适外，否认其他消化道症状。起病后，患者体重下降约 5kg，并出现轻度抑郁症状。医生给予米氮平治疗其恶心、呕吐症状。各项化验检查均为阴性，包括胃镜及胃镜下幽门螺杆菌检测、胃（核素）显像、腹部及头颅 CT、妊娠试验、常规实验室检查等。止吐剂及 PPI 均无效。患者否认吸食大麻。

多维度临床资料分类

A. 诊断分类：慢性恶心呕吐综合征（chronic nausea and vomiting syndrome）。

B. 临床表现补充：体重下降，每日呕吐。

C. 对日常活动的影响：中度。

D. 社会心理学表现：轻度抑郁。

E. 生理特征和生物学标志：不详。

多维度临床资料分类解释

A. 诊断分类：该患者症状符合罗马Ⅳ慢性恶心呕吐综合征的诊断标准[1]，参考附文 A。患者症状明显，且病程较长，并同时伴有体重下降，并接受了大量检查，结果均为阴性。

B. 临床表现补充：体重下降，每日呕吐。患者因每日餐后的呕吐，无法保证足够的营养物质摄取，导致其体重下降约 5kg。

C. 对日常活动的影响：中度。患者诉其症状为中度，导致其无法参与社交活动。尽管如此，患者仍有能力上班工作，但其避免工作中用餐以防止工作时呕吐发作。针对问题："总体来说，您的症状对目前生活（工作、学业、社会活动、自理能力、专注力和执行力）的影响程度有多大？"患者的回答为"中度"。

D. 社会心理学表现：轻度抑郁。患者自恶心、呕吐起病后，出现了轻度抑郁症状。

E. 生理特征和生物学标志：不详。

总体评价

28 岁女性患者，以近三年慢性恶心和每日呕吐为主要临床表现，各项临床检查无法解释其病情。症状对日常生活的影响为中度，同时伴体重下降 5kg。

治疗

1. **营养支持或饮食指导**：最重要的治疗目标是帮助患者增加体重，避免体重进一步下降。尽管目前尚无针对功能性呕吐患者饮食疗法的正式临床试验，但可以像胃轻瘫患者一样，尝试如下饮食指导：少量多餐，低脂、低纤维饮食[2]，选择细碎的食物或适于该患者的食物[3]。应尽可能长时间应用肠内营养，如果患者体重持续下降，经口或肠道喂养治疗失败，可考虑肠外营养。

2. **抗恶心药物**：组胺 H_1 拮抗剂（异丙嗪）或 $5-HT_3$ 拮抗剂（昂丹司琼、格拉司琼）常用于治疗不能解释的恶心和呕吐，但目前尚无关于这些药物在功能性呕吐患者中应用的正式临床试验[4]。然而，有时在特定患者中也可达到症状缓解的疗效。

3. **促动力剂**：甲氧氯普胺和多潘立酮的主要适应证是与胃排空延迟相关的恶心和呕吐[5]，但这些药物可能对功能性呕吐患者也有效。然而，这两种药物都与潜在的不良事件相关（应用甲氧氯普胺可能出现假性帕金森综合征，应用多潘立酮可能出现 QT 间期延长），因此应用过程中不应超出标准剂量，且需要仔细评估合并用药情况。

4. **米氮平**（抑郁、恶心、呕吐、体重下降）：患者有轻度抑郁症状，在不同的抗抑郁药中进行选择时，米氮平可能是适宜选择，因其对恶心、呕吐和体重下降均有改善效果[6-8]。

5. **心理治疗或心理支持**：因恶心和呕吐等引起患者虚弱的症状常对日常生活有巨大的影响，心理支持显得尤为重要，但目前尚缺乏关于在功能性呕吐患者中不同心理治疗方法疗效的正式临床试验[4]。

6. **胃电刺激**（Gastric electrical stimulation，GES）：在一项评估疗效的短期双盲研究中，GES 的疗效显著，因为这项治疗方法的安慰剂效应颇高[9]。GES 的疗效评估主要在胃排空延迟相关的恶心和呕吐（如胃轻瘫）患者中进行[5]。近期的临床试验提示，GES 在特定的胃排空正常的恶心和呕吐（即功能性呕吐）患者中也有积极作用[10]。然而并非所有患者均得到满意的疗效，在植入永久 GES 器之前，应行临时经皮 GES，理想的刺激方法应包含盲法的"开"或"关"期，这样能够筛选预期疗效满意的患者群，这些患者才适合永久 GES 器植入的治疗[11]。这项治疗方法仅在美国和欧洲的少数高度专业化的医疗中心中开展。

（陈彦文 译，魏 玮 校）

参考文献

1. Talley NJ, Stanghellini V, Chan F, Hasler W, Malagelada JR, Suzuki H, Tack J. Gastro-duodenal disorders. In: Drossman DA, Chang L, Chey WD, Kellow J, Tack J, White-head WE (eds). Rome IV Functional Gastrointestinal Disorders—Disorders of Gut-Brain Interaction, 4th edition. Raleigh, NC: Rome Foundation, 2016; pp. 903–966.
2. Camilleri M, Parkman HP, Shafi MA, Abell TL, Gerson L. Clinical guideline: management of gastroparesis. Am J Gastroenterol 2013;108:18–37.
3. Olausson EA, Storsrud S, Grundin H, Isaksson M, Attvall S, Simren M. A small particle size diet reduces upper gastrointestinal symptoms in patients with diabetic gastroparesis: a randomized controlled trial. Am J Gastroenterol 2014;109:375–385.
4. Quigley EM, Hasler WL, Parkman HP. AGA technical review on nausea and vomiting. Gastroenterology 2001;120:263–286.
5. Abrahamsson H. Treatment options for patients with severe gastroparesis. Gut 2007; 56:877–883.
6. Chen CC, Lin CS, Ko YP, Hung YC, Lao HC, Hsu YW. Premedication with mirtaza-pine reduces preoperative anxiety and postoperative nausea and vomiting. Anesth Analg 2008;106:109–113.
7. Thompson DS. Mirtazapine for the treatment of depression and nausea in breast and gynecological oncology. Psychosomatics 2000;41:356–359.
8. Alam A, Voronovich Z, Carley JA. A review of therapeutic uses of mirtazapine in psychiatric and medical conditions. Prim Care Companion CNS Disord 2013;15(5).
9. McCallum RW, Lin Z, Forster J, Roeser K, Hou Q, Sarosiek I. Gastric electrical stimulation improves outcomes of patients with gastroparesis for up to 10 years. Clin Gastroenterol Hepatol 2011;9:314–319 e1.
10. Gourcerol G, Huet E, Vandaele N, et al. Long term efficacy of gastric electrical stimulation in intractable nausea and vomiting. Dig Liver Dis 2012;44:563–568.
11. Andersson S, Ringstrom G, Elfvin A, Simren M, Lonroth H, Abrahamsson H. Temporary percutaneous gastric electrical stimulation: a novel technique tested in patients with non-established indications for gastric electrical stimulation. Digestion 2011;83:3–12.

2-8. 恶心和呕吐症（周期性呕吐综合征）（重度）

病史

患者女性，28 岁，实习律师，因间断发作性、无法控制的呕吐 5 年就诊。最长呕吐持续发作48h。反复多次因呕吐和腹痛住院，接受静脉补液、阿片类药物止痛治疗数日。住院期间血生化、全血液系统方面检测、尿培养、两次胃镜检查及十二指肠（黏膜）活检、腹部超声、腹部 CT 扫描和 MRI 小肠检查均未见异常。体重无明显下降。发作间期轻度烧心和偶发恶心。初级医疗保健医生给予患者 PPI 治疗，烧心症状可缓解，但不能控制呕吐发作。患者有偏头痛家族史，但患者本人无偏头痛病史，无大麻吸食史，体格检查未见异常。其中一次住院期间心理咨询时发现患者焦虑，但无其他精神心理异常和进食障碍。胃排空功能检查提示，患者胃排空早期加速，后期降至正常。住院频率逐渐增加，高达 3 次/月，严重影响患者正常学业。因有可能会为此失去最终资格考试的机会，患者请求（医院）给其导师致信解释耽误实习的原因。

多维度临床资料分类

A. 诊断分类： 周期性呕吐综合征（cyclical vomiting syndrome，CVS）。

B. 临床表现补充： 胃食管反流。

C. 对日常活动的影响： 重度。

D. 社会心理学表现： 焦虑。

E. 生理特征和生物学标志： 胃排空早期加速。

多维度临床资料分类解释

A. 诊断分类： 该患者症状符合罗马Ⅳ周期性呕吐综合征的诊断标准[1]，参考附文 A。患者主要表现为反复发作、不能控制的呕吐。诊断要点包括发作间期无症状，反复发作期严重腹痛。大麻类药物可缓解症状，但过量使用也可以导致周期性呕吐，因此应询问有无吸食史[2]。吸食大麻有意义的线索是患者常能通过热水浴或淋浴缓解恶心症状，但机制不清楚。长期应用阿片类药物也可导致周期性呕吐，而且预后差[3]。

B. 临床表现补充： 反复呕吐可降低食管下段括约肌（LES）屏障功能，进而导致发作间期胃食管反流。

C. 对日常活动的影响： 由于症状严重需住院治疗，严重影响日常活动，这可能对患者职业生涯带来长久的困扰。针对问题："总体来说，您的症状对目前生活（工作、学业、社会活动、自理能力、专注力和执行力）的影响程度有多大？"患者的回答为"重度"。

D. 社会心理学表现：患者焦虑源于发作时症状程度严重。急诊就诊时，医生不了解具体情况，因此无法在这方面给予帮助。

E. 生理特征和生物学标志：研究表明，呕吐缓解期典型 CVS 的表现为胃排空加速而不是延迟[4]。

总体评价

严重的成人周期性呕吐，加重的原因是每次发作时缺乏统一的治疗方案。

治疗

1. **长期药物治疗**：有关治疗方案，尚缺乏随机、安慰剂对照的临床试验。有关成人的文献非常少[5]，更多的是有关儿童的研究，儿童呕吐往往与腹型偏头痛（abdominal migraine）重叠[6,7]。所谓儿童的腹型偏头痛可能是介于偏头痛、腹型偏头痛和周期性呕吐疾病谱中的一部分，因此部分患者对预防偏头痛的药物有效，如苯噻啶（pizotifen）、曲普坦（triptans）或普萘洛尔（propranolol）。这些药物值得在成人患者中尝试。有研究报道，长期应用三环类抗抑郁药（TCAs）因其含有抗痉挛成分，有可能减少症状发作的频率[8]，如左乙拉西坦（levetiracetam）[3,9]。

2. **急性发作期治疗**：症状急性发作时，临床实践经验提示，若能为患者提供一封给"接诊医生"的信，对患者在急诊就诊时将非常有帮助，这样医生可以给患者提供更为及时的治疗，而不会因需要反复做一些很可能是无异常表现的检查而贻误治疗时间。信中应当描述患者的情况，列出其每次症状发作时的表现，以及之前曾经做过的正常的检查结果，医而不需重复检查。为保证患者得到及时的治疗，信中也应该建议如下治疗方式：

   a. 静脉用赛克力嗪（cyclizing）、甲氧氯普胺（metoclopramide）、盐酸异丙嗪（promethazine）或昂丹司琼（ondansetron）缓解恶心。

   b. 静脉用氯丙嗪（chlorpromazine）或 diazemulus/劳拉西泮（lorazepam）减轻可能加重患者症状的焦虑情绪。这些镇静药物，尤其如果能够让患者入睡的话，可有效终止症状的发作。

   c. 脱水时静脉补充生理盐水和补钾。补充呕吐胃酸所致的氯化物丢失和脱水所致的肾性失钾。

   d. 如需要，可以给予止痛治疗。因阿片类药物可能引起患者阿片依赖，应避免使用。

3. 预防：检测患者是否有大麻滥用史非常重要，因为周期性呕吐与之密切相关[2]。应用大麻初期可缓解恶心，但大剂量应用时呕吐加重，可能是通过树脂中的非大麻毒素产生作用[2]。

（张灵云 译，孙晓红 校）

参考文献

1. Talley NJ, Stanghellini V, Chan F, Hasler W, Malagelada JR, Suzuki H, Tack J. Gastro-duodenal disorders. In: Drossman DA, Chang L, Chey WD, Kellow J, Tack J, White-head WE (eds). Rome IV Functional Gastrointestinal Disorders—Disorders of Gut-Brain Interaction, 4th edition. Raleigh, NC: Rome Foundation, 2016; pp. 903–966.
2. Allen JH, de Moore GM, Heddle R, Twartz JC. Cannabinoid hyperemesis: cyclical hyperemesis in association with chronic cannabis abuse. Gut 2004; 53(11):1566–1570.
3. Hejazi RA, Lavenbarg TH, Foran P, McCallum RW. Who are the nonresponders to standard treatment with tricyclic antidepressant agents for cyclic vomiting syndrome in adults? Aliment Pharmacol Ther 2010;31(2):295–301.
4. Hejazi RA, Lavenbarg TH, McCallum RW. Spectrum of gastric emptying patterns in adult patients with cyclic vomiting syndrome. Neurogastroenterol Motil 2010;22(12): 1298–1302, e338.
5. Fleisher DR, Gornowicz B, Adams K, Burch R, Feldman EJ. Cyclic vomiting syndrome in 41 adults: the illness, the patients, and problems of management. BMC Med 2005;3:20.
6. Drumm BR, Bourke B, Drummond J, McNicholas F, Quinn S, Broderick A, Taaffe S, Twomey J, Rowland M. Cyclical vomiting syndrome in children: a prospective study. Neurogastroenterol Motil 2012;24(10):922–927.
7. Kumar N, Bashar Q, Reddy N, Sengupta J, Ananthakrishnan A, Schroeder A, Hogan WJ, Venkatesan T. Cyclic vomiting syndrome (CVS): is there a difference based on onset of symptoms—pediatric versus adult? BMC Gastroenterol 2012;12(1):52.
8. Hejazi RA, Reddymasu SC, Namin F, Lavenbarg T, Foran P, McCallum RW. Efficacy of tricyclic antidepressant therapy in adults with cyclic vomiting syndrome: a two-year follow-up study. J Clin Gastroenterol 2010;44(1):18–21.
9. Clouse RE, Sayuk GS, Lustman PJ, Prakash C. Zonisamide or levetiracetam for adults with cyclic vomiting syndrome: a case series. Clin Gastroenterol Hepatol 2007;5(1):44–48.

2-9. 成人反刍综合征（中度）

病史

患者男性，26 岁，会计师，因难治性呕吐转诊至消化内科。近几年来，多于餐后食物反流入口腔、然后吐出，因而不能正常进食。食物多在进食后数分钟反上来，持续约 30min。患者常去卫生间吐出食物，如果找不到卫生间，他会将食物再咽下。发作前无明显恶心或干呕，反流仅发生于餐后。反流物保留食物的原味（似未被消化），当食物变酸后反流停止。患者因此不敢进食，特别是与公司其他人员共餐时。发病后体重下降了3kg。症状不影响患者正常工作。患者不吸烟，偶饮酒。胃镜检查、病理组织活检和幽门螺杆菌检查均阴性，血常规及代谢等实验室检查结果均未见异常。患者应用 PPI、止吐剂或促动力剂均无效。胃排空功能检查未见异常。

多维度临床资料分类

A. 诊断分类：反刍综合征（rumination syndrome）。

B. 临床表现补充：不详。

C. 对日常活动的影响：中度，避免与其他人共餐。

D. 社会心理学表现：不详。

E. 生理特征和生物学标志：不详。

多维度临床资料分类解释

A. 诊断分类：该患者症状符合罗马Ⅳ反刍综合征的诊断标准，参考附文 A。顽固性胃内容物反流（以往常认为是呕吐）是典型的反刍综合征的特点，餐后发作，发作前无恶心和干呕。反刍综合征特征表现为不费力的反流、反流物保留原味、将反流物再次吞咽[1]。

B. 临床表现补充：不详。

C. 对日常活动的影响：中度。患者避免与其他人共餐，体重较前下降数千克。另外，患者正常活动未受明显影响。针对问题："总体来说，您的症状对目前生活（工作、学业、社会活动、自理能力、专注力和执行力）的影响程度有多大？"患者的回答为"中度"。

D. 社会心理学表现：不详。以往认为，反刍主要发生于精神心理异常的儿童。然而，近期的研究表明，反刍也可发生于没有诱因或相关因素的成人[1]。

E. 生理特征和生物学标志：该患者胃排空功能未见异常。反刍常被误诊为胃轻瘫（表现为呕吐者）和难治性胃食管反流病（表现为反流者）。进餐后的压力测定和阻抗检测可以作为确诊手段。典型的表现是餐后食管下段括约肌压力下降或消失；阻抗监测显示发作性胃内压升高，伴随餐后胃内容物逆行上移，后者提示腹壁肌收缩驱动反流[2]。

总体评价

　　该青年男性患者诊断为中-重度反刍综合征。反刍迫使患者避免与他人外出就餐，伴随中度体重下降。上消化道检查，包括胃排空功能均未见异常。

治疗

1. **安慰和解释**：此方法是反刍综合征治疗的基本手段。但尚不明确此方法能在多大程度上缓解患者的症状和担忧。

2. **行为治疗**：这种治疗方式，特别是腹式呼吸训练，其目的是使餐后膈肌收缩，而不是腹肌收缩，从而避免腹腔内压升高[2,3]。

3. **巴氯芬（baclofen）**：小样本开放性研究显示，巴氯芬（10mg，每日 3 次）可有效控制反刍。其机制是巴氯芬可增加餐后食管下段括约肌的压力，即便腹内压增加，食物也难以反流入食管[4]。

4. **抗焦虑治疗**：焦虑情绪或对应激的反应可能诱发反刍。在这种情况下，可以应用抗焦虑药物，如丁螺环酮（buspirone）或 SSRIs 类药物。另外，丁螺环酮能增加胃容受性舒张，减少因吞气和呃逆带来的不适，因此丁螺环酮具有改善生理功能的作用。这些临床观察的结果尚需进一步研究证实。

5. **抗反流手术**：对于难治性反刍患者也可以考虑抗反流手术治疗[2]。

（张灵云　译，孙晓红　校）

参考文献

1. Talley NJ, Stanghellini V, Chan F, Hasler W, Malagelada JR, Suzuki H, Tack J. Gastro-duodenal disorders. In: Drossman DA, Chang L, Chey WD, Kellow J, Tack J, Whitehead WE (eds). Rome IV Functional Gastrointestinal Disorders—Disorders of Gut-Brain Interaction, 4th edition. Raleigh, NC: Rome Foundation, 2016; pp. 903–966.

2. Tack J, Blondeau K, Boecxstaens V, Rommel N. Review article: the pathophysiology, differential diagnosis and management of rumination syndrome. Aliment Pharmacol Ther 2011 Apr;33(7):782–788.

3. Chitkara DK, Van Tilburg M, Whitehead WE, Talley NJ. Teaching diaphragmatic

breathing for rumination syndrome. Am J Gastroenterol 2006 Nov;101(11): 2449–2452.

4. Blondeau K, Boecxstaens V, Rommel N, Farré R, Depeyper S, Holvoet L, Boeckx-staens G, Tack JF. Baclofen improves symptoms and reduces postprandial flow events in patients with rumination and supragastric belching. Clin Gastroenterol Hepatol 2012 Apr;10(4):379–384.

3. 肠 道 疾 病

3-1. 肠易激综合征（中度）

病史

患者女性，42 岁，护士，因腹痛和腹胀就诊，症状在排便后缓解。每日排便 3～4 次，为不成形便（Bristol 粪便性状 6 或 7 型），排便集中在早餐前后，伴排便急迫感；很少排干硬便。患者 1 年前开始出现上述症状，未提及发作与生理期、情绪变化有关或饮食的诱因，未服用任何药物。既往患者几乎无腹痛或腹胀，偶有轻度便秘，服用纤维素可以缓解。目前的症状（腹痛、腹胀和腹泻）每周出现 3～5 日，生活质量明显受影响。患者工作时频繁如厕，因此其限制饮食，避免在餐馆就餐，并很少参加社交活动。实验室常规检查（包括血常规、C 反应蛋白和甲状腺功能）和粪钙卫蛋白均未见异常，大便培养阴性。患者对服用非处方药洛哌丁胺有顾虑，因其容易便秘。消化科医生予以对症治疗，建议给予考来烯胺（cholestyramine）和解痉药。患者 5 个月后复诊，治疗后其症状改善，腹泻已经消失，1 个月前停药。此后，腹痛和腹胀再次出现，但不频繁，每周 2 或 3 日有症状。目前，患者主诉为便秘，排干硬便（Bristol 粪便性状 1 或 2 型），排出困难，数日不排便。患者生活质量较 5 个月前已有改善，现在工作时不需要花很多时间如厕，也常和朋友外出，不再担心去餐馆就餐。患者已经可以进普通饮食。但腹痛和腹胀对患者的工作、社交活动仍有困扰。患者曾服用二甲基硅油来减轻腹胀和胀气，但无效。医生建议患者服用渗透性泻剂（针对便秘）和解痉药（针对腹痛）治疗。

多维度临床资料分类

A. 诊断分类： 肠易激综合征（irritable bowel syndrome，IBS）。

B. 临床表现补充： 初诊时诊断为肠易激综合征腹泻型（irritable bowel syndrome with predominant diarrhea，IBS-D），复诊时诊断为肠易激综合征便秘型（irritable bowel syndrome with predominant constipation，IBS-C），合并腹胀。

C. 对日常活动的影响： 初诊时为中度，复诊时为轻度。

D. 社会心理学表现： 不详。

E. 生理特征和生物学标志： 不详。

多维度临床资料分类解释

A. 诊断分类： 该患者症状符合罗马Ⅳ肠易激综合征（IBS）的诊断标准，症状发作＞1 日/周，伴有排便习惯的改变，症状出现至少 6 个月，近 3 个月症状符合以上诊断标准[1]。

B. 临床表现补充：患者主要临床表现（排便习惯的亚型）从初诊到复诊时发生了变化，这种情况很常见。初诊时，患者主导型的排便习惯是腹泻，当时患者每日排便 3～4 次，为不成形便（Bristol 粪便性状 6 或 7 型），少有干硬便。此时临床分型为 IBS-D，即符合罗马Ⅳ标准中 IBS-D 的诊断标准，即在异常排便中，＞1/4（25%）排便为 Bristol 粪便性状 6 或 7 型。5 个月后，患者在停用止泻药 1 个月的情况下，其主诉为干硬便（Bristol 粪便性状 1 或 2 型），排出困难，数日不排便。复诊时，临床分型为 IBS-C，此时患者符合罗马Ⅳ标准中的 IBS-C 诊断标准，即：在异常排便中，＞1/4（25%）的排便为 Bristol 粪便性状 1 或 2 型，且无稀便。IBS 患者从一个亚型转化为另一个亚型并不奇怪，但不应该将其与混合型肠易激综合征（IBS with mixed bowel habits，IBS-M）混淆。IBS-M 指患者在某个特定时间内同时存在腹泻和便秘。然而，当患者的 IBS-D 和 IBS-C 的转换之间经过很长时间时，可以用交替型 IBS（alternating IBS）一词来表述。目前尚不清楚一种或另一种亚型症状持续多长时间就可以确立亚型的诊断。然而，从临床角度看该患者，便秘症状持续 1 个月（与止泻药或饮食无关）就足以变更亚型诊断，并予以相应的治疗。

另一个临床补充点就是腹胀。腹胀和腹部膨胀在 IBS 患者十分常见，应关注腹胀的存在，该症状对治疗有意义。

C. 对日常活动的影响：从初诊到复诊，症状对日常生活的影响发生了变化。初诊时为中度，但复诊时为轻度。针对问题："总体来说，这些症状对您目前生活（工作、学业、社会活动、自理能力、专注力和执行力）的影响程度有多大？"患者的回答，初诊时为"中度"，复诊时为"轻度"。

D. 社会心理学表现：不详。无社会心理警报，患者提供的病史、临床医生或精神心理指导人员的观察记录中均没有心理社会问题的记录。

E. 生理特征和生物学标志：不详。

总体评价

这位 42 岁女性患者既往有轻度便秘病史，本次出现 IBS-D 症状已有 1 年，但在 1 个月前肠道症状转换为 IBS-C。腹痛症状与排便习惯异常相关，符合罗马Ⅳ标准中的 IBS 诊断标准。其症状严重程度为轻度至中度，并未报告心理社会问题。

治疗

初诊

1. 饮食：可酵解的寡聚糖、双糖、单糖和多元醇（fermentable, oligo-, di- and

mono-saccharides and polyols，FODMAPs）是饮食中难以吸收的糖类，如果摄入过多，可以引起腹胀、胃肠胀气和腹部不适症状，这一现象已在安慰剂对照、双盲试验中得到证实[2]。对照研究已经证实低 FODMAPs 饮食的好处[3]。与历史对照相比，低 FODMAPs 饮食能更好地减轻症状，目前已成为标准的治疗建议[4]。

2. **胆汁酸结合剂**（bile acid binders）：一项系统综述发现，IBS-D 或功能性腹泻患者普遍存在胆汁酸吸收不良[5]。因此，胆汁酸结合剂对 IBS 患者的腹泻症状有效。一项药代动力学研究中，与安慰剂相比，新型胆汁酸螯合剂——考来维仑（colesevelam）能够延缓升结肠的排空，并使粪便成形和更易于排出[6]。可供选择的胆汁酸结合剂有几种，包括常用药考来烯胺（cholestyramine）和考来替泊（colestipol），还有新药考来维仑。

3. **止泻药**：另一种选择是应用 μ-阿片受体激动剂如洛哌丁胺（loperamide），其减慢结肠传输，增加水和离子吸收，从而改善大便性状和排便频率，改善总体主观症状[7,8]。该类药物可引起便秘，因此可根据症状调整剂量和（或）必要时服用，最好由患者决定。如果症状严重程度为中度且主要来自腹泻，那么可服用洛哌丁胺；如果严重程度为中度，主要与腹痛相关，那么需要考虑其他药物如解痉药或三环类抗抑郁药。

4. **解痉药**：这些药物常用于治疗轻度 IBS，主要是 IBS-D 或 IBS-M，尤其是对餐后症状[9]。对 IBS 有效的解痉药有多种[10]，一项 Meta 分析纳入 12 种不同解痉药的研究，发现治疗后症状持续存在的相对危险度为 0.68（95% CI 为 0.58~0.81），而预防症状发作的 NNT 值为 5（CI 4～9）[11]。

5. **抗生素**：在两项大样本临床研究中，用利福昔明（rifaximin）治疗非便秘型 IBS（550mg，每日 3 次，疗程 2 周）。结果显示：在随访的最初 4 周内有更多患者 IBS-D 症状和腹胀症状明显减轻[12]，症状的改善持续至随访 10 周时。一项 Meta 分析纳入 5 项临床试验，结果发现：与安慰剂相比，利福昔明对 IBS 总体症状改善更有效（OR=1.57，95% CI 为 1.22～2.01，治疗增益为 9.8%，NNT 为 10.2）[13]。

6. **三环类抗抑郁药**：已经证实三环类抗抑郁药治疗 IBS 有效[14,15]，该类药物具有抗胆碱能特性，并对 IBS 患者的腹泻有效[16]。

第二次就诊

1. **缓泻药**：该类药物使用广泛、费用低和安全性好，常常推荐便秘患者使用。然而 IBS-C 患者使用该药物的临床研究并不多，但已有研究报道，聚乙二醇（polyethylene glycol，PEG）13.8~41.4g/d，连续 4 周能够有效改善成人[17]和儿童[18]的排便习惯，但对 IBS-C 腹痛的改善不明显。该例患者症状轻微，可以使用缓泻药。

2. **促分泌药**：IBS-C 患者还有其他选择。利那洛肽（linaclotide）可激活鸟苷酸环化酶 C（GC-C）受体，致细胞内 cGMP 合成，继之激活 CFTR（囊性纤维化跨膜电导调节器——译者注），使氯离子分泌增加。利那洛肽治疗成人 IBS-C 患者的推荐剂量为每日 290μg。在两项大宗III期临床试验中，与安慰剂相比，利那洛肽能明显改善 IBS-C 患者的排便和腹部症状 [19-21]。腹泻是最常报道的不良反应。鲁比前列酮（lubiprostone）是前列腺素 E_1 衍生物，是一种在肠腔内发挥作用的前列酮，其选择性地激活位于肠上皮细胞表面的 CLC-2 通道，该药已获准用于成年女性 IBS-C 患者的治疗（8μg，每日 2 次）。在大宗安慰剂对照、随机研究中，该药总有效率明显高于安慰剂 [22]。最常见的不良反应是恶心和腹泻 [23]。

3. **益生菌**（probiotics）：最近一项 Meta 分析纳入了 43 个临床研究。结果发现：益生菌对 IBS 整体症状、疼痛、腹胀和胃肠胀气均有益处 [24]。但仍需进行更有说服力、方法学更严谨的随机对照试验研究。尽管益生菌对部分 IBS 患者有效，但是尚不清楚是否对某种亚型更有效。益生菌可能对腹胀和排气增多的患者有效 [25]。

（张艳丽　译，蓝　宇　校）

参考文献

1. Mearin F, Lacy B, Chang L, Chey WD, Lembo A, Simrén M, Spiller R. Bowel disorders. In: Drossman DA, Chang L, Chey WD, Kellow J, Tack J, Whitehead WE (eds). Rome IV Functional Gastrointestinal Disorders—Disorders of Gut-Brain Interaction, 4th edition. Raleigh, NC: Rome Foundation, 2016; pp. 967–1058.
2. Shepherd SJ, Parker FC, Muir JG, Gibson PR. Dietary triggers of abdominal symptoms in patients with irritable bowel syndrome: randomized placebo-controlled evidence. Clin Gastroenterol Hepatol 2008;6(7):765–771.
3. Biesiekierski JR, Peters SL, Newnham ED, Rosella O, Muir JG, Gibson PR. No effects of gluten in patients with self-reported non-celiac gluten sensitivity after dietary reduction of fermentable, poorly absorbed, short-chain carbohydrates. Gastroenterology 2013;145(2):320–328.
4. Halmos EP, Power VA, Shepherd SJ, Gibson PR, Muir JG. A diet low in FODMAPs reduces symptoms of irritable bowel syndrome. Gastroenterology 2014;146(1):67–75.
5. Wedlake L, A'Hern R, Russell D, Thomas K, Walters JR, Andreyev HJ. Systematic review: the prevalence of idiopathic bile acid malabsorption as diagnosed by SeHCAT scanning in patients with diarrhea predominant irritable bowel syndrome. Aliment Pharmacol Ther 2009; 30:707–717.
6. Wong BS, Camilleri M, Carlson PJ, et al. Pharmacogenetics of the effects of colesevelam on colonic transit in irritable bowel syndrome with diarrhea. Dig Dis Sci 2012; 57:1222–1226.
7. Lavo B, Stenstam M, Nielsen AL. Loperamide in treatment of irritable bowel syndrome—a double-blind placebo-controlled study. Scand J Gastroenterol Suppl

　　1987;130:77-80.

8. Efskind PS, Bernklev T, Vatn MH. A double-blind placebo-controlled trial with loperamide in irritable bowel syndrome. Scand J Gastroenterol 1996;31:463-468.

9. Sullivan MA, Cohen S, Snape WJ. Colonic myoelectrical activity in irritable bowel syndrome. Effect of eating and anticholinergics. New Engl J Med 1978;298:878-883.

10. Poynard T, Naveau S, Mory B, Chaput JC. Meta-analysis of smooth muscle relaxers in the treatment of irritable bowel syndrome. Aliment Pharmacol Ther 1994;8:499-510.

11. Ford AC, Talley NJ, Spiegel BM, et al. Effect of fibre, antispasmodics, and peppermint oil in the treatment of irritable bowel syndrome: systematic review and meta-analysis. BMJ 2008;337:a2313.

12. Pimentel M, Lembo A, Chey WD, et al. Rifaximin therapy for patients with irritable bowel syndrome without constipation. N Engl J Med 2011;364:22-32.

13. Menees SB, Maneerattannaporn M, Kim HM, Chey WD. The efficacy and safety of rifaximin for the irritable bowel syndrome: a systematic review and meta-analysis. Am J Gastroenterol 2012;107:28-35; quiz 6.

14. Ford AC, Moayyedi P, Lacy BE et al. American College of Gastroenterology monograph on the management of irritable bowel syndrome and chronic idiopathic constipation. Am J Gastroenterol 2014;109:S2-S26; doi:10.1038/ajg.2014.187.

15. Chang L, Lembo A, Sultan S. American Gastroenterological Association technical review on the pharmacological management of irritable bowel syndrome. Gastroenterology 2014;147(5):1149-1172.

16. Drossman DA, Toner BB, Whitehead WE, et al. Cognitive-behavioral therapy versus education and desipramine versus placebo for moderate to severe functional bowel disorders. Gastroenterology 2003 Jul;125(1):19-31.

17. Chapman RW, Stanghellini V, Geraint M, Halphen M. Randomized clinical trial: macrogol/PEG 3350 plus electrolytes for treatment of patients with constipation associated with irritable bowel syndrome. Am J Gastroenterol 2013;108:1508-1515.

18. Khoshoo V, Armstead C, Landry L. Effect of a laxative with and without tegaserod in adolescents with constipation predominant irritable bowel syndrome. Aliment Pharmacol Ther 2006;23:191-196.

19. Rao S, Lembo AJ, Shiff SJ, et al. A 12-week, randomized, controlled trial with a 4-week randomized withdrawal period to evaluate the efficacy and safety of linaclotide in irritable bowel syndrome with constipation. Am J Gastroenterol 2012;107: 1714-1724.

20. Chey WD, Lembo AJ, Lavins BJ, Shiff SJ, Kurtz CB, Currie MG, et al. Linaclotide for irritable bowel syndrome with constipation: a 26-week, randomized, double-blind, placebo-controlled trial to evaluate efficacy and safety. Am J Gastroenterol 2012;107: 1702-1712.

21. Quigley EM, Tack J, Chey WD, et al. Randomised clinical trials: linaclotide phase 3 studies in IBS-C—a prespecified further analysis based on European Medicines Agency-specified endpoints. Aliment Pharmacol Ther 2013;37:49-61.

22. Drossman DA, Chey WD, Johanson JF, et al. Clinical trial: lubiprostone in patients with constipation-associated irritable bowel syndrome—results of two randomized,

placebo-controlled studies. Aliment Pharmacol Ther 2009;29:329–341.

23. Chey WD, Drossman DA, Johanson JF, Scott C, Panas RM, Ueno R. Safety and patient outcomes with lubiprostone for up to 52 weeks in patients with irritable bowel syndrome with constipation. Aliment Pharmacol Ther 2012;35:587–599.

24. Ford AC, Quigley EM, Lacy BE, Lembo AJ, Saito YA, Schiller LR, Soffer EE, Spiegel BM, Moayyedi P. Efficacy of prebiotics, probiotics, and synbiotics in irritable bowel syndrome and chronic idiopathic constipation: systematic review and meta-analysis. Am J Gastroenterol 2014 Oct;109(10):1547–1561.

25. Schmulson M, Chang L. APT Review. Treatment of functional abdominal bloating and distension. Alimen Pharmacol Ther 2011;33(10):1071–1086.

3-2. 肠易激综合征便秘型（中度）

病史

　　患者女性，48 岁，高中校长，因持续存在的腹痛、腹胀和便秘就诊，向初级保健医生寻求帮助。这些症状已经存在十余年，只是近两年来更加困扰患者。患者自觉大多数时间都不舒服，而且每周发作 2～3 次剧烈痉挛性疼痛。疼痛持续时间从数分钟至一小时不等，直到最后有便意并去排便。疼痛与饮食无关。排便后患者感觉疼痛缓解。患者每 2～3 天排便一次，排便前会感觉非常胀气和胀满。其大便一半以上都是硬球便。患者服用纤维素之后腹胀加重。排便不规律让患者非常烦恼，也因此患者不愿在工作或在学校时排便。因为消化道症状，患者很焦虑，不愿参加社交活动，并有意回避。每年发作 5～6 次，症状发作时，患者不得不请假在家。体格检查显示生命体征正常，体质指数（BMI）为 30，并且直肠指诊无不协调收缩的证据。常规实验室检查（血常规、血生化和促甲状腺激素）和结肠镜检查均未见异常。患者否认便血、体重下降，无炎性肠病、乳糜泻或结肠癌家族史。

多维度临床资料分类

A. 诊断分类： 肠易激综合征（IBS）。

B. 临床表现补充： IBS 便秘型（IBS-C）。

C. 对日常活动的影响： 中度。

D. 社会心理学表现： 轻度预期焦虑。

E. 生理特征和生物学标志： 不详。

多维度临床资料分类解释

A. 诊断分类： 该患者症状符合罗马Ⅳ肠易激综合征的诊断标准，近 3 个月腹痛≥1 天/周，伴随排便习惯改变，硬球便，便后腹痛缓解[1]。

B. 临床表现补充： 患者症状符合罗马Ⅳ中 IBS-C 的诊断标准。

C. 对日常活动的影响： 中度。依据是患者回避社交活动（需准时）和每年 5～6 天的缺勤。针对问题："总体来说，这些症状对您目前生活（工作、学业、社会活动、自理能力、专注力和执行力）的影响程度有多大？"患者的回答为"中度"。

D. 社会心理学表现： 根据患者工作时不愿意上洗手间、回避社交场合和社会隔离感增加，考虑为中度焦虑。但患者尚未进行精神科医生评估。

E. 生理特征和生物学标志：不详。直肠指诊未提示不协调排便。血液检查和结肠镜检查结果均未见异常。

总体评价

该 48 岁女性校长被诊断为 IBS-C，特点是每周腹痛发作 2～3 天，便后腹痛缓解，频繁腹胀和硬块状便。因为这些症状患者回避社交活动，偶尔误工，患者自评生活失能为中度。

治疗

1. **泻药**：渗透性泻药如聚乙二醇（PEG）通常推荐作为 IBS-C 患者的一线治疗。临床试验显示，PEG 虽然可改善排便的频率和性状，但对腹痛和腹胀的改善效果不确切[2]。因此，对于本例这样有中度以上腹痛的患者，PEG 可能并不适用。该药服用时，通常起始剂量是 17g 溶于果汁或水，根据临床反应增加剂量。PEG 可能引起剂量相关的腹胀、排气和大便不成形。刺激性泻药在 IBS-C 患者也很常用。虽然在慢性便秘患者中显示有效[3]，但尚无对 IBS-C 患者的随机、对照研究。刺激性泻药的最常见副作用是腹痛和痉挛。该患者有指征服用泻药，但对腹痛可能无效甚至加重腹痛。

2. **促分泌药**：研究者对很多腔内起作用的促分泌药在 IBS-C 患者中的作用进行了评估。鲁比前列酮是氯离子通道蛋白 2（chloride channel protein 2，CIC-2）激活剂，刺激肠道液体分泌，改善 IBS-C 患者的全身、肠道和腹部症状。在两项共纳入 1700 多名 IBS-C 患者的III期临床试验中，与安慰剂相比，鲁比前列酮（8μg，每日两次）更明显改善临床症状（17.9%∶10.1%，P=0.001）[4]。大剂量（24μg，每日两次）被证实能够改善慢性特发性便秘患者症状。为减少剂量相关恶心发生（据报道，8%的服用 8μg 的患者和 33%的服用 24μg 的患者会发生恶心），鲁比前列酮应该与食物同服。

   利那洛肽是鸟苷酸环化酶 C 激动剂，能够增加 cGMP 产生，通过囊性纤维化跨膜调节因子增加肠道氯化物分泌，并减少内脏疼痛传入纤维的放电。一项 2013 年的 Meta 分析纳入了三个严格 RCTs 设计的 IBS-C 研究，研究显示，利那洛肽（290μg，每日 1 次）与安慰剂相比，治疗有效的 RR 值为 1.95（95%CI 为 1.3～2.9），NNT 值为 7（95%CI 为 5～11）[5]。治疗启动第一周，排便频率改善最明显，而腹痛和腹胀达到有效缓解需要治疗 8～12 周。据报道，利那洛肽最常见副作用是腹泻，约有 20%患者会发生腹泻[4]。为减少腹泻发生，利那洛肽应早饭前 30～60min 服用。

3. **促动力药**：5-HT$_4$ 激动剂普鲁卡必利（prucalopride）有促动力特性，并被证实在治疗慢性便秘中比安慰剂有效。对于肠易激综合征患者，尚无高质量、随机对照研究结果的报道[7]。然而，在一些促分泌药物治疗无效时，可以考虑试验性使用促动力药，如普鲁卡必利。

4. 认知行为治疗：患者在工作中总想如厕的行为和增强的社会隔离感可能需要受过训练的行为治疗师对其进行认知行为治疗。

（张艳丽　译，蓝　宇　校）

参考文献

1. Mearin F, Lacy B, Chang L, Chey WD, Lembo A, Simrén M, Spiller R. Bowel disorders. In: Drossman DA, Chang L, Chey WD, Kellow J, Tack J, Whitehead WE (eds). Rome IV Functional Gastrointestinal Disorders—Disorders of Gut-Brain Interaction, 4th edition. Raleigh, NC: Rome Foundation, 2016; pp. 967–1058.
2. Chapman RW, Stanghellini V, Geraint M, Halphen M. Randomized clinical trial: macrogol/peg 3350 plus electrolytes for treatment of patients with constipation associated with irritable bowel syndrome. Am J Gastroenterol 2013;108,1508–1515.
3. Kamm MA, Mueller-Lissner S, Wald A, Richter E, Swallow R, Gessner U. Oral bisacodyl is effective and well-tolerated in patients with chronic constipation. Clin Gastroenterol Hepatol Jul 2011;9(7):577–583.
4. Drossman DA, Chey WD, Johanson JF, et al. Clinical trial: lubiprostone in patients with constipation-associated irritable bowel syndrome—results of two randomized, placebo-controlled studies. Aliment Pharmacol Ther Feb 1 2009;29(3):329–341.
5. Videlock EJ, Cheng V, Cremonini F. Effects of linaclotide in patients with irritable bowel syndrome with constipation or chronic constipation: a meta-analysis. Clin Gastroenterol Hepatol Sep 2013;11(9):1084–1092.
6. Chey WD, Lembo AJ, Lavins BJ, et al. Linaclotide for irritable bowel syndrome with constipation: a 26-week, randomized, double-blind, placebo-controlled trial to evaluate efficacy and safety. Am J Gastroenterol Nov 2012;107(11):1702–1712.
7. Ford AC, Moayyedi P, Lacy BE, et al. American College of Gastroenterology monograph on the management of irritable bowel syndrome and chronic idiopathic constipation. Am J Gastroenterol Aug 2014;109 Suppl 1:S2–S26.

3-3. 肠易激综合征腹泻型（轻度）

病史

患者女性，36 岁，律师，因腹痛至基层医院就诊。患者腹痛在频繁排稀便后缓解，无便秘。其症状始于 6 个月前旅行中感染空肠弯曲菌后。无明确疾病及手术史，无服药史。近期症状出现的频率为每月 6～8 次（即每周出现 1～2 天），尤其是在大量进食后、月经期及工作有压力时出现。患者认为症状对其工作和生活有轻度影响。当症状发作时，患者不外出就餐。常规实验室检查（血常规和 C 反应蛋白）、粪便培养、大便钙卫蛋白结果均正常。

多维度临床资料分类

A. 诊断分类：肠易激综合征（IBS）。

B. 临床表现补充：感染后 IBS-D，餐后症状。

C. 对日常活动影响：轻度。

D. 社会心理学表现：不详。

E. 生理特征和生物学标志：不详。

多维度临床资料分类解释

A. 诊断分类：该患者症状符合罗马Ⅳ肠易激综合征的诊断标准：症状发作 ≥ 1 天/周，至少持续 6 个月[1]。有限的诊断性实验室检查结果未见异常。如果通过治疗不能缓解症状或症状恶化，可考虑进行结肠镜检查和病理活检，并进行胆汁酸腹泻的检测。

B. 临床表现补充：患者症状的发生与空肠弯曲菌感染有关，支持感染后 IBS 腹泻型（IBS-D）的诊断；患者疾病的亚型 IBS-D 与其存在腹泻且无便秘史相符。询问病史时，患者诉症状在餐后出现。

C. 对日常活动影响：轻度。这是基于患者对有关影响程度问题的回答，以及其于基层医院就诊所见、症状发作不太频繁、且无活动受限得出的。针对问题："总体来说，这些症状对您目前生活（工作、学业、社会活动、自理能力、专注力和执行力）的影响程度有多大？"患者的回答为"轻度"。

D. 社会心理学表现：不详。无社会心理报警征象，患者未自诉社会心理困境，也未见临床医生或精神心理科医务人员有关该困境的记录。

E. 生理特征和生物学标志：不详。

总体评价

该例 36 岁的女性患者患有轻度感染后 IBS-D，并在餐后出现症状。

治疗

1. **益生菌**：益生菌是活的微生物，摄入足够数量的益生菌可对宿主产生健康效益；益生菌经常包括乳酸杆菌（lactobacilli）、双歧杆菌（bifdobacteria）或二者的混合物。研究显示，益生菌可能通过改善内脏高敏感性、减轻动力异常、降低肠黏膜的通透性、使免疫功能正常化并使肠道中的有益菌种达到恰当平衡等而获益[2]。一项系统性回顾研究纳入了 42 项益生菌治疗 IBS 的临床试验，虽然研究设计不尽相同，但其中 34 项研究报告至少一项治疗终点显示益生菌治疗具有有益作用[3]。总体来讲，益生菌是安全的，价格相对较低，对该例症状较轻的患者可能最具治疗价值。如果患者最初使用了抗生素，可继续使用益生菌。

2. **解痉药**：解痉药常用于治疗症状轻微的 IBS，特别是 IBS-D 患者。早期资料显示，解痉药对餐后出现症状的患者最有效，这可能与抗胆碱药减少餐后胃-结肠反射及由此产生的乙状结肠运动有关[4]。在美国，所有的解痉药均属于抗胆碱类，疗效有限，抗胆碱能作用可能导致排便频率减少。在欧洲和亚太地区，除抗胆碱能药物外，还有几种解痉药已显示对 IBS 有一定效果[5]。

3. **三环类抗抑郁药**：三环类抗抑郁药常用于治疗 IBS 患者的腹痛和腹泻[6,7]。当患者症状更频繁且（腹部）疼痛更重时，可考虑使用三环类抗抑郁药[8]。

4. **抗生素**：肠道菌群改变可能在 IBS 的发病中起一定作用，这是由于菌群失调可增加人体对肠内发酵所产生气体的敏感性、改变结肠内细菌的组成，某些细菌还可改变肠黏膜的免疫功能。目前已有研究表明，当使用不可吸收的抗生素治疗 IBS 时，可获得临床改善[9,10]。美国 FDA 已批准利福昔明用于 IBS-D 的治疗。

5. **阿片受体激动剂**：艾沙度林（eluxadoline）是一种 μ-阿片受体激动剂和 δ-阿片受体拮抗剂，其被批准用于治疗男性和女性的 IBS-D，使治疗又有了另一选择[11]。

6. **5-HT₃ 受体拮抗剂**：阿洛司琼（alosetron）是一种 5-HT₃ 受体拮抗剂，目前已显示其对 IBS 非便秘型患者有效[12]。然而，由于存在某些副作用的风险，尤其是可导致便秘和缺血性结肠炎的严重并发症[13]，该药仅限用于女性重度 IBS 患者。因此，只有当女性患者在一线治疗无效，存在腹痛、腹泻和（或）大便失禁等严重症状时，才可考虑使用阿洛司琼。

（陈维娜　译，蓝　宇　校）

参考文献

1. Mearin F, Lacy B, Chang L, Chey WD, Lembo A, Simrén M, Spiller R. Bowel disorders. In: Drossman DA, Chang L, Chey WD, Kellow J, Tack J, Whitehead WE (eds). Rome IV Functional Gastrointestinal Disorders—Disorders of Gut-Brain Interaction, 4th edition. Raleigh, NC: Rome Foundation, 2016; pp. 967–1058.

2. Simren M, Barbara G, Flint H, Spiegal B, Spiller R, Vanner S, et al. Intestinal microbiota in functional bowel disorders: a Rome Foundation working team report. Gut 2012 Jul 10.

3. Clarke G, Cryan JF, Dinan TG, Quigley EM. Review article: probiotics for the treatment of irritable bowel syndrome—focus on lactic acid bacteria. Aliment Pharmacol Ther 2012 Feb;35(4):403–413.

4. Sullivan MA, Cohen S, Snape WJ. Colonic myoelectrical activity in irritable bowel syndrome. Effect of eating and anticholinergics. New Engl J Med 1978;298:878–883.

5. Poynard T, Naveau S, Mory B, Chaput JC. Meta-analysis of smooth muscle relaxers in the treatment of irritable bowel syndrome. Alim Pharmacol and Ther 1994;8:499–510.

6. Dekel R, Drossman DA, Sperber AD. The use of psychotropic drugs in irritable bowel syndrome. Expert Opin Investig Drugs 2013 Mar;22(3):329–339.

7. Longstreth GF, Drossman DA. Severe irritable bowel and functional abdominal pain syndromes: managing the patient and health care costs. Clin Gastroenterol Hepatol 2005;3:397–400.

8. Drossman DA. Beyond tricyclics: new ideas for treating patients with painful and refractory functional GI symptoms. Am J Gastroenterol 2009;104:2897–2902.

9. Menees SB, Maneerattannaporn M, Kim HM, Chey WD. The efficacy and safety of rifaximin for the irritable bowel syndrome: a systematic review and meta-analysis. Am J Gastroenterol 2012 Jan;107(1):28–35.

10. Pimentel M, Lembo A, Chey WD, Zakko S, Ringel Y, Yu J, Mareya SM, Shaw AL, Bortey E, Forbes WP, TARGET Study Group. Rifaximin therapy for patients with irritable bowel syndrome without constipation. N Engl J Med 2011 Jan 6;364(1): 22–32.

11. Lembo A, Dove S, Andrae D, et al. Predominant irritable bowel syndrome: results of 2 randomized, double-blind, placebo-controlled phase 3 clinical trials of efficacy and safety. Gastroenterology 2014;146:S-159.

12. Ford AC, Brandt LJ, Young C, Chey WD, Foxx-Orenstein AE, Moayyedi P. Efficacy of 5-HT3 antagonists and 5-HT4 agonists in irritable bowel syndrome: systematic review and meta-analysis. Am J Gastroenterol 2009 Jul;104(7):1831–1843.

13. Tong K, Nicandro JP, Shringarpure R, Chuang E, Chang L. A 9-year evaluation of temporal trends in alosetron post-marketing safety under the risk management program. Therapeutic Advances in Gastroenterology 2013;6(5):344–357.

3-4. 肠易激综合征腹泻型（中度）

病史

患者女性，25 岁，雇佣仲裁员，因左上腹痛逐渐加重 2 年，伴有腹胀及频繁稀便就诊。腹痛每周发生约 5 天，排便后症状有所缓解。新近换的工作会有轮班，导致饮食和运动规律改变。患者饮食中富含水果、蔬菜和全麦面包。患者否认大便干硬及块状便，常有排便不尽感。常规实验室检查[血常规、C 反应蛋白（CRP）、大便钙卫蛋白]结果未见异常。患者无精神疾患病史。患者因疼痛影响了工作，最近每个月有 2 天因此而请假。当地的内科医生开具了低 FODMAP 饮食单。患者对此治疗反应良好，但发现这对社交有很大限制。

多维度临床资料分类

A. 诊断分类：肠易激综合征（IBS）。

B. 临床表现补充：肠易激综合征腹泻型（IBS-D），FODMAP 敏感。

C. 对日常活动影响：中度。

D. 社会心理学影响：不详。

E. 生理特征和生物学标志：不详。

多维度临床资料分类解释

A. 诊断分类：肠易激综合征（IBS）。该患者症状符合罗马Ⅳ肠易激综合征的诊断标准：患者腹痛在排便后减轻，不成形稀便≥1 日/周，症状持续≥6 个月[1]。

B. 临床表现补充：患者大便模式的特点是每周 5 天出现稀便，且无硬质大便，符合罗马Ⅳ标准中对 IBS-D 的诊断标准。患者对 FODMAP 敏感。FODMAPs 是难以吸收的膳食性碳水化合物，如果大量摄入可引起胃胀、肠胀气和腹部不适的症状，这在一项安慰剂对照的双盲研究中得到了证实[2]。

C. 对日常活动影响：中度。症状影响患者的工作效率，导致上班请假。针对问题："总体来说，这些症状对您目前生活（工作、学业、社会活动、自理能力、专注力和执行力）的影响程度有多大？"患者的回答为"中度"。患者每月有 2 天因此而不能工作。

D. 社会心理学影响：不详。

E. 生理特征和生物学标志：不详。

总体评价

该年轻女性的慢性胃肠症状符合 IBS-D 诊断。患者的食物中富含水果、蔬菜和全麦面包，导致其腹部不适、腹胀及大便不成形等 IBS 症状加重。逐渐加重的症状影响了患者包括工作在内的日常活动。避免进食某些种类的饮食可减轻症状。

治疗

1. **饮食**：在低 FODMAP 饮食中，选择性避免高发酵性的食物（如某些水果和蔬菜），可能有助于减轻患者的症状。对照试验的证据显示与少渣饮食[4]、不改变饮食[5]或 FODMAPs 含量较高的澳大利亚饮食[6]相比，低 FODMAPs 饮食可改善症状[3]。FODMAPs 可增加结肠内的气体，并且增加结肠的内径[7]。IBS 患者似乎对这种扩张尤其敏感，而健康志愿者结肠的明显扩张仅会引起轻微症状。该例患者需进行指导，最好在营养师指导下，在饮食中重新加入 FODMAP 食物。

2. **阿片受体激动剂**：除饮食调整外，必要时（例如，旅行或外出活动前）可使用洛哌丁胺（loperamide），以免排便带来麻烦。几项较早的小型研究显示使用该药有益于缓解腹泻，但对疼痛无效[8,9]。共识意见再一次支持在 IBS-D 中使用洛哌丁胺[10,11]。对该例中度 IBS-D 症状（每周 5 日）的患者，常规使用洛哌丁胺可能不是一种适宜的选择，尤其是当腹痛为主要或最不适症状时。对于症状较轻或发作不频繁的患者，洛哌丁胺是一种较好的选择。另一种治疗选择是艾沙度林（μ-阿片受体激动剂和 δ-阿片受体拮抗剂），已被批准用于治疗男性和女性的 IBS-D。

3. **三环类抗抑郁药（TCAs）**：目前已显示 TCAs 治疗 IBS 有效。此类药物具有抗胆碱能特性，能对 IBS 患者的腹泻发挥有益作用[12,13]。

4. **5-HT$_3$ 受体拮抗剂**：如果上述治疗均无效，可考虑使用 5-HT$_3$ 受体拮抗剂〔雷莫司琼（ramosetron）、阿洛司琼（alosetron）、昂丹司琼（ondansetron）〕。一项 Meta 分析显示，应用阿洛司琼 1mg，每日 2 次时，有效性为 NNT= 7[14]。此剂量可能过大，因为有 25% 的患者出现便秘。最近的一项研究使用阿洛司琼 0.5mg，每日 1 次，便秘的发生率较低[15]。IBS-D 患者使用阿洛司琼后缺血性肠炎的发生率为 0.1%。雷莫司琼很小剂量对 IBS 即有治疗效果，且便秘的发生率较低[16]。最新资料显示，昂丹司琼以 4mg/d 为初始剂量，之后根据患者情况调整剂量，或增加至 8mg，每日 3 次，或减至 4mg，隔日 1 次，有 67% 的患者症状可获得显著改善，安慰剂组疗效仅为 16%[17]；昂丹司琼治疗中便秘的发生率为 9%，均在减量后改善。

（陈维娜　译，蓝　宇　校）

参考文献

1. Mearin F, Lacy B, Chang L, Chey WD, Lembo A, Simrén M, Spiller R. Bowel disorders. In: Drossman DA, Chang L, Chey WD, Kellow J, Tack J, Whitehead WE (eds). Rome IV Functional Gastrointestinal Disorders—Disorders of Gut-Brain Interaction, 4th edition. Raleigh, NC: Rome Foundation, 2016; pp. 967–1058.

2. Shepherd SJ, Parker FC, Muir JG, Gibson PR. Dietary triggers of abdominal symptoms in patients with irritable bowel syndrome: randomized placebo-controlled evidence. Clin Gastroenterol Hepatol 2008;6(7):765–771.

3. Biesiekierski JR, Peters SL, Newnham ED, Rosella O, Muir JG, Gibson PR. No effects of gluten in patients with self-reported non-celiac gluten sensitivity after dietary reduction of fermentable, poorly absorbed, short-chain carbohydrates. Gastroenterology 2013;145(2):320–328.

4. Staudacher HM, Whelan K, Irving PM, Lomer MC. Comparison of symptom response following advice for a diet low in fermentable carbohydrates (FODMAPs) versus standard dietary advice in patients with irritable bowel syndrome. J Hum Nutr Diet 2011;24(5):487–495.

5. Staudacher HM, Lomer MC, Anderson JL, Barrett JS, Muir JG, Irving PM, Whelan K. Fermentable carbohydrate restriction reduces luminal bifidobacteria and gastrointestinal symptoms in patients with irritable bowel syndrome. J Nutr 2012;142(8):1510–1518.

6. Halmos EP, Power VA, Shepherd SJ, et al. A diet low in FODMAPs reduces symptoms of irritable bowel syndrome. Gastroenterology 2014;146:67–75.

7. Murray K, Wilkinson-Smith V, Hoad C, Costigan C, Cox E, Lam C, Marciani L, Gowland P, Spiller RC. Differential effects of FODMAPs (fermentable oligo-, di-, mono-saccharides and polyols) on small and large intestinal contents in healthy subjects shown by MRI. Am J Gastroenterol 2014;109:110–119.

8. Cann PA, Read NW, Holdsworth CD, Barends D. Role of loperamide and placebo in management of irritable bowel syndrome (IBS). Dig Dis Sci 1984;29(3):239–247.

9. Efskind PS, Bernklev T, Vatn MH. A double-blind placebo-controlled trial with loperamide in irritable bowel syndrome. Scand J Gastroenterol 1996;31(5):463–468.

10. Spiller R, Aziz Q, Creed F, Emmanuel A, Houghton L, Hungin P, Jones R, Kumar D, Rubin G, Trudgill N, Whorwell P, Clinical Services Committee of The British Society of Gastroenterology. Guidelines on the irritable bowel syndrome: mechanisms and practical management. Gut 2007;56(12):1770–1798.

11. Lembo A, Dove S, Andrae D, et al. Predominant irritable bowel syndrome: results of 2 randomized, double-blind, placebo-controlled phase 3 clinical trials of efficacy and safety. Gastroenterology 2014;146:S-159.

12. Ford AC, Quigley EM, Lacy BE, et al. Effect of antidepressants and psychological therapies, including hypnotherapy, in irritable bowel syndrome: systematic review and meta-analysis. Am J Gastroenterol 2014;109:1350–1365; quiz 136615.

13. Drossman DA, Toner BB, Whitehead WE, et all. Cognitive-behavioral therapy versus education and desipramine versus placebo for moderate to severe functional bowel disorders. Gastroenterology 2003 Jul;125(1):19–31.

14. Cremonini F, Delgado-Aros S, Camilleri M. Efficacy of alosetron in irritable bowel syndrome: a meta-analysis of randomized controlled trials. Neurogastroenterol Motil 2003;15(1):79–86.
15. Cremonini F, Nicandro JP, Atkinson V, Shringarpure R, Chuang E, Lembo A. Randomised clinical trial: alosetron improves quality of life and reduces restriction of daily activities in women with severe diarrhoea-predominant IBS. Aliment Pharmacol Ther 2012;36(5):437–448.
16. Matsueda K, Harasawa S, Hongo M, Hiwatashi N, Sasaki D. A randomized, double-blind, placebo-controlled clinical trial of the effectiveness of the novel serotonin type 3 receptor antagonist ramosetron in both male and female Japanese patients with diarrhea-predominant irritable bowel syndrome. Scand J Gastroenterol 2008; 43(10):1202–1211.
17. Garsed K, Chernova J, Hastings M, Lam C, Marciani L, Singh G, Henry A, Hall I, Whorwell P, Spiller R. A randomized trial of ondansetron for the treatment of irritable bowel syndrome with diarrhea. Gut 2014;63(10):1617–1625.

3-5. 肠易激综合征腹泻型（中度）

病史

患者男性，66 岁，退休保险经纪人，主诉不规则排便数年，自从诊断为前列腺癌且进行放疗后症状开始恶化。每周约 4 天排不成形便及水样便，近日每天排便 4～6 次。而在其他时间，患者每天仅排便一次，且大便性状正常。患者主诉腹痛、腹胀且可见腹部膨隆、有排便不尽感，有时排便费力，然而，当大便为水样便时，又有明显的排便急迫。患者明显超重，BMI 为 34，其体重曾一度有所减轻，目前又恢复到原来的体重。患者几年前离婚，现伴侣最近有"神经衰弱"，使得患者这一年来因精神压力大而感觉很糟糕。患者已由于其胃肠症状导致工作能力下降。其雇主并不同情患者目前的疾病，为获得其退休权利，患者经历了一个旷日持久的官司。患者的医院焦虑抑郁量表（Hospital Anxiety and Depression Scale，HADS）显示焦虑 11 分，抑郁 5 分（正常值的上限为 7 分）。体格检查未见异常，结肠镜检查和活检显示无放射性直肠炎的证据。大便钙卫蛋白未见异常。患者怀疑饮食是否对其疾病有影响。患者每日会吃几份水果，认为这可能会加剧其症状。患者通常每日饮用相当于 1 品脱（1 品脱=0.568 升）的牛奶，喜欢奶酪和巧克力，但即使当停止进食这些食物后，患者仍存在令人烦恼的症状。患者乳糖耐受试验（lactose tolerance test）的结果为阳性。

多维度临床资料分类

A. 诊断分类： 肠易激综合征（IBS）。

B. 临床表现补充： IBS-D；乳糖不耐受。

C. 对日常活动影响： 中度。

D. 社会心理学表现： 与多种应激源有关的临床焦虑和情感困扰。

E. 生理特征和生物学标志： 乳糖耐受试验阳性。

多维度临床资料分类解释

A. 诊断分类： 肠易激综合征。该患者症状符合罗马Ⅳ肠易激综合征的诊断标准[1]，其腹痛在排便后减轻，且与≥1 日/周的不成形稀便相关，症状持续≥6 个月。

B. 临床表现补充： 患者症状符合罗马Ⅳ中 IBS-D 诊断标准，稀便且大便次数增多达 4 日/周。患者怀疑其症状是否是由于乳糖不耐受所致，其乳糖耐受试验的结果为阳性。乳糖吸收不良可导致剂量依赖性症状[2]；但如果每日饮用的牛奶少于 240ml，并不一定引发症状（即不比安慰剂组的症状更严重）[3]。患者相信牛奶可能导致其症状，其所饮用的牛奶并不大于 240ml，因此适合进行乳糖氢呼气试验。乳糖不耐受的特点是，在摄入乳糖后 0～3h，出现腹泻、腹痛伴肠胀气和腹部膨胀[4]。成人获得型乳糖不耐受在世界范围内均存在，是因为控制断乳后不终止乳糖酶生成的乳糖酶基因的突变导致[5]。乳糖不耐受起源于北欧，现已波及欧洲南部和东部。因此，在 10%的苏格兰人、40%的意大利人及 90%的亚裔人中，有成人获得型乳糖不耐受[6]。该例 IBS-D 患者，同时伴有乳糖不耐受，当从膳食中去除乳糖后，仍存在症状。

C. 对日常活动影响：中度；患者因其肠易激综合征症状而感到工作吃力。针对问题："总体来说，这些症状对您目前生活（工作、学业、社会活动、自理能力、专注力和执行力）的影响程度有多大？"患者的回答为"中度"。

D. 社会心理学表现：患者存在与多种应激源有关的临床焦虑和情感困扰。患者目前的癌症诊断以及其法律纠纷和伴侣的心理疾患均导致了患者的焦虑。

E. 生理特征和生物学标志：乳糖耐受试验阳性。

总体评价

该例 66 岁的男性患者，有 IBS-D 的症状，近期因前列腺癌进行了放疗，但无放射性直肠炎的证据。患者同时还存在乳糖不耐受。多种心理应激源导致了其整体症状。

治疗

1. 低乳糖饮食：患者的乳糖不耐受，与其胃肠症状有关，因此如果避免或限制乳糖摄入，或在食用或饮用乳制品时服用乳糖酶片，可能对改善其症状有益。

2. 抗腹泻药物：如果单独饮食不能控制腹泻，可按需使用洛哌丁胺以更好地控制腹泻。几项小型的早期研究显示，洛哌丁胺对改善腹泻症状有益，但对腹痛无效[17,18]。另有一些共识意见支持使用该药[13,19]。

3. 三环类抗抑郁药（TCA）：晚间可使用某种 TCA[阿米替林（amitriptyline）5～50mg，睡前服用]。虽然共识指南[13]推荐该药具有轻度抗焦虑和抗胆碱能作用，但证据的基础较弱。在一项小型试验中，将青少年随机每日服用低剂量阿米替林（10～20mg），结果显示生活质量及腹泻的情况改善[14]；在一项成人 IBS 患者的小型试验中，使用 25～75mg 阿米替林也具有相同效果[15]。最大规模、最令人信服的 TCA 试验使用了较大剂量的地昔帕明（desipramine，50～100mg），结果显示对于那些可耐受该药的患者有益[16]。

4. 认知行为治疗：疏导在帮助患者应对多项心理应激方面可能有用。认知行为治疗（cognitive behavioral therapy，CBT）通过帮助患者建立有效的应对策略并改善多项症状的处理，对 IBS 有效[16,20]。

（陈维娜　译，蓝　宇　校）

参考文献

1. Mearin F, Lacy B, Chang L, Chey WD, Lembo A, Simrén M, Spiller R. Bowel disorders. In: Drossman DA, Chang L, Chey WD, Kellow J, Tack J, Whitehead WE (eds). Rome IV Functional Gastrointestinal Disorders—Disorders of Gut-Brain Interaction, 4th edition. Raleigh, NC: Rome Foundation, 2016; pp. 967–1058.
2. Yang J, Deng Y, Chu H, Cong Y, Zhao J, Pohl D, Misselwitz B, Fried M, Dai N, Fox M. Prevalence and presentation of lactose intolerance and effects on dairy product intake in healthy subjects and patients with irritable bowel syndrome. Clin Gastroenterol Hepatol 2013;11(3):262–268.
3. Suarez FL, Savaiano DA, Levitt MD. A comparison of symptoms after the consumption of milk or lactose-hydrolyzed milk by people with self-reported severe lactose intolerance. N Engl J Med 1995;333:1–4.
4. Ladas S, Papanikos J, Arapakis G. Lactose malabsorption in Greek adults: correlation of small bowel transit time with the severity of lactose intolerance. Gut 1982;23(11):968–973.
5. Swallow DM. Genetics of lactase persistence and lactose intolerance. Annu Rev Genet 2003;37:197–219.
6. Simoons FJ. The geographic hypothesis and lactose malabsorption: a weighing of the evidence. Dig Dis Sci 1978;23:963–979.
7. Shepherd SJ, Parker FC, Muir JG, Gibson PR. Dietary triggers of abdominal symptoms in patients with irritable bowel syndrome: randomized placebo-controlled evidence. Clin Gastroenterol Hepatol 2008;6(7):765–771.
8. Biesiekierski JR, Peters SL, Newnham ED, Rosella O, Muir JG, Gibson PR. No effects of gluten in patients with self-reported non-celiac gluten sensitivity after dietary reduction of fermentable, poorly absorbed, short-chain carbohydrates. Gastroenterology 2013;145(2):320–328.
9. Staudacher HM, Whelan K, Irving PM, Lomer MC. Comparison of symptom response following advice for a diet low in fermentable carbohydrates (FODMAPs) versus standard dietary advice in patients with irritable bowel syndrome. J Hum Nutr Diet 2011;24(5):487–495.
10. Staudacher HM, Lomer MC, Anderson JL, Barrett JS, Muir JG, Irving PM, Whelan K. Fermentable carbohydrate restriction reduces luminal bifidobacteria and gastrointestinal symptoms in patients with irritable bowel syndrome. J Nutr 2012;142(8):1510–1518.
11. Murray K, Wilkinson-Smith V, Hoad C, Costigan C, Cox E, Lam C, Marciani L, Gowland P, Spiller RC. Differential effects of FODMAPs (fermentable oligo-, di-, mono-saccharides and polyols) on small and large intestinal contents in healthy subjects shown by MRI. Am J Gastroenterol 2014;109:110–119.

12. Yang J, Fox M, Cong Y, Chu H, Zheng X, Long Y, Fried M, Dai N. Lactose intolerance in irritable bowel syndrome patients with diarrhoea: the roles of anxiety, activation of the innate mucosal immune system and visceral sensitivity. Aliment Pharmacol Ther 2014;39(3):302–311.

13. Spiller R, Aziz Q, Creed F, Emmanuel A, Houghton L, Hungin P, Jones R, Kumar D, Rubin G, Trudgill N, Whorwell P, Clinical Services Committee of The British Society of Gastroenterology. Guidelines on the irritable bowel syndrome: mechanisms and practical management. Gut 2007;56(12):1770–1798.

14. Bahar RJ, Collins BS, Steinmetz B, Ament ME. Double-blind placebo-controlled trial of amitriptyline for the treatment of irritable bowel syndrome in adolescents. J Pediatr 2008;152(5):685–689.

15. Rajagopalan M, Kurian G, John J. Symptom relief with amitriptyline in the irritable bowel syndrome. J Gastroenterol Hepatol 1998;13(7):738–741.

16. Drossman DA, Toner BB, Whitehead WE, Diamant NE, Dalton CB, Duncan S, Emmott S, Proffitt V, Akman D, Frusciante K, Le T, Meyer K, Bradshaw B, Mikula K, Morris CB, Blackman CJ, Hu Y, Jia H, Li JZ, Koch GG, Bangdiwala SI. Cognitive-behavioral therapy versus education and desipramine versus placebo for moderate to severe functional bowel disorders. Gastroenterology 2003;125(1):19–31.

17. Cann PA, Read NW, Holdsworth CD, Barends D. Role of loperamide and placebo in management of irritable bowel syndrome (IBS). Dig Dis Sci 1984;29(3):239–247.

18. Efskind PS, Bernklev T, Vatn MH. A double-blind placebo-controlled trial with loperamide in irritable bowel syndrome. Scand J Gastroenterol 1996;31(5):463–468.

19. Brandt LJCW, Foxx-Orensetin AE, Moayyedi P, Quigley EMM, Schiller ER, Schoenfeld PS, Chey WD, Spiegel BM, Talley NJ. An evidence-based review of the management of irritable bowel syndrome: American College of Gastroenterology IBS Task Force. Am J Gastroenterol 2009;104:S1–S34.

20. Palsson OS, Whitehead WE. Psychological treatments in functional gastrointestinal disorders: a primer for the gastroenterologist. Clin Gastroenterol Hepatol 2013;11: 208.

3-6. 肠易激综合征腹泻型（中度）

病史

患者男性，55 岁，在欧洲议会工作，因间断腹泻而就诊。患者已婚，有两个年龄较大的孩子，有显著的工作压力。患者从 1967 年开始反复发生消化性溃疡，直至 1993 年根除幽门螺杆菌时为止。近 5 年来，患者每周发作数次腹部绞痛及稀水样便伴排便急迫，同时伴乏力或疲劳感。应激似乎可加重症状，担心疾病可能复发导致其明显焦虑。患者表示这些症状对其日常活动有中等程度的影响。在症状发作时，他易对家人和同事发火。常规实验室检查（CBC 和 CRP）、结肠镜及活检、大便培养、大便钙卫蛋白、甲状腺功能和乳糖耐受试验的结果均未见异常。患者已尝试几种饮食（包括低 FODMAP 饮食），均无效。如果预防性服用洛哌丁胺会导致便秘，在急性发作期使用则担心起效太晚。患者希望进行应激管理方面的咨询。

多维度临床资料分类

A. 诊断分类：肠易激综合征（IBS）。

B. 临床表现补充：IBS-D。

C. 对日常活动的影响：中度。

D. 社会心理学表现：焦虑。

E. 生理特征和生物学标志：不详。

多维度临床资料分类解释

A. 诊断分类：患者症状符合罗马Ⅳ肠易激综合征的诊断标准，有腹部绞痛及大便性状改变的症状，进一步的实验室检查包括结肠镜和活检[1]。

B. 临床表现补充：患者的排便特征为每周数次稀水样便伴排便急迫，符合罗马Ⅳ中的 IBS-D 诊断标准。

C. 对日常活动影响：对日常生活有一些影响，并干扰工作但未导致主要功能缺失。针对问题："总体来说，这些症状对您目前生活（工作、学业、社会活动、自理能力、专注力和执行力）的影响程度有多大？"患者的回答为"中度"。

D. 社会心理学表现：患者主动提及有关的焦虑和工作相关的压力，这些均与症状相关。

E. 生理特征和生物学标志：不详。

总体评价

该患者为 55 岁的男性，有腹部绞痛和腹泻的症状，符合 IBS-D 的诊断标准。诊断性评估发现无其他可解释这些症状的诊断。患者遭受精神痛苦，有与症状加重相关的焦虑。症状对日常活动有中等程度的影响。

治疗

1. **抗腹泻药物**：根据有限的较早期试验，洛哌丁胺对 IBS-D 有效[2]。然而，患者使用了洛哌丁胺，但发现难以将其调整至合适的剂量。

2. **三环类抗抑郁药**（TCAs）：此类药物可减轻 IBS-D 的症状[2,3]。还可治疗相关的焦虑。然而，低剂量 TCAs 对情绪改善并不理想[4]。此类药物的缺点是耐受性差，因而患者有时由于副作用难以坚持治疗[5]。

3. **胆汁酸结合剂**：在 IBS-D 有胆盐吸收不良亚组的患者中[6]，使用考来烯胺（cholestyramine）进行螯合可能有效[7]。虽然该项处理可能改善腹泻，但不能减轻腹痛，对焦虑共病无直接作用。

4. **解痉药**：抗胆碱能药[如双环维林（dicyclomine）]主要在美国使用。此类药物可改善肠痉挛和腹泻，但在大剂量应用时，可出现相关的抗胆碱能副作用。平滑肌解痉药[如奥替溴铵（otilonium bromide）]可通过与抗胆碱能作用无关的机制，阻断肠道平滑肌的钙内流而起效。此类药物主要应用在欧洲和南美洲，可改善腹痛和腹胀，还可减轻肠痉挛。但对腹泻的疗效欠佳，对焦虑无效[2,8,9]。薄荷油（peppermint oil）作用于瞬时受体电位膜通道而发挥其平滑肌松弛作用。薄荷油无抗胆碱能副作用，可能改善痉挛和疼痛[9]。

5. **5-HT$_3$ 受体拮抗剂**：此类药物对 IBS 的腹泻有效。阿洛司琼（alosetron）在美国仅可应用于了一项严格准入项目[10]。雷莫司琼（ramosetron）在日本用于男性 IBS-D 患者[11]。最近一项研究显示昂丹司琼（ondansetron）也有效，其主要缓解排便不成形、排便频繁及排便急迫的症状[12]。

6. **混合制剂 μ-阿片受体激动剂和 δ-阿片受体拮抗剂**：艾沙度林（eluxadoline）在 2015 年 5 月被美国 FDA 批准用于治疗男性和女性 IBS-D 患者[13]。

7. **认知行为治疗**：虽然患者已接受了焦虑和抑郁的心理治疗，但应考虑对该患者进行认知行为治疗，因为认知行为治疗通过帮助患者建立有效的应对策略并改善对多种症状的管理，从而对 IBS 有效[5,14]。

（陈维娜 译，蓝 宇 校）

参考文献

1. Mearin F, Lacy B, Chang L, Chey WD, Lembo A, Simrén M, Spiller R. Bowel disorders. In: Drossman DA, Chang L, Chey WD, Kellow J, Tack J, Whitehead WE (eds). Rome IV Functional Gastrointestinal Disorders—Disorders of Gut-Brain Interaction, 4th edition. Raleigh, NC: Rome Foundation, 2016; pp. 967–1058.

2. Tack J, Fried M, Houghton LA, Spicak J, Fisher G. Systematic review: the efficacy of treatments for irritable bowel syndrome—a European perspective. Aliment Pharmacol Ther 2006 Jul 15;24(2):183–205.

3. Rahimi R, Nikfar S, Rezaie A, Abdollahi M. Efficacy of tricyclic antidepressants in irritable bowel syndrome: a meta-analysis. World J Gastroenterol 2009 Apr 7;15(13): 1548–1553.

4. Rajagopalan M, Kurian G, John J. Symptom relief with amitriptyline in the irritable bowel syndrome. J Gastroenterol Hepatol 1998 Jul;13(7):738–741.

5. Drossman DA, Toner BB, Whitehead WE, Diamant NE, Dalton CB, Duncan S, Emmott S, Proffitt V, Akman D, Frusciante K, Le T, Meyer K, Bradshaw B, Mikula K, Morris CB, Blackman CJ, Hu Y, Jia H, Li JZ, Koch GG, Bangdiwala SI. Cognitive-behavioral therapy versus education and desipramine versus placebo for moderate to severe functional bowel disorders. Gastroenterology 2003 Jul;125(1):19–31.

6. Wedlake L, A'Hern R, Russell D, Thomas K, Walters JR, Andreyev HJ. Systematic review: the prevalence of idiopathic bile acid malabsorption as diagnosed by SeHCAT scanning in patients with diarrhoea-predominant irritable bowel syndrome. Aliment Pharmacol Ther 2009 Oct;30(7):707–717.

7. Sinha L, Liston R, Testa HJ, Moriarty KJ. Idiopathic bile acid malabsorption: qualitative and quantitative clinical features and response to cholestyramine. Aliment Pharmacol Ther 1998 Sep;12(9):839–844.

8. Clavé P, Acalovschi M, Triantafillidis JK, Uspensky YP, Kalayci C, Shee V, Tack J, OBIS Study Investigators. Randomised clinical trial: otilonium bromide improves frequency of abdominal pain, severity of distention and time to relapse in patients with irritable bowel syndrome. Aliment Pharmacol Ther 2011 Aug;34(4):432–442.

9. Ford AC, Talley NJ, Spiegel BM, Foxx-Orenstein AE, Schiller L, Quigley EM, Moayyedi P. Effect of fibre, antispasmodics, and peppermint oil in the treatment of irritable bowel syndrome: systematic review and meta-analysis. BMJ 2008 Nov 13:337:a2313.

10. Ford AC, Brandt LJ, Young C, Chey WD, Foxx-Orenstein AE, Moayyedi P. Efficacy of 5-HT3 antagonists and 5-HT4 agonists in irritable bowel syndrome: systematic review and meta-analysis. Am J Gastroenterol 2009 Jul;104(7):1831–1843.

11. Fukudo S, Ida M, Akiho H, Nakashima Y, Matsueda K. Effect of ramosetron on stool consistency in male patients with irritable bowel syndrome with diarrhea. Clin Gastroenterol Hepatol 2014;12(6):953–959.e4.

12. Garsed K, Chernova J, Hastings M, Lam C, Marciani L, Singh G, Henry A, Hall I, Whorwell P, Spiller R. A randomised trial of ondansetron for the treatment of irritable bowel syndrome with diarrhoea. Gut 2013 Dec; 12. doi: 10.1136/gutjnl-2013-305989.

13. Lembo A, Dove S, Andrae D, et al. Predominant irritable bowel syndrome: results of 2 randomized, double-blind, placebo-controlled phase 3 clinical trials of efficacy and safety. Gastroenterology 2014;146:S159.

14. Palsson OS, Whitehead WE. Psychological treatments in functional gastrointestinal disorders: a primer for the gastroenterologist. Clin Gastroenterol Hepatol 2013;11: 208.

3-7. 肠易激综合征腹泻型和溃疡性结肠炎（中度）

病史

患者女性，42 岁，因反复发作腹痛和腹泻就诊。2 年前经结肠镜检查和活检，诊断为溃疡性结肠炎（ulcerative colitis，UC）。初始治疗症状缓解后，以美沙拉嗪（mesalamine，800mg，3 次/日）维持治疗。6 个月前症状复发，患者开始出现腹痛、腹泻和大便带黏液，无便血。症状每周至少发作一天。3 个月前结肠镜检查未发现溃疡性结肠炎活动，美沙拉嗪加量后症状无缓解，而服用解痉剂（antispasmodics）和考来烯胺（cholestyramine，消胆胺）后症状好转。C 反应蛋白和粪钙卫蛋白正常。这些症状使患者基本上每周都缺勤一天。此外，患者还取消了一年前提前计划好的家庭休假。

多维度临床资料分类

A. 诊断分类：肠易激综合征（IBS）。

B. 临床表现补充：IBS-D，炎症性肠病（inflammatory bowel disease，IBD）-IBS。

C. 对日常活动的影响：中度。

D. 社会心理学表现：不详。

E. 生理特征和生物学标志：结肠镜检查未见异常，C 反应蛋白和粪钙卫蛋白均正常。

多维度临床资料分类解释

A. 诊断分类：该患者症状符合罗马Ⅳ肠易激综合征的诊断标准，腹痛便后缓解，伴大便松散，症状每周发作≥1 天，症状持续≥6 个月[1]，参见附文 A。

B. 临床表现补充：患者症状符合罗马Ⅳ中 IBS-D 的诊断标准，并且该患者合并 UC。目前没有发现活动性炎症，因此无法用 UC 来解释当前症状。一些患者诊断 IBD，经治疗炎症明显缓解，但仍然存在临床症状[2,3]，推测可能与之前的炎症引起内脏高敏感有关。目前缓解期的症状与 IBD 活动期的症状相似，在缺乏器质性原因的情况下，目前符合罗马Ⅳ中 IBS-D 的诊断标准。CRP、结肠镜检查和粪钙卫蛋白结果均未见异常，提示没有活动性炎症[4,5]。

C. 对日常活动的影响：中度。针对问题："总体来说，这些症状对您目前生活（工作、学业、社会活动、自理能力、专注力和执行力）的影响程度有多大？"患者的回答为"中度"，依据是多次工作缺勤和被迫取消期待已久的休假。

D. 社会心理学表现：不详。

E. 生理特征和生物学标志：持续存在的消化道症状，结肠镜检查未见炎症活动，正常的 CRP 和粪钙卫蛋白，均提示 IBD-IBS。

总体评价

该中年女性为 UC 患者，目前存在中度的 IBS-D 症状 6 个月。症状发作是在 UC 的缓解期，并且没有炎症活动的表现，提示症状应起源功能性异常（IBD-IBS）。

治疗

该患者症状不需要进行 UC 的进一步治疗，并符合罗马Ⅳ标准中的 IBS-D 的诊断；因此，治疗的目标是针对腹痛和腹泻症状。

1. **解痉剂**：解痉剂被认为对腹痛部分有效[6]。该类药物被广泛使用。其作用机制似乎与松弛平滑肌的解痉作用有关，但是并不清楚相关机制（如下调感觉通路）是否也起作用。

2. **考来烯胺**：考来烯胺对部分 IBS-D 患者的腹泻有效[7]，其作用机制是阻断胆汁酸。胆汁酸不被回肠吸收，对结肠产生刺激作用。在 IBS-D 患者，这种效应被放大，其机制：结肠对胆汁酸的高反应性，胆汁酸生物合成增加和胆汁酸性腹泻。如果可能，应考虑进行有关胆汁酸腹泻的检查。

3. **其他治疗**：因为该患者服用解痉剂和考来烯胺后症状缓解，无需考虑换药。然而，如果症状加重，就需要考虑其他治疗。包括抗生素、小剂量三环类抗抑郁药、低 FODMAP 饮食和艾沙度林（eluxadoline，μ-阿片受体激动剂和 δ-阿片受体拮抗剂）。

（张艳丽　译，魏　玮　校）

参考文献

1. Mearin F, Lacy B, Chang L, Chey WD, Lembo A, Simrén M, Spiller R. Bowel disorders. In: Drossman DA, Chang L, Chey WD, Kellow J, Tack J, Whitehead WE (eds). Rome IV Functional Gastrointestinal Disorders—Disorders of Gut-Brain Interaction, 4th edition. Raleigh, NC: Rome Foundation, 2016; pp. 967–1058.

2. Stanisic V, Quigley EM. The overlap between IBS and IBD—what does it mean? Expert Rev Gastroenterol Hepatol 2014 Feb;8(2):139–145.

3. Jonefjall B, Strid H, Ohman L, Svedlund J, Bergstedt A, Simren M. Characterization of IBS-like symptoms in patients with ulcerative colitis in clinical remission. Neurogastroenterol Motil 2013 Sep;25(9):756–e578.

4. Jelsness-Jorgensen LP, Bernklev T, Moum B. Calprotectin is a useful tool in distinguishing coexisting irritable bowel-like symptoms from that of occult inflammation among inflammatory bowel disease patients in remission. Gastroenterol Res Pract

5. Grover M, Herfarth H, Drossman DA. The functional-organic dichotomy: post-infectious irritable bowel syndrome and inflammatory bowel disease-irritable bowel syndrome. Clin Gastroenterol Hepatol 2009 Jan;7(1):48–53.
6. Poynard T, Regimbeau C, Benhamou Y. Meta-analysis of smooth muscle relaxants in the treatment of irritable bowel syndrome. Aliment Pharmacol Ther 2001;15:355–361.
7. Money ME, Camilleri M. Management of postprandial diarrhea syndrome. Am J Med 2012 Jun;125(6):538–544.

3-8. 肠易激综合征混合型（中度）

病史

患者女性，57 岁，家庭主妇，超重，因腹痛、腹胀和腹部膨胀就诊。症状从五年前开始出现，反复发作，但是每次发作不超过 4～5 天。排便习惯非常不规律，有时连续 3～5 天排硬球便和排便费力，有时持续 1～2 天排不成形、水样便（每天排便 3～4 次），排便主要在清晨，并有排便紧迫感。在排便不正常的时间里，硬球便占一半时间，而不成形/水样便占 1/3 时间。腹痛与排便相关，便秘时腹痛减轻，而腹泻时加重。经常在便后有排便不尽感。既往无相关病史，患者诉无便秘、结肠癌或其他胃肠道疾病的家族史。无服药史，饮食中每天摄入 15～20g 纤维素。体格检查未见异常。肛门检查时可见轻微痔疮，直肠指诊触及硬便。直肠检查中括约肌张力未见异常，模拟排便时耻骨直肠肌松弛，盆底下降正常。实验室检查包括血常规、C 反应蛋白、甲状腺激素和乳糜泻的血清学检查均未见异常。因为年龄大于 50 岁，所以患者接受结肠镜检查，无异常发现；活检病理亦未见异常。腹痛和不规律排便对其家庭和社会活动影响程度为中度。

多维度临床资料分类

A. 诊断分类：肠易激综合征（IBS）。

B. 临床表现补充：IBS-M。

C. 对日常活动的影响：中度。

D. 社会心理学表现：不详。

E. 生理特征和生物学标志：不详。

多维度临床资料分类解释

A. 诊断分类：该患者症状符合罗马Ⅳ肠易激综合征的诊断标准，腹痛与排便相关，存在排便习惯异常。腹痛发作≥1 日/周，症状持续>6 个月 [1]。

B. 临床表现补充：IBS-M。IBS 亚型分型依据是采用 Bristol 粪便性状量表评估大便性状，排便不正常的时间。患者满足罗马Ⅳ中的 IBS-M 诊断标准：>1/4（25%）的时间排便为 Bristol 粪便性状 1 或 2 型；并且>1/4（25%）的时间排便为 Bristol 粪便性状 6 或 7 型。在未服用药物情况下，该患者大便性状经常从硬球便（1型）变成水样便（7 型），因此符合 IBS-M 诊断。

C. 对日常活动的影响：患者的家庭和社会活动受到中度影响。针对问题："总体来说，这些症状对您目前生活患者（工作、学业、社会活动、自理能力、专注力和执行力）的影响程度有多大？"患者的回答为"中度"。

D. 社会心理学表现：不详。

E. 生理特征和生物学标志：不详。

总体评价

该中年女性患 IBS-M，日常活动受到中度影响，无社会心理因素参与。

治疗

通常，由于症状在便秘和腹泻之间互相转变，IBS-M 患者的治疗比较困难，而针对一方面的药物可能加重另一方面的症状。

1. **解痉药**：该类药物通常用于肠易激综合征，包括 IBS-M 的治疗，尤其对餐后症状明显的患者有效[2]。目前有数种解痉药对肠易激综合征有效[3]。一项 Meta 分析纳入 12 种不同解痉药，发现治疗后症状持续的 RR 值为 0.68（95%CI 为 0.57~0.81），阻止症状的 NNT 为 5（CI 4~9）[4]。

2. **缓泻剂**：由于该类药物适应证广、费用低和安全性好，通常推荐便秘患者使用。然而该药用于 IBS-C 患者的临床研究不多，而在 IBS-M 中的研究更少。对 BS-C 患者进行的两项随机、安慰剂对照试验中，其中一项为成年肠易激综合征患者，另一项为未成年肠易激综合征患儿，结果均显示 PEG 改善排便习惯但对腹痛无效[5,6]。

3. **胆汁酸结合剂**（bile acid binders）：胆汁酸吸收不良可引起 IBS 患者的腹泻症状[7]。因此，IBS 腹泻症状可能对胆汁酸结合剂有反应，但是还未在 IBS-M 患者中评估其疗效。然而，可以尝试经验性使用胆汁酸结合剂治疗或预防腹泻和排便急迫感。该患者的便秘和腹泻症状转化很快，这种情况胆汁酸结合剂可能无效。可供选择的几种胆汁酸结合剂包括常用药考来烯胺、考来维仑和考来替泊。

4. **止泻药**：IBS-M 患者受腹泻困扰时，防治腹泻发作和排便急迫感的另外一个选择是使用洛哌丁胺，其能够减慢结肠传输、增加水分和离子吸收，从而改善大便性状、频率和整体主观症状[8,9]。IBS-M 患者使用该药可能诱发便秘，所以推荐偶用或谨慎使用。

（张艳丽　译，蓝　宇　校）

参考文献

1. Mearin F, Lacy B, Chang L, Chey WD, Lembo A, Simrén M, Spiller R. Bowel disorders. In: Drossman DA, Chang L, Chey WD, Kellow J, Tack J, Whitehead WE (eds). Rome IV Functional Gastrointestinal Disorders—Disorders of Gut-Brain Interaction, 4th edition. Raleigh, NC: Rome Foundation, 2016; pp. 967–1058.

2. Sullivan MA, Cohen S, Snape WJ. Colonic myoelectrical activity in irritable bowel syndrome. Effect of eating and anticholinergics. New Engl J Med 1978;298:878–883.

3. Poynard T, Naveau S, Mory B, Chaput JC. Meta-analysis of smooth muscle relaxers in the treatment of irritable bowel syndrome. Alim Pharmacol and Ther 1994;8:499–510.

4. Ford AC, Talley NJ, Spiegel BM, et al. Effect of fibre, antispasmodics, and peppermint oil in the treatment of irritable bowel syndrome: systematic review and meta-analysis. BMJ 2008;337:a2313.

5. Chapman RW, Stanghellini V, Geraint M, Halphen M. Randomized clinical trial: macrogol/PEG 3350 plus electrolytes for treatment of patients with constipation associated with irritable bowel syndrome. Am J Gastroenterol 2013;108:1508–1515.

6. Khoshoo V, Armstead C, Landry L. Effect of a laxative with and without tegaserod in adolescents with constipation predominant irritable bowel syndrome. Aliment Pharmacol Ther 2006;23:191–196.

7. Wedlake L, A'Hern R, Russell D, Thomas K, Walters JR, Andreyev HJ. Systematic review: the prevalence of idiopathic bile acid malabsorption as diagnosed by SeHCAT scanning in patients with diarrhoea predominant irritable bowel syndrome. Aliment Pharmacol Ther 2009;30:707–717.

8. Lavo B, Stenstam M, Nielsen AL. Loperamide in treatment of irritable bowel syndrome—a double-blind placebo controlled study. Scand J Gastroenterol Suppl 1987;130:77–80.

9. Efskind PS, Bernklev T, Vatn MH. A double-blind placebo-controlled trial with loperamide in irritable bowel syndrome. Scand J Gastroenterol 1996;31:463–468.

3-9. 肠易激综合征混合型（重度）

病史

患者女性，50 岁，因慢性腹痛伴腹泻和便秘数年转诊至三级医院消化科会诊，患者有纤维肌痛病史。近年肠道症状愈发严重。便秘表现为数日不排便、排便费力、排硬便前腹痛和腹胀加重。次日腹部绞痛、排稀便，并感疲乏。实验室检查（血常规、C 反应蛋白）和结肠镜检查均无异常发现。患者纤维肌痛的症状缘于 30 多岁时的一次车祸。患者服用小剂量的三环类抗抑郁药（TCAs），并接受物理治疗；经过治疗后患者此前的失眠得到改善，但腹痛和疲劳一直影响其生活质量，使其生活不能自理。实际上，这些令人虚弱的症状使患者无法工作。患者 20 多岁开始就处于焦虑和抑郁状态，并接受心理治疗、服用 5-HT 再摄取抑制剂（SSRIs）药物。

多维度临床资料分类

A. 诊断分类：肠易激综合征（IBS）。

B. 临床表现补充：IBS 混合型（IBS-M），纤维性肌痛，疲劳。

C. 对日常活动的影响：重度。

D. 社会心理学表现：中度焦虑和抑郁。

E. 生理特征和生物学标志：不详。

多维度临床资料分类解释

A. 诊断分类：该患者症状符合罗马Ⅳ肠易激综合征的诊断标准。患者慢性腹痛与排便习惯改变相关[1]。

B. 临床表现补充：该患者排便习惯为稀便和干硬便交替，符合罗马Ⅳ中 IBS-M 分型标准。患者曾诊断纤维肌痛，此病可与 IBS 并存。疲劳和睡眠障碍与 IBS 和纤维肌痛均有关[2]。

C. 对日常活动的影响：患者 IBS 症状严重，消化道和消化道外的症状导致其工作生活能力丧失。研究表明，IBS 患者的健康相关生活质量（HRQOL）下降，重度的 IBS 与糟糕的健康状况相关。针对问题"总体来说，这些症状对您目前生活（工作、学业、社会活动、自理能力、专注力和执行力）的影响程度有多大？"患者的回答为"重度"。

D. 社会心理学表现：精神专科医生诊断患者为焦虑和抑郁。IBS 和纤维肌痛患者均常合并焦虑、抑郁，且其发病率随着疾病严重程度的增加而上升。

E. 生理特征和生物学标志：不详。

总体评价

　　该患者为重度 IBS-M，同时存在纤维肌痛、焦虑和抑郁。其症状严重影响生活质量。

治疗

1. **排便习惯改变的对症治疗**：目前缺乏有效治疗 IBS-M 的参考资料。推荐用欧车前（psyllium）治疗便秘症状，有可能减轻便秘与腹泻交替发作过程中伴随的胀气。如果欧车前无效，可尝试服用渗透性泻剂。目前一项评价氯离子通道激活剂——鲁比前列酮治疗 IBS-M 的临床研究正在进行中。改善排便习惯有助于减轻腹痛。

2. **三环类抗抑郁药**（TCAs）：如果排便习惯改善后，腹痛缓解不明显，可以考虑增加 TCAs 剂量，这对 IBS 和纤维肌痛症状均有帮助。因为较大剂量 TCAs 会加重便秘，所以应该在便秘症状得到有效治疗后开始加量。有研究证据表明，TCAs 有中枢调节止痛作用 [3]，其中去甲丙咪嗪抗胆碱能作用较弱，可能更适合 IBS-M [4,5]。小剂量 TCAs 不能有效治疗精神心理障碍，该患者应继续服用 SSRIs 或其他抗精神病药物来控制焦虑抑郁。SSRIs 的抗焦虑抑郁作用可加强 TCAs 的镇痛效果 [5]。TCAs 和 SSRIs 分别能延缓或加速肠道传输 [6]，需要观察两者对排便的影响，防止加重肠道症状。

3. **5-HT 去甲肾上腺素再摄取抑制剂**（SNRIs）：如果患者无法耐受较大剂量的 TCAs 或 TCAs 治疗无效，可考虑将 SSRIs 换成 SNRIs，后者对纤维肌痛有效，也能减轻腹痛、改善情绪。有证据显示，服用 SNRIs 后，抑郁症状改善，疼痛也随之缓解 [7]。

4. **认知行为治疗**：虽然该患者服用精神药物治疗焦虑和抑郁，但是该患者应考虑认知行为治疗。这项治疗可帮助患者学习更好的应对措施，有效应对诸多症状，对 IBS 有一定的疗效 [4,8]。

（张艳丽　译，魏　玮、方秀才　校）

参考文献

1. Mearin F, Lacy B, Chang L, Chey WD, Lembo A, Simrén M, Spiller R. Bowel disorders. In: Drossman DA, Chang L, Chey WD, Kellow J, Tack J, Whitehead WE (eds). Rome IV Functional Gastrointestinal Disorders—Disorders of Gut-Brain Interaction, 4th edition. Raleigh, NC: Rome Foundation, 2016; pp. 967–1058.

2. Kim SE, Chang L. Overlap between functional GI disorders and other functional syndromes: what are the underlying mechanisms? Neurogastroenterol Motil 2012 Oct;24(10):895-913.

3. Morgan V, Pickens D, Gautam S, Kessler R, Mertz H. Amitriptyline reduces rectal pain related activation of the anterior cingulate cortex in patients with irritable bowel syndrome. Gut 2005;54:601.

4. Drossman DA, Toner BB, Whitehead WE, Diamant NE, Dalton CB, Duncan S, Emmott S, Proffitt V, Akman D, Frusciante K, Le T, Meyer K, Bradshaw B, Mikula K, Morris CB, Blackman CJ, Hu Y, Jia H, Li JZ, Koch GG, Bangdiwala SI. Cognitive-behavioral therapy versus education and desipramine versus placebo for moderate to severe functional bowel disorders. Gastroenterology 2003;125:19.

5. Grover M, Drossman DA. Psychotropic agents in functional gastrointestinal disorders. Curr Opin Pharmacol 2008;8:715-723.

6. Gorard DA, Libby GW, Farthing MJ. Influence of antidepressants on whole gut and orocaecal transit times in health and irritable bowel syndrome. Aliment Pharmacol Ther 1994;8:159.

7. Lunn MP, Hughes RA, Wiffen PJ. Duloxetine for treating painful neuropathy, chronic pain or fibromyalgia. Cochrane Database Syst Rev 2014 Jan 3;1:CD007115.

8. Palsson OS, Whitehead WE. Psychological treatments in functional gastrointestinal disorders: a primer for the gastroenterologist. Clin Gastroenterol Hepatol 2013;11: 208.

3-10. 功能性便秘（轻度）

病史

　　患者女性，45 岁，教师，因便秘就诊。来诊前曾在外科医生处就诊，已进行排粪造影检查，结果显示有轻度直肠前突（2cm），但排便过程正常。患者既往排便功能一直正常，5 年前接受子宫切除术。此后，患者间断排球样硬便，排出困难，如推压阴道则大便容易排出。患者感觉焦虑，担心其便秘会随着年龄增长逐渐加重。患者还诉腹胀，偶有轻度腹部不适，排便后可部分缓解。此外还存在多种躯体症状，如无明显原因的头痛、气短、痛经、头晕和嗜睡。患者的睡眠不佳，医院焦虑抑郁量表（HADS 量表）评估焦虑计分为 13 分、抑郁计分为 5 分（正常上限 7 分）。健康状况问卷评估，12 项躯体症状评分为 12 分（正常上限 4 分）。除检查时已发现的轻度直肠前突外，其他体格检查未见异常。

多维度临床资料分类

A. 诊断分类：功能性便秘（functional constipation，FC）。

B. 临床表现补充：推压阴道可改善。

C. 对日常活动的影响：轻度。

D. 社会心理学表现：临床可诊断焦虑，担心躯体症状。

E. 生理特征和生物学标志：轻度直肠前突。

多维度临床资料分类解释

A. 诊断分类：该患者症状符合罗马Ⅳ功能性便秘的诊断标准 [1]。有间断腹部不适，但并非主要症状，大便经常干硬且难以排出。众所周知，功能性便秘与 IBS-C 的鉴别存在难度，在罗马Ⅳ标准中也认为这两种疾病的症状表现经常发生重叠，可能存在着共同的病理生理机制。此患者有腹部不适但并非疼痛，所以不符合 IBS-C 的诊断标准。该患者没有明显的排便功能异常表现，其直肠前突可能并无临床意义。

B. 临床表现补充：推压阴道以缓解功能性便秘。用手指压迫阴道（支撑固定）来帮助排便，在排便不协调，直肠前突或大便排空困难的女性患者中很常见。此患者排粪造影检查显示排空正常，可排除排便不协调引起的便秘。

C. 对日常活动的影响：轻度。患者的正常活动并未受影响。针对问题："总体来说，这些症状对您目前生活（工作、学业、社会活动、自理能力、专注力和执行力）的影响程度有多大？"患者的回答为"轻度"。

D. 社会心理学表现：临床可诊断焦虑，担心躯体症状。HDAS 量表评分为 13 分，临床可诊断焦虑；此外，病历中提到的多种症状具有明显的躯体化特点，可定义为躯体化症状异常（DSMs-300.82）。

E. 生理特征和生物学标志：患者有轻度直肠前突，但并不能认定其具有临床意义。很多女性都具有类似的直肠前突，但并不出现临床症状或大便潴留表现，严重直肠前突（＞4cm）经手术修补后约有 2/3 可获得满意的效果[2]。但即使是较大的直肠前突，经生物反馈治疗和药物治疗也会有良好效果，不需要手术治疗[3]。

总体评价

该 45 岁女性患者有轻度功能性便秘，存在轻度直肠前突，但无须手术治疗，主要因焦虑和躯体症状就诊。患者仅偶有轻度腹部不适，疼痛并非是主要症状，可排除 IBS-C 诊断。

治疗

1. **解释**：向患者解释直肠前突的临床意义，不需手术，使患者安心，这些都是疾病管理的重要组成部分。如果症状持续，给予如下药物治疗可能有效。

2. **渗透性泻剂**（乳果糖，PEG）：乳果糖（lactulose）和 PEG 都是渗透性泻剂，促使水分保留在小肠腔内，因而使升结肠内水分增加[4]，软化粪便和改善慢性便秘[5,6]。乳果糖可促进结肠传输[7]，并诱导肠道节段性推进运动[8]。由于患者不存在 IBS，对这些药物会耐受良好。

3. **促动力剂**（如普芦卡必利、1～2mg、每日 1 次）：多项高质量的随机对照研究结果显示，慢性便秘患者可通过应用普芦卡必利获益[9-13]，NNT 为 5～10。排便通常发生在服药后数小时内，在最初服药的 1～2 周内疗效显著。

4. **氯离子通道激活剂**（如鲁比前列酮 24μg、每日 2 次，利那洛肽 290μg、每日 1 次）：多项设计良好的大型研究结果显示，利那洛肽可使约 50%患者获益，根据不同研究终点其 NNT 值为 6.2～6.8[14-17]。药物起效快，大多数患者在 1～2 周内完全自发排便的次数增加。鲁比前列酮也同样具有增加患者完全自发排便的疗效[18]，并显著优于安慰剂，NNT 为 13[19]。

5. **低剂量 SSRIs**：SSRIs 可能有助于改善此患者的焦虑和躯体症状负担。

（郗　鹏　译，夏志伟　校）

参考文献

1. Mearin F, Lacy B, Chang L, Chey WD, Lembo A, Simrén M, Spiller R. Bowel disorders. In: Drossman DA, Chang L, Chey WD, Kellow J, Tack J, Whitehead WE (eds). Rome IV Functional Gastrointestinal Disorders—Disorders of Gut-Brain Interaction, 4th edition. Raleigh, NC: Rome Foundation, 2016; pp. 967–1058.
2. Hubner M, Hetzer F, Weishaupt D, Hahnloser D, Clavien PA, Demartines N. A prospective comparison between clinical outcome and open-configuration magnetic resonance defecography findings before and after surgery for symptomatic rectocele. Colorectal Dis 2006;8(7):605–611.
3. Hicks CW, Weinstein M, Wakamatsu M, Savitt L, Pulliam S, Bordeianou L. In patients with rectoceles and obstructed defecation syndrome, surgery should be the option of last resort. Surgery 2014;155(4):659–667.
4. Hebden JM, Gilchrist PJ, Perkins AC, Wilson CG, Spiller RC. Stool water content and colonic drug absorption: contrasting effects of lactulose and codeine. Pharm Res 1999;16(8):1254–1259.
5. Savino F, Viola S, Erasmo M, Di NG, Oliva S, Cucchiara S. Efficacy and tolerability of peg-only laxative on faecal impaction and chronic constipation in children. A controlled double blind randomized study vs a standard peg-electrolyte laxative. BMC Pediatr 2012;12:178.
6. Candy DC, Edwards D, Geraint M. Treatment of faecal impaction with polyethelene glycol plus electrolytes (PEG + E) followed by a double-blind comparison of PEG + E versus lactulose as maintenance therapy. J Pediatr Gastroenterol Nutr 2006;43(1): 65–70.
7. Fritz E, Hammer HF, Lipp RW, Hogenauer C, Stauber R, Hammer J. Effects of lactulose and polyethylene glycol on colonic transit. Aliment Pharmacol Ther 2005;21(3): 259–268.
8. Barrow L, Steed KP, Spiller RC, Watts PJ, Melia CD, Davies MC, Wilson CG. Scintigraphic demonstration of lactulose-induced accelerated proximal colon transit. Gastroenterology 1992;103(4):1167–1173.
9. Coremans G, Kerstens R, De Pauw M, Stevens M. A double-blind, placebo-controlled trial to evaluate the efficacy and safety of prucalopride in patients with severe chronic constipation. Gut 2000;45(Suppl V).
10. Coremans G, Kerstens R, De PM, Stevens M. Prucalopride is effective in patients with severe chronic constipation in whom laxatives fail to provide adequate relief. Results of a double-blind, placebo-controlled clinical trial. Digestion 2003;67(1–2):82–89.
11. Camilleri M, Kerstens R, Rykx A, Vandeplassche L. A placebo-controlled trial of prucalopride for severe chronic constipation. N Engl J Med 2008;358(22):2344–2354.
12. Quigley EM, Vandeplassche L, Kerstens R, Ausma J. Clinical trial: the efficacy, impact on quality of life, and safety and tolerability of prucalopride in severe chronic constipation—a 12-week, randomized, double-blind, placebo-controlled study. Aliment Pharmacol Ther 2009;29(3):315–328.
13. Tack J, van Outyrve M, Beyens G, Kerstens R, Vandeplassche L. Prucalopride (Resolor) in the treatment of severe chronic constipation in patients dissatisfied with laxatives. Gut 2009;58(3):357–365.

14. Lembo AJ, Schneier HA, Shiff SJ, Kurtz CB, MacDougall JE, Jia XD, Shao JZ, Lavins BJ, Currie MG, Fitch DA, Jeglinski BI, Eng P, Fox SM, Johnston JM. Two randomized trials of linaclotide for chronic constipation. N Engl J Med 2011;365(6):527–536.

15. Quigley EM, Tack J, Chey WD, Rao SS, Fortea J, Falques M, Diaz C, Shiff SJ, Currie MG, Johnson JM. Randomised clinical trials: linaclotide phase 3 studies in IBS-C—a prespecified further analysis based on European Medicines Agency-specified endpoints. Aliment Pharmacol Ther 2013;37(1):49–61.

16. Chey WD, Lembo AJ, Lavins BJ, Shiff SJ, Kurtz CB, Currie MG, MacDougall JE, Jia XD, Shao JZ, Fitch DA, Baird MJ, Schneider HA, Johnston JM. Linaclotide for irritable bowel syndrome with constipation: a 26-week, randomized, double-blind, placebo-controlled trial to evaluate efficacy and safety. Am J Gastroenterol 2012; 107(11):1702–1712.

17. Rao S, Lembo AJ, Shiff SJ, Lavins BJ, Currie MG, Jia XD, Shi K, MacDougall JE, Shao JZ, Eng P, Fox SM, Schneier HA, Kurtz CB, Johnston JM. A 12-week, randomized, controlled trial with a 4-week randomized withdrawal period to evaluate the efficacy and safety of linaclotide in irritable bowel syndrome with constipation. Am J Gastroenterol 2012;107(11):1714–1724.

18. Johanson JF, Morton D, Geenen J, Ueno R. Multicenter, 4-week, double-blind, randomized, placebo-controlled trial of lubiprostone, a locally-acting type-2 chloride channel activator, in patients with chronic constipation. Am J Gastroenterol 2008; 103(1):170–177.

19. Drossman DA, Chey WD, Johanson JF, Fass R, Scott C, Panas R, Ueno R. Clinical trial: lubiprostone in patients with constipation-associated irritable bowel syndrome—results of two randomized, placebo-controlled studies. Aliment Pharmacol Ther 2009;29(3):329–341.

3-11. 功能性便秘和功能性排便障碍（轻度）

病史

患者女性，19 岁，学生，因便秘 2 年就诊，对治疗反应不佳，经泻剂辅助排便每周 2~3 次，明显排便困难。患者有被性虐待史（有不当接触但未被侵犯）。患者诉自己的社交活动并未受到影响，也无上学缺勤。肛门指诊发现，静息时肛门张力正常，用力排便时肛门收缩。模拟排便时肛门不能松弛，耻骨直肠肌矛盾性收缩，且无会阴下降。使用不透放射线的标记物评估结肠传输时间，结果显示全胃肠传输缓慢。肛门直肠测压结果显示，当用力排便时肛门外括约肌矛盾性收缩，直肠敏感性降低，其他指标未见异常。球囊逼出试验（balloon expulsion test）结果异常。

多维度临床资料分类

A. 诊断分类：功能性便秘（FC）和功能性排便障碍（functional defecation disorder）。

B. 临床表现补充：排便不协调，慢传输型便秘可能。

C. 对日常活动的影响：轻度。

D. 社会心理学表现：性虐待史。

E. 生理特征和生物学标志：排便障碍，全胃肠传输延缓。

多维度临床资料分类解释

A. 诊断分类：该患者症状符合罗马Ⅳ功能性便秘的诊断标准，因为患者具有 2 个慢性便秘症状，且症状出现已超过 6 个月[1]，诊断标准见附文 A。然而，确定诊断之前必须排除继发便秘的其他原因，如药物不良反应（包括镇静剂和止痛剂），小肠或大肠梗阻以及严重热量摄入限制等。此外，基于排便功能受损的生理特征，患者同时也存在功能性排便障碍。诊断标准见附文 A。

B. 临床表现补充：功能性排便障碍——排便不协调亚型，慢传输型便秘可能。在功能性胃肠病罗马Ⅳ分类系统中，功能性便秘的亚型包括功能性排便障碍（指大便从直肠排出困难）和慢传输型便秘[指肠道内容物通过小肠和（或）大肠时传输异常缓慢]。功能性排便障碍可进一步分为 2 个亚型：排便不协调（指用力排便时，盆底肌肉无法放松或矛盾性收缩，从而阻碍大便排出），排便推进力不足（指用力排便时，腹腔和直肠压力增加不能达到 45mmHg）。应区分功能性便秘的不同亚型，因其针对性的治疗方法不同[2]。该患者同时满足罗马Ⅳ[3] 和美国胃肠病学会指南[4] 的排便障碍诊断标准：①符合功能性便秘诊断标准；②用力排便出现盆底肌肉矛盾性收缩；③模拟排便时无法排出（注水球囊）。此患者可能也符合慢传输型便秘的诊断标准，因为全胃肠传输时间延长。然而全胃肠传输时间延长也可能继发于排便障碍[5]。因此，慢传输型便秘并不作为主要诊断，除非在成功治疗排便障碍（排便不协调）后仍存在全胃肠道的传输延缓，诊断标准参见附文 A。

C. 对日常活动的影响：轻度。该患者的便秘症状被判定为轻度，因为并没有证据表明上述症状严重影响其学业或社会活动。针对问题："总体来说，这些症状对您目前生活（工作、学业、社会活动、自理能力、专注力和执行力）的影响程度有多大？"患者的回答为"轻度"。

D. 社会心理学表现：受虐待史。与普通人群相比，严重的性虐待史（强暴和乱伦）在 IBS 患者中更常见，且预示其 IBS 症状更严重，治疗效果更差。一些研究显示，排便不协调与性虐待史有很强的相关性[6]。程度相对温和的性虐待，比如违背意愿的性接触，则不太可能导致严重的排便异常症状和精神心理症状[7]。该患者提到有过相对温和的性虐待（违背意愿的性接触但未被侵犯）。这一点提醒医生，应探寻患者是否存在与虐待经历相关的心理和生理症状，但这并不意味着应该直接推荐患者去进行精神心理治疗。

E. 生理特征和生物学标志：排便不协调，全胃肠传输时间延长，见之前的分类 B。肛门直肠测压发现，当患者用力排便时存在盆底肌肉矛盾性收缩，球囊逼出试验显示不能正常排出注水球囊，再结合患者具有远超 6 个月的排便费力和排便次数少的病史，上述证据均支持诊断功能性排便障碍的排便不协调亚型。全胃肠传输时间延长并不足以诊断慢传输型便秘。但如果在纠正不协调排便后依然存在传输延缓，则慢传输型便秘的诊断也是正确的。

总体评价

该例患者的功能性便秘和功能性排便障碍症状，与排便不协调以及全胃肠传输延缓有关。基于症状发生的频率，而且患者并未报告对学业、工作和社会活动有严重影响，疾病的严重程度被认定为轻度。

治疗

1. 生物反馈治疗（biofeedback）：对于功能性排便障碍，推荐的治疗方法是生物反馈治疗，指导患者在排便时盆底肌肉放松和（或）收缩腹部肌肉以增加排便时的推力。对于功能性排便障碍，生物反馈治疗优于泻剂和其他治疗方法[4,8]。在患者学会用力排便时放松盆底肌肉后，需重新评估胃肠传输时间。目前的文献表明，对于同时存在不协调排便和全胃肠传输延缓的患者，经生物反馈治疗有效纠正排便不协调后，约 2/3 患者的全胃肠传输时间也会恢复正常[5]。因此，目前的诊断性方案是，如果在生物反馈治疗成功使盆底肌肉放松后，患者仍然存在便秘症状，则需要重新评估全胃肠传输时间。

2. 促分泌药、胃肠促动力药或泻剂：医生应该考虑系统性的、积极的药物治疗方案，应用促分泌药，如鲁比前列酮或利那洛肽；促动力药，如普芦卡必利；或泻剂，如聚乙二醇溶液。应该注意的是，生物反馈治疗成功纠正排便不协调之后，可能会减轻或消除慢传输便秘[5]。

3. 心理咨询：该患者报告有性虐待史，提示可以考虑进行精神心理咨询。但仅限于在患者存在有临床意义的严重广泛性焦虑、创伤后应激障碍或患者主动寻求心理咨询时才推荐。对焦虑和创伤后应激障碍的治疗，应常规转诊至心理科或精神科医生。

（郗 鹏 译，夏志伟 校）

参考文献

1. Mearin F, Lacy B, Chang L, Chey WD, Lembo A, Simrén M, Spiller R. Bowel disorders. In: Drossman DA, Chang L, Chey WD, Kellow J, Tack J, Whitehead WE (eds). Rome IV Functional Gastrointestinal Disorders—Disorders of Gut-Brain Interaction, 4th edition. Raleigh, NC: Rome Foundation, 2016; pp. 967–1058.
2. Whitehead WE, Di Lorenzo C, Leroi AM, Porrett T, Rao SS. Conservative and behavioral management of constipation. Neurogastroenterol Motil 2010 Apr;138(4);1231–1235, e4.
3. Bharucha AE, Rao S, Felt-Bersma R, Chiaroni G, Knowles CH, Malcom A, Wald A. Anorectal disorders. In: Drossman DA, Chang L, Chey WD, Kellow J, Tack J, Whitehead WE (eds) Rome IV Functional Gastrointestinal Disorders—Disorders of Gut-Brain Interaction, 4th edition. Raleigh, NC: Rome Foundation, 2016; pp. 1179–1236.
4. Wald A, Bharucha AE, Cosman, BC, Whitehead, WE. ACG clinical guideline: management of benign anorectal disorders. Am J Gastroenterol 2014;109:1141–1157.
5. Chiarioni G, Salandini L, Whitehead WE. Biofeedback benefits only patients with outlet dysfunction, not patients with isolated slow transit constipation. Gastroenterology 2005;129:86–97.
6. Leroi AM, Bernier C, Watier A, Hémond M, Goupil G, Black R, Denis P, Devroede G. Prevalence of sexual abuse among patients with functional disorders of the lower gastrointestinal tract. Int J Colorectal Dis 1995;10:200–206.
7. Leserman J, Drossman DA, Li ZM, Toomey TC, Nachman G, Glogau L. Sexual and physical abuse history in gastroenterology practice: how types of abuse impact health status. Psychosom Med 1996;58:4–15.
8. Chiarioni G, Whitehead WE, Pezza V, Morelli A, Bassotti G. Biofeedback is superior to laxatives for normal transit constipation due to pelvic floor dyssynergia. Gastroenterology 2006;130:657–664.

3-12. 功能性腹泻（中度）

病史

患者男性，42 岁，高中校长，因腹泻由社区医生转诊至消化专科就诊。患者自述腹泻症状已经很多年，似乎随时间逐渐加重。每天排便 1～3 次，一般情况下，患者在早晨排成形大便，之后排出稀便。在病情严重时，患者每周有数日于餐后排 2～3 次稀便甚至水样便（每天排便 6～9 次）。稀便的便量不等，有时量很少，有时达到中等量。患者对排便急迫感最为烦恼，出现症状时不得不立即寻找周围的卫生间。患者无夜间腹泻、大便失禁、腹痛和腹胀。患者承认工作给其带来的压力越来越大，而当感到压力和焦虑时，又会有更多新问题。患者认为腹泻症状对其工作造成了混乱和难堪，工作能力受到影响。根据社区医生的建议，患者增加纤维素摄入，必要时服用洛派丁胺，选择无麸质饮食，尝试治疗数周，但这些建议要么无明显效果，要么出现不良反应。患者其他健康状况良好，除维生素补充剂之外并未服用其他药物，近期未去过美国以外的国家旅行，无急性胃肠炎病史，无抗生素服用史。常规实验室检查，包括全血细胞分析、乳糜泻相关血清学检查、CRP、结肠镜和活检病理均未发现异常。粪细菌培养和粪钙卫蛋白结果均阴性。

多维度临床资料分类

A. 诊断分类：功能性腹泻（functional diarrhea）。

B. 临床表现补充：餐后症状。

C. 对日常活动的影响：中度。

D. 社会心理学表现：胃肠症状相关的焦虑和焦虑预期。

E. 生理特征和生物学标志：不详。

多维度临床资料分类解释

A. 诊断分类：该患者症状符合罗马Ⅳ功能性腹泻的诊断标准，其定义为超过 25% 的排便为稀便和水样便，无腹痛和胀气[1]，诊断标准见附文 A。

B. 临床表现补充：患者述有餐后症状，尤其是严重时期。从详细询问的病史中了解到患者的饮食和症状之间的联系，对医生多有助益。

C. 对日常活动的影响：中度。这一评估基于疾病对工作的影响不断加重，需要转诊至消化专科医生。针对问题："总体来说，这些症状对您目前生活（工作、

学业、社会活动、自理能力、专注力和执行力）的影响程度有多大？"患者的
回答为"中度"。

D. 社会心理学表现：患者的工作压力大，经常需要处理教师、管理人员和学生之
间复杂的多方面的管理工作。患者注意到，逐渐增加的压力和焦虑与自己的症
状之间存在联系，且已干扰正常工作。由于胃肠道症状的加重没有预兆，患者
已表现出与症状相关的焦虑预期。

E. 生理特征和生物学标志：不详。充分的临床检查和评估结果显示，患者的症
状并非因消化道结构异常或炎症引起。患者没有接受硒-75 标记的牛磺胆酸
（Se-homotaurocholic acid retention，SeHCAT，一种硒标记的牛黄胆酸，用于胆
酸吸收障碍的临床诊断——译者注）检测排除胆汁酸性腹泻，如果检测条件允
许应予以考虑。

总体评价

该 42 岁的男性存在症状逐渐加重的中度功能性腹泻。其他临床表现包括餐后
症状加重，且存在压力或焦虑。腹泻影响了患者的工作能力。诊断性检查结果为
阴性。

治疗

1. **饮食**：考虑到饮食与患者症状的相关性，1～2 周的饮食与症状日记可能有助于
发现特定食物（脂肪、乳糖、果糖或果聚糖等吸收不良的碳水化合物）与症状
的关系。研究显示，饮食中限制摄入 FODMAP 是一种合理的选择，过多
FODMAPs 的摄入可导致消化道渗透压增加，产生氢气和（或）甲烷，并可改
变肠道菌群，而菌群的变化可引起多种胃肠道症状[2]。虽然低 FODMAP 饮食
并没有在功能性腹泻的患者中进行过正式评估，但在 IBS 患者中的研究结果显
示低 FODMAP 饮食有助于多种胃肠道症状的改善[3,4]。低 FODMAP 饮食有效
的患者，可以计划性地逐步添加含有 FODMAP 的食物，从而确定能耐受并可
维持症状缓解的 FODMAP 水平[5]。由于脂肪和油腻食物可能对胃肠道产生影
响，探讨这类食物与症状之间的关系可能有所助益[6]。

2. **益生菌**（probiotics）：益生菌是活的微生物，适量摄入有益于人体健康[7,8]。在急
性腹泻患者中的研究显示，益生菌对排便次数和大便性状有明确的改善作用[7]。
但目前仍缺乏益生菌治疗慢性腹泻的高质量研究结果。多项针对 IBS 患者的研
究结果显示，益生菌可改善患者的整体状况和部分具体症状，但关于菌种的选
择与剂量、疗效持续的时间，仍然没有明确的结论[8]。

3. **止泻药**：止泻药有助于缓解患者腹泻，如洛派丁胺（loperamide）和苯乙哌啶
（diphenoxylate）等。洛派丁胺不会通过血脑屏障，长期使用产生药物依赖的

风险较小，因此优于苯乙哌啶。此外，与苯乙哌啶相比，洛派丁胺不仅疗效更显著，而且副作用较少[9]，洛派丁胺每日用量为 2～12mg。某些患者服用洛派丁胺后可能未达到预期疗效，或出现剂量依赖性便秘，这说明用药存在问题。患者之前曾按需短期服用洛派丁胺，但并未发现有效。患者可以考虑适当延长洛派丁胺的应用时间，然而，该药对中度腹泻的治疗并不一定有效。

4. **胆汁酸结合剂**（bile acid binding resins）：胆汁酸会刺激结肠的分泌和动力，从而导致腹泻的产生。结肠内胆汁酸水平的增加，是胆囊切除或末端回肠切除术后患者出现腹泻的重要原因。考来烯胺、考来维仑和考来替泊等药物可以结合胆汁酸，改善结肠胆汁酸增加引起的腹泻[10]。上述药物的止泻作用，也可能并非全部基于对结肠胆汁酸水平的调控。

5. **精神性药物治疗**：三环类抗抑郁药具有抗胆碱的作用，已被证实有助于缓解 IBS 患者的腹泻症状[11]。虽然三环类抗抑郁药，尤其小剂量时，并不是最有效的抗焦虑药物，但可以改善烦躁和失眠。如果患者的压力和焦虑上升到需要药物治疗的程度，选择性 5-HT 去甲肾上腺素再摄取抑制剂，如文拉法辛（venlafaxine）或度洛西汀（duloxetine）可能是另一种选择，尽管部分患者在服此类药后会产生便秘[12]。

6. **行为治疗**：对于职业压力很大，可能存在焦虑问题的患者，行为治疗是另一个可以考虑的治疗选择。认知行为治疗、催眠和人际关系心理动力学治疗已被证实有助于改善 IBS 患者的症状[12,13]。如果患者相信主动进行自我调整可以对胃肠运动功能产生影响，那么行为治疗或许可以成为有价值的治疗方案。患者存在病耻感，缺乏训练有素的治疗师，医疗保险对心理治疗的限制，这些都会阻碍着此类治疗方法用于临床[14]。

（郝　鹏　译，夏志伟　校）

参考文献

1. Mearin F, Lacy B, Chang L, Chey WD, Lembo A, Simrén M, Spiller R. Bowel disorders. In: Drossman DA, Chang L, Chey WD, Kellow J, Tack J, Whitehead WE (eds). Rome IV Functional Gastrointestinal Disorders—Disorders of Gut-Brain Interaction, 4th edition. Raleigh, NC: Rome Foundation, 2016; pp. 967–1058.
2. Staudacher HM, Irving PM, Lomer MC, Whelan K. Mechanisms and efficacy of dietary FODMAP restriction in IBS. Nat Rev Gastroenterol Hepatol 2014;11:256–266.
3. Halmos EP, Power VA, Shepherd SJ, Gibson PR, Muir JG. A diet low in FODMAPs reduces symptoms of IBS. Gastroenterol 2014;146:67.

4. Eswaren S, Tack J, Chey WD. Food: the forgotten factor in IBS. Gastroenterol Clin North Am 2011;40:141–162.

5. Shepherd SJ, Lomer MC, Gibson PR. Short-chain carbohydrates and FGIDs. Am J Gastroenterol 2013;108:707–717.

6. Feinle-Bisset C, Azpiroz F. Dietary lipids and FGIDs. Am J Gastroenterol 2013;108: 737–747.

7. Guandalini S. Probiotics for prevention and treatment of diarrhea. J Clin Gastroenterol 2011;45(suppl):S149-S53.

8. Brenner DM, Moeller MJ, Chey WD, Schoenfeld PS. The utility of probiotics in the treatment of irritable bowel syndrome: a systematic review. Am J Gastroenterol 2009;104(4):1033–1049.

9. Palmer KR, Corbett CL, Holdsworth CD. Double-blind cross-over study comparing loperamide, codeine and diphenoxylate in the treatment of chronic diarrhea. Gastroenterology 1980;79:1272–1275.

10. Wong BS, Camilleri M, Carlson PJ, et al. Pharmacogenetics of the effects of colesevelam on colonic transit in irritable bowel syndrome with diarrhea. Dig Dis Sci 2012; 57:1222–1226.

11. Menees S, Saad R, Chey WD. Agents that act luminally to change diarrhea and constipation. Nature Rev Gastroenterol Hepatol 2012;9:661–674.

12. Ford AC, Quigley EM, Lacy BE , Lembo AJ, Saito YA, Schiller LR, Soffer EE, Spiegel BM, Moayyedi P. Effect of antidepressants and psychological therapies, including hypnotherapy, in irritable bowel syndrome: systematic review and meta-analysis. Am J Gastroenterol 2014;109:1350–1365.

13. Drossman DA, Toner BB, Whitehead WE, Diamant NE, Dalton CB, Duncan S, Emmott S, Proffitt V, Akman D, Frusciante K, Le T, Meyer K, Bradshaw B, Mikula K, Morris CB, Blackman CJ, Hu Y, Jia H, Li JZ, Koch GG, Bangdiwala SI. Cognitive-behavioral therapy versus education and desipramine versus placebo for moderate to severe functional bowel disorders. Gastroenterology 2003;125:19.

14. Drossman DA. Beyond tricyclics: new ideas for treating patients with painful and refractory FGIDs. Am J Gastroenterol 2009;104:2897–2902.

3-13. 功能性腹胀/腹部膨胀（中度）

病史

患者女性，40 岁，化学工程师，已婚，育有两个孩子，因 1 年前开始出现腹部"炎症"（感觉肚子里有一个气球，即腹胀感，但并没有腹部的膨胀）就诊。症状开始于患者的工作变动，即从阿根廷到墨西哥城担任一家大公司的首席执行官。该事件导致严重的情绪困扰。患者移居到大城市，全新工作的压力，使她出现了腹部症状。腹胀主要发生在餐后，没有发现症状发作与某种特别的食物和（或）排便习惯相关，并且患者否认嗳气、烧心、腹泻或便秘，但有明显的胃肠胀气。患者发现咀嚼无糖（山梨醇）口香糖会使腹胀感觉加重。患者认为症状的严重程度是中度，使她不能集中精力工作，并情绪低落。各种医学检查，包括血常规、粪便虫卵和寄生虫检查、生化检查、胃镜、结肠镜以及十二指肠黏膜和结肠黏膜活检的结果均为阴性。乳糜泻的血清学检查也是阴性，而且患者尝试去麦胶饮食，帮助也不大。利福昔明的试验性治疗，症状仅有轻度改善。该患者被推荐去寻求营养师的帮助。营养师为其制订了低 FODMAP 饮食计划，这使其腹胀明显改善（"它改变了我的生活"）。接下来，患者逐渐加用 FODMAP 食物，并与营养师一起寻找诱发腹胀加重的食物，以便以后预防腹胀复发。

多维度临床资料分类

A. 诊断分类：功能性腹胀（functional bloating）。

B. 临床表现补充：餐后发作，FODMAP 敏感，社会文化因素影响诊断和治疗。

C. 对日常活动的影响：中度。

D. 社会心理学表现：情绪压抑。

E. 生理特征和生物学标志：不详。

多维度临床资料分类解释

A. 诊断分类：该患者症状符合罗马Ⅳ功能性腹胀的诊断标准[1]，参见附文 A。值得注意的是在西班牙语中无"腹胀"一词，该患者使用"炎症"一词来指代症状，这在西班牙语中是该症状最常用的表述方式[2]。另一点重要的是患者描述腹胀但没有腹部的膨胀，临床医师应依据自己的评估进行区分。单纯的腹胀症状与内脏高敏感性有关，而腹部膨胀与敏感性降低、小肠结肠传输功能下降和便秘有关[3,4]。两种情况的治疗是不同的，虽然两种症状常重叠在一起。该患者进行详细临床检查，结果均阴性，排除了器质性疾病。值得一提的是，较该类症状患者通常推荐的检查相比，该患者进行了更多的详细检查。

B. 临床表现补充：①社会文化因素影响诊断和治疗。之前提到，西班牙语中无"腹胀"一词，为了诊断正确，临床医生需要理解症状表述的文化差异。②餐后症状和 FODMAP 敏感。患者诉进食后和咀嚼山梨醇口香糖后症状加重。山梨醇是一种与 FODMAP 食物相关的多羟基化合物，以上症状需要进一步进行低FODMAP 饮食试验。

C. 对日常活动的影响：针对问题："总体来说，这些症状对您目前生活（工作、学业、社会活动、自理能力、专注力和执行力）的影响程度有多大？"患者的回答为"中度"。实际上，腹胀使患者无法集中精力工作。

D. 社会心理学表现：移居到大城市的生活改变和工作责任加大带来的更大工作压力短时与症状相关。

E. 生理特征和生物学标志：不详。

总体评价

该 41 岁中年女性的中重度功能性腹胀可能是由于最近的生活压力事件导致。腹胀对患者的日常生活带来负性影响，并在低 FODMAP 饮食后减轻。

治疗

1. 饮食：FODMAPs 包括所有短链碳水化合物，后者在小肠吸收差。当他们到达结肠时变成结肠细菌发酵底物，导致气体的快速产生，并产生腹胀和腹部膨胀[5]。而且对 FODMAPs 的高敏感也与症状产生有关[6]。非乳糜泻的麦胶过敏也可能是腹胀的另一个原因[7,8]。研究多局限于 IBS 患者[9]，但是需要在其他 FGIDs 患者进行更多的研究[8,9]。低 FODMAP 饮食能够减轻部分 IBS 患者的腹胀症状[10]，同时也减轻对腹胀的敏感性[11]。此外，麦胶耐受试验中，IBS 患者摄入麦胶食物后腹胀加重，而在去麦胶饮食后腹胀减轻[9]。对功能性腹胀患者需要进行低FODMAPs 饮食和去麦胶饮食的对照研究。由于这些方法易于实施，应在治疗前进行，尤其对于那些腹胀与麦胶或 FODMAPs 食物有关的患者，就像该例患者一样（咀嚼山梨醇口香糖时腹胀加重）。

2. 益生菌：有数据显示益生菌，如婴儿双歧杆菌（35624 1×10 在 IBS 患者[8]）和动物双歧杆菌/乳酸菌（DN-173010 在 IBS-C 患者[12]）可以改善腹胀，但是单独研究益生菌治疗腹胀的疗效的研究很少。

3. 抗生素：短期口服利福昔明（rifaximin，10～14 天）比安慰剂更能明显改善 IBS 非便秘型的腹胀症状。在功能性腹胀的患者中尚无相关研究。由于短期治疗，所以利福昔明可作为试验性治疗。然而，目前没有足够的研究数据显示该药物治疗可重复的时间和频率如何。

4. **解痉药**：6 个月的奥替溴铵（otilonium bromide）联合按需应用枸橼酸阿尔维林（alverine citrate）和西甲硅油（simethicone）的治疗研究显示，奥替溴铵能够减轻 IBS 腹胀症状[13,14]。匹维溴铵（pinaverium bromide）和西甲硅油联合治疗 IBS 患者 12 周的研究（在欧洲和拉丁美洲）也显示，患者腹胀程度明显减轻[15]。如果患者经前面所述治疗无效时，可以考虑应用这些药物。

5. **其他治疗**：对腹胀和腹部膨胀的治疗推荐主要来自对 IBS 患者的研究结果而不是功能性腹胀患者。因此，接下来需要制订专门针对腹胀和腹部膨胀的患者报告结局（patient related outcome，PROs），以及设计专门针对功能性腹胀患者的临床试验[16]。尽管如此，在某一具体 FGIDs 的患者如果存在腹胀和（或）腹部膨胀症状，仍可尝试其他药物。这些药物包括替加色罗（tegaserod，虽然仅在少数几个国家有供给）、鲁比前列酮（lubiprostone，用于 IBS-C）[17] 和利那洛肽（用于 IBS-C 和慢性便秘）[18,19]。最后，连续 12 周的每周一小时的催眠疗法可能改善 IBS 患者的腹胀，疗效可能要持续 1 年[20]。

（张艳丽　译，魏　玮　校）

参考文献

1. Mearin F, Lacy B, Chang L, Chey WD, Lembo A, Simrén M, Spiller R. Bowel disorders. In: Drossman DA, Chang L, Chey WD, Kellow J, Tack J, Whitehead WE (eds). Rome IV Functional Gastrointestinal Disorders—Disorders of Gut-Brain Interaction, 4th edition. Raleigh, NC: Rome Foundation, 2016; pp. 967–1058.

2. Schmulson M. Understanding bloating and distension. Digestive Health Matters 2013;22:3–5.

3. Agrawal A, Houghton LA, Lea R, Morris J, Reilly B, Whorwell PJ. Bloating and distention in irritable bowel syndrome: the role of visceral sensation. Gastroenterology 2008;134:1882–1889.

4. Houghton LA. Bloating in constipation: relevance of intraluminal gas handling. Best Pract Res Clin Gastroenterol 2011;25:141–150.

5. Shepherd SJ, Lomer MC, Gibson PR. Short-chain carbohydrates and functional gastrointestinal disorders. Am J Gastroenterol 2013;108:707–717.

6. Barrett JS, Gibson PR. Fermentable oligosaccharides, disaccharides, monosaccharides and polyols (FODMAPs) and nonallergic food intolerance: FODMAPs or food chemicals? Therap Adv Gastroenterol 2012;5:261–268.

7. Newnham ED. Does gluten cause gastrointestinal symptoms in subjects without coeliac disease? J Gastroenterol Hepatol 2011;26 Suppl 3:132–134.

8. Mansueto P, Seidita A, D'Alcamo A, Carroccio A. Non-celiac gluten sensitivity: literature review. J Am Coll Nutr 2014;33:39–54.

9. Carroccio A, Mansueto P, Iacono G, Soresi M, D'Alcamo A, Cavataio F, Brusca I, Florena AM, Ambrosiano G, Seidita A, Pirrone G, Rini GB. Non-celiac wheat sensitivity diagnosed by double-blind placebo-controlled challenge: exploring a new clinical entity. Am J Gastroenterol 2012;107:1898–1906; quiz 907.

10. Staudacher HM, Whelan K, Irving PM, Lomer MC. Comparison of symptom response following advice for a diet low in fermentable carbohydrates (FODMAPs) versus standard dietary advice in patients with irritable bowel syndrome. J Hum Nutr Diet 2011;24:487–495.

11. Halmos EP, Power VA, Shepherd SJ, Gibson PR, Muir JG. A diet low in FODMAPs reduces symptoms of irritable bowel syndrome. Gastroenterology 2014;146:67–75, e5.

12. Ford AC, Quigley EM, Lacy BE , Lembo AJ, Saito YA, Schiller LR, Soffer EE, Spiegel BM, Moayyedi P. Efficacy of prebiotics, probiotics, and synbiotics in irritable bowel syndrome and chronic idiopathic constipation: systematic review and meta-analysis. Am J Gastroenterol 2014;109:1547–1561; quiz 1546, 1562.

13. Clave P, Acalovschi M, Triantafillidis JK, Uspensky YP, Kalayci C, Shee V, Tack J, OBIS Study Investigators. Randomised clinical trial: otilonium bromide improves frequency of abdominal pain, severity of distention and time to relapse in patients with irritable bowel syndrome. Aliment Pharmacol Ther 2011;34:432–442.

14. Ducrotte P, Grimaud JC, Dapoigny M, Personnic S, O'Mahony V, Andro-Delestrain MC. On-demand treatment with alverine citrate/simeticone compared with standard treatments for irritable bowel syndrome: results of a randomised pragmatic study. Int J Clin Pract 2014;68(2):245–254.

15. Schmulson MJ, Soto-Perez JC, Vargas JA, Saez A, Crespo Y, Teramoto O, Remes-Troche JM, Lopez-Alvarenga JC. Can pinaverium bromide plus simethicone improve bloating and objective abdominal distention during a 12-week randomized clinical trial in IBS? A report from the Mexican IBS Working Group. Gastroenterology 2011; 140:M1327.

16. Schmulson M, Chang L. Review article: the treatment of functional abdominal bloating and distension. Aliment Pharmacol Ther 2011;33:1071–1086.

17. Drossman DA, Chey WD, Johanson JF, Fass R, Scott C, Panas R, Ueno R. Clinical trial: lubiprostone in patients with constipation-associated irritable bowel syndrome—results of two randomized, placebo-controlled studies. Aliment Pharmacol Ther 2009;29:329–341.

18. Lembo AJ, Schneier HA, Shiff SJ, Kurtz CB, MacDougall JE, Jia XD, Shao JZ, Lavins BJ, Currie MG, Fitch DA, Jeglinski BI, Eng P, Fox SM, Johnston JM. Two randomized trials of linaclotide for chronic constipation. N Engl J Med 2011;365:527–536.

19. Chey WD, Lembo AJ, Lavins BJ, Shiff SJ, Kurtz CB, Currie MG, MacDougall JE, Jia XD, Shao JZ, Fitch DA, Baird MJ, Schneier HA, Johnston JM. Linaclotide for irritable bowel syndrome with constipation: a 26-week, randomized, double-blind, placebo-controlled trial to evaluate efficacy and safety. Am J Gastroenterol 2012;107: 1702–1712.

20. Lindfors P, Unge P, Nyhlin H, Ljotsson B, Bjornsson ES, Abrahamsson H, Simren M. Long-term effects of hypnotherapy in patients with refractory irritable bowel syndrome. Scand J Gastroenterol 2012;47:414–420.

3-14. 功能性腹胀/腹部膨胀（中度）

病史

　　患者女性，51 岁，因腹胀和可见的腹部膨胀 10 年就诊。症状出现至少每周 1 次、持续时间不等。腹部膨胀晨轻暮重，休息一晚可缓解。有时餐后腹部膨胀加重。晚间感腹部不适，无腹痛；无恶心或呕吐；无嗳气、无过多排气。通常排便 1 次/日，但每年出现 3～4 次便秘，持续数日，大多发生于旅行期间。便秘期间如 3 日不排便则腹膨隆胀明显加重。即使排便正常时，腹胀和腹部膨胀依然存在。2 年前胃镜和结肠镜检查并活检组织病理检查均未见异常。曾在腹胀膨隆严重时行腹部 X 线平片检查，未见腹部过多积气和其他异常。近期化验，包括血常规、CRP 和乳糜泻血清学检查均未见异常。患者自评症状程度为中度。患病以来，患者尝试了多种饮食和食物剔除疗法，包括低乳糖饮食、去麦胶饮食、无水杨酸饮食、低果糖饮食，但均无明显效果。近期在营养师的指导下，尝试低 FODMAP 饮食 2 个月，症状仍无改善。

多维度临床资料分类

A. 诊断分类： 功能性腹胀/腹部膨胀（functional bloating/distension）。

B. 临床表现补充： 便秘（偶尔）。

C. 对日常活动的影响： 中度。

D. 社会心理学表现： 不详。

E. 生理特征和生物学标志： 腹部内容物在盆腔和腹部再分布。

多维度临床资料分类解释

A. 诊断分类： 该患者症状符合罗马Ⅳ功能性腹胀/腹部膨胀的诊断标准[1]。

B. 临床表现补充： 便秘。偶发便秘期间，症状明显加重。虽然症状加重与大便潴留有关，但排便正常时，症状仍持续。

C. 对日常活动的影响： 中度。针对问题"总体来说，这些症状对您目前生活（工作、学业、社会活动、自理能力、专注力和执行力）的影响程度有多大？"患者的回答为"中度"。

D. 社会心理学表现： 不详。

E. 生理特征和生物学标志： 腹部膨胀不伴腹部过度积气的证据，可能与膈肌收缩伴随前腹壁松弛致腹腔内容物位置再分布有关；也可能是对餐后不适症状触发

的行为反应 [2]。

总体评价

该中年女性患者主要表现为中等程度的腹胀和腹部膨胀。偶发便秘,可加重腹部膨胀。

治疗

1. **安慰和解释**:医生需告知患者这是常见疾病,属于良性病。虽然治疗比较困难,但并不威胁生命。

2. **解痉药**:在所有解痉药中,研究最多的是薄荷油(peppermint oil),该药能缓解腹胀和腹部膨胀 [7,8]。一项 Meta 分析纳入了对 12 种不同的解痉药的研究,分析显示:治疗后 IBS 症状持续存在的危险因子(RR)为 0.68(95%CI 为 0.57~0.81),而预防症状反复的 NNT 为 5(CI 4~9)[9]。针对功能性腹胀或腹部膨胀患者的疗效有待进一步研究。研究表明,奥替溴铵能减轻 IBS 患者腹胀的程度 [8];此外,枸橼酸阿尔维林(alverine citrate)和二甲基硅油联合应用,按需治疗 IBS 患者 6 个月 [9],或奥替溴铵和二甲基硅油(欧洲和拉丁美洲有此药供应)联合治疗 IBS 患者 12 周 [10],均能减轻腹胀的程度。

3. **益生菌**:最近一项有关益生菌治疗 IBS 的 Meta 分析显示,益生菌总体上能改善症状。腹胀评分明显减低(SMD=-0.15,95%CI 为-0.27~-0.03),各项研究结果之间无明显异质性(I^2=16%,P=0.26)[11]。然而,使用益生菌中的最佳菌种、剂量、频率和疗程尚未明确。

4. **减少气体的药物**:有几种药物可用来治疗腹胀。然而,大多数病例是比较早期的研究、设计不够严谨,且纳入患者甚少,临床结果令人失望。一项小样本研究纳入了 41 名上消化道症状患者,发现西甲硅油(simethicone)能减少(轻)胀气、腹部膨胀和腹胀的频率和严重程度 [5]。从黑曲霉菌中提取的 α-半乳糖苷酶能够将不可吸收的低聚糖在结肠被细菌代谢之前将其分解,该酶能够改善健康志愿者食用富含低聚糖饮食后所出现的胀气和腹胀症状 [6]。

5. **缓泻剂**:PEG 溶液具有渗透性作用,能软化大便,缩短结肠传输时间 [3,4]。其他能软化大便的措施如纤维素或可发酵的糖类,能增加大便的体积和(或)增加结肠内气体的产生,这两方面的作用能加重腹胀和腹部不适。该患者间断出现便秘,可以给予聚乙二醇。也可以考虑使用促肠道分泌的药物。鲁比前列酮治疗 IBS-C 的两项Ⅲ期临床药物试验结果显示:与安慰剂比较,鲁比前列酮(8μg,2 次/日)能明显改善腹胀 [12]。研究表明,利那洛肽也能改善特发性便秘 [13] 和 IBS-C [14,15] 患者的腹胀。此外,近期的一项临床试验显示,利那洛肽能明显减轻慢性便秘合并腹胀患者的腹胀症状 [16]。

6. 肠道抗生素： 利福昔明短期治疗（10～14 日）非便秘 IBS 患者，其对腹胀的有效率明显高于安慰剂组。因为疗程较短，利福昔明也可作为一线治疗方案。但目前尚无足够的数据表明间隔多久可重复使用利福昔明治疗。

7. 饮食： 低 FODMAP 饮食不仅能减少 IBS 患者腹胀发生率[5]，而且也能降低腹胀的程度[6]。一项研究对 IBS 患者给予麦胶的挑战性试验，证实摄入麦胶加重腹胀，去麦胶饮食可明显减轻腹胀[7]。对功能性腹胀患者是否给予低 FODMAP 饮食和去麦胶饮食尚需临床对照研究。但该患者尝试了各种饮食方案均无效。

8. 其他方法： 如生物反馈（biofeedback）等行为治疗可能使部分患者获益[17]。

（张月霞 译，孙晓红 校）

参考文献

1. Mearin F, Lacy B, Chang L, Chey WD, Lembo A, Simrén M, Spiller R. Bowel disorders. In: Drossman DA, Chang L, Chey WD, Kellow J, Tack J, Whitehead WE (eds). Rome IV Functional Gastrointestinal Disorders—Disorders of Gut-Brain Interaction, 4th edition. Raleigh, NC: Rome Foundation, 2016; pp. 967–1058.

2. Accarino A, Perez F, Azpiroz F, Quiroga S, Malagelada JR. Abdominal distension results from caudo-ventral redistribution of contents. Gastroenterology 2009;136: 1544–1551.

3. De Giorgio R, Cestari R, Corinaldesi R, Stanghellini V, Barbara G, Felicani C, Di Nardo G, Cucchiara S. Use of macrogol 4000 in chronic constipation. Eur Rev Med Pharmacol Sci 2011 Aug;15(8):960–966.

4. Fritz E, Hammer HF, Lipp RW, Hogenauer C, Stauber R, Hammer J. Effects of lactulose and polyethylene glycol on colonic transit. Aliment Pharmacol Ther 2005 Feb 1;21(3):259–268.

5. Bernstein JE, Kasich AM. A double-blind trial of simethicone in functional disease of the upper gastrointestinal tract. J Clin Pharmacol 1974;14:617–623.

6. Halmos EP, Power VA, Shepherd SJ, Gibson PR, Muir JG. A diet low in FODMAPs reduces symptoms of irritable bowel syndrome. Gastroenterology 2014;146:67–75 e5.

7. Carroccio A, Mansueto P, Iacono G, Soresi M, D'Alcamo A, Cavataio F, Brusca I, Florena AM, Ambrosiano G, Seidita A, Pirrone G, Rini GB. Non-celiac wheat sensitivity diagnosed by double-blind placebo-controlled challenge: exploring a new clinical entity. Am J Gastroenterol 2012;107:1898–1906; quiz 907.

8. Clave P, Acalovschi M, Triantafillidis JK, Uspensky YP, Kalayci C, Shee V, Tack J, OBIS Study Investigators. Randomised clinical trial: otilonium bromide improves frequency of abdominal pain, severity of distention and time to relapse in patients with irritable bowel syndrome. Aliment Pharmacol Ther 2011;34:432–442.

9. Ducrotte P, Grimaud JC, Dapoigny M, Personnic S, O'Mahony V, Andro-Delestrain MC. On-demand treatment with alverine citrate/simethicone compared with standard treatments for irritable bowel syndrome: results of a randomised pragmatic study. Int J Clin Pract 2014;68(2):245–254.

10. Schmulson MJ S-PJ, Vargas JA, Saez A, Crespo Y, Teramoto O, Remes-Troche JM, Lopez-Alvarenga JC. Can pinaverium bromide plus simethicone improve bloating and objective abdominal distention during a 12-week randomized clinical trial in IBS? A report from the Mexican IBS Working Group. Gastroenterology 2011;140: M1327.

11. Ford AC, Quigley EMM, Lacy BE, et al. Efficacy of prebiotics, probiotics, and synbiotics in irritable bowel syndrome and chronic idiopathic constipation: systematic review and meta-analysis. Am J Gastroenterol 2014;109:1547–1561; quiz 1546, 1562.

12. Drossman DA, Chey WD, Johanson JF, et al. Clinical trial: lubiprostone in patients with constipation-associated irritable bowel syndrome—results of two randomized, placebo-controlled studies. Aliment Pharm Therap 2009;29:329–341.

13. Lembo AJ, Schneier HA, Shiff SJ, et al. Two randomized trials of linaclotide for chronic constipation. N Engl J Med 2011;365:527–536.

14. Rao S, Lembo AJ, Shiff SJ, et al. A 12-week, randomized, controlled trial with a 4-week randomized withdrawal period to evaluate the efficacy and safety of linaclotide in irritable bowel syndrome with constipation. Am J Gastroenterol 2012;107: 1714–1724.

15. Chey WD, Lembo AJ, Lavins BJ, et al. Linaclotide for irritable bowel syndrome with constipation: a 26-week, randomized, double-blind, placebo-controlled trial to evaluate efficacy and safety. Am J Gastroenterol 2012;107:1702–1712.

16. Lacy BE, Schey R, Shiff SJ. Efficacy and safety of linaclotide in chronic idiopathic constipation patients with moderate to severe abdominal bloating: results of a 12-week, randomized, placebo-controlled trial. PLoS One 2015;10(7):e0134349.

17. Barba E, Burri E, Accarino A, Cisternas D, Quiroga S, Monclus E, Navazo I, Malagelada JR, Azpiroz F. Abdominothoracic mechanisms of functional abdominal distension and correction by biofeedback. Gastroenterology 2015;148:732–739.

3-15. 功能性腹胀/腹部膨胀（中度）

病史

患者女性，56 岁，服装店经理，因腹胀和腹部膨胀就诊。该症状缘于 3 年前，患者节食减肥后（减少高脂肪食物的摄入，增加蔬菜和水果的摄入量）。腹胀和腹部膨胀日趋严重，餐后尤其明显，患者这样描述："早上还不是很严重，餐后加重，晚餐后肚子大得像个气球。"有时腹部膨胀严重到令她不得不在晚间要换宽松的衣服，晨起症状便消失。遇到一些应激事件，如因家庭中或工作上的琐事与人争吵时，症状有加重。有时腹胀非常严重（至少每周 1 次），令人感到极不舒服，但没有疼痛。在过去的 2 年内，患者通常每周排便 3～4 次，松软成形便，无排便费力、排便时肛门直肠堵塞感，不需要手法协助排便。患者从来不食用乳制品，因为在儿童期曾被诊断为乳糖吸收不良。嚼口香糖、吃甜食或饮用碳酸饮料不会加重腹胀和（或）腹部膨胀。在患者看来，最令其烦恼的症状是腹胀。患者认为腹胀的程度为中度，但有时会因为尴尬而无法在店里工作。实验室检查包括血常规、CRP、甲状腺功能、乳糜泻血清学检查均未见异常。由于患者的年龄已超过 50 岁，患者接受了常规的结肠镜检查，仅发现单纯性乙状结肠憩室。果糖/山梨醇呼气试验未见异常。

多维度临床资料分类

A. 诊断分类：功能性腹胀/腹部膨胀（functional bloating/distension，FAB/D）。

B. 临床表现补充：乳糖不耐受症，餐后加重。

C. 对日常活动的影响：中度。

D. 社会心理学表现：不详。

E. 生理特征和生物学标志：不详。

多维度临床资料分类解释

A. 诊断分类：最困扰患者的症状是腹胀。腹胀严重时患者感觉腹部不适但并无腹痛。该患者的症状不符合肠易激综合征（IBS）、功能性便秘（FC）或其他功能性肠病的诊断标准。因此该患者症状符合罗马Ⅳ功能性腹胀/腹部膨胀 FAB/D 的诊断标准，因为：①患者最主要且最困扰的症状是腹胀；②患者不符合 IBS、FC 或功能性消化不良的诊断标准[1]。

功能性腹胀（FAB）和腹部膨胀（FAD）应归为一类疾病（FAB/D），尽管其包括两种不同的症状或体征：腹胀是一种主观的感觉，为腹部压迫感、饱满感或胀气，而腹部膨胀则是客观的且可测量到的腹围增加。尽管这些症状经常同时出现在一个患者身上（如同本例），但也可独立存在 [2,3]。

B. 临床表现补充：乳糖不耐受。患者称以前被诊断为乳糖吸收不良或乳糖不耐受，并避免食用含乳糖的食品。该病可能是其腹胀或腹部膨胀症状在餐后加重的潜在原因，患者很可能没有意识到许多半成品食物中也含有乳糖。

餐后加重。本例中腹胀症状于餐后加重，尤其是食用高纤维食物后。饮食因素，包括乳糖、果糖和山梨醇吸收不良是在治疗 FAB/D 患者时需要考虑的关键点。乳糜泻、非乳糜泻麦胶敏感 [4-6] 和 FODMAPs 均可能与症状产生相关 [7]。

C. 对日常活动的影响：针对问题："总体来说，这些症状对您目前生活（工作、学业、社会活动、自理能力、专注力和执行力）的影响程度有多大？"患者的回答为"中度"。腹胀有时会使患者很难集中精力，从而影响其工作能力，而腹部膨胀使其无法穿贴身的衣服，并使患者觉得自己看起来很胖。

D. 社会心理学表现：日常生活中的应激性事件，如家庭中或工作上与他人产生的争吵，可加重其症状，尤其是腹胀和腹部膨胀。

E. 生理特征和生物学标志：乳糜泻血清学检测阴性。果糖或山梨醇呼气试验结果正常；由于患者遵循无乳糖饮食，因此没有进行乳糖呼气试验。

总体评价

患者为 56 岁女性，患有 FAB/D，可能与饮食和情绪因素有关。患者也因腹胀导致明显的腹部不适感（但没有疼痛）。

治疗

关于功能性腹胀/腹部膨胀的治疗目前尚未得到很好的研究。因此，以下提及的研究主要是有关 IBS 伴有腹胀，可供借鉴治疗无 IBS 的腹胀患者。本病的治疗还需要进一步的研究。

1. 饮食：吸收较差、易酵解的食物通常与气体增多和腹胀有关。部分 IBS 和腹胀患者改用低 FODMAPs 饮食 [8] 和（或）采用去麦胶饮食 [9] 或限制乳糖作为治疗措施时，症状能够得到改善。这些方法都没有专门针对功能性腹胀患者使用过。

2. 减少气体的药物：有几种药物可用来治疗腹胀。然而，大多数病例是比较早期的研究、设计不够严谨，且纳入患者甚少，临床结果令人失望。一项小样本研究纳入了 41 名上消化道症状患者，发现西甲硅油能减少（轻）胀气、腹部膨胀和腹胀的频率和严重程度 [10]。从黑霉菌中提取的 α-半乳糖苷酶能够将不可吸收的低聚糖在结肠被细菌代谢之前将其分解，该酶能够改善健康志愿者食用富含低聚糖饮食后所出现的胀气和腹胀症状[11]。

3. **解痉剂**：研究最广泛的解痉剂是薄荷油，结果显示其能减少腹胀和腹部膨胀[12,13]。一项 Meta 分析纳入 12 种不同解痉剂，研究结果显示，经过治疗后患者 IBS 症状持续存在的相对危险度为 0.68（95% CI，0.57～0.81），预防症状发作的 NNT 为 5（CI 4～9）[14]。需要针对腹胀/腹部膨胀患者进行进一步的研究。

4. **抗生素**：一项双盲、随机、安慰剂对照试验纳入 124 名以腹胀和过度排气为主要症状，且乳果糖氢呼气试验阴性的患者，与安慰剂比较，口服利福昔明（400mg，每日 2 次，共 7 日）后整体症状和腹胀评分有改善[15]。患者在口服利福昔明（400mg，每日 3 次，共 10 日）后，在 10 周的随访期内患者的腹胀程度也有减轻[16]。最后，两项Ⅲ期临床试验发现，IBS 非便秘型患者口服利福昔明（550mg，每日 3 次，共 14 日），腹胀症状明显减轻者高于安慰剂组（40% 比 30%，$P < 0.05$）[17]。

5. **益生菌**：在最近的一项有关益生菌治疗 IBS 的荟萃分析中，益生菌总体上能改善腹胀症状；腹胀评分明显降低（SMD=−0.15，95% CI −0.27～−0.03），且各研究结果间无明显异质性（$I^2 = 16\%$，$P = 0.26$）[18]。然而，使用益生菌中的最佳菌种、剂量、频率和疗程尚未明确。

6. **缓泻剂**：对慢性特发性便秘患者，与安慰剂比较，聚乙二醇能显著改善腹胀症状[19]。然而，在最近一项针对 IBS-C 的研究中，患者服用聚乙二醇电解质散 28 日后，腹胀症状没有明显减轻（与安慰剂比较，$P = 0.06$）[20]。鉴于本例患者的主诉是便秘，无论如何有服用缓泻剂的指征。

7. **促分泌剂**：在两项针对 IBS-C 患者的Ⅲ期研究中发现，服用鲁比前列酮（8mcg，每日 2 次）后，腹胀症状较安慰剂组有显著改善[21]。利那洛肽也能改善慢性特发性便秘[22]和 IBS-C[23,24]患者的腹胀症状。此外，在最近一项针对慢性便秘患者并以腹胀为主要症状的研究中，利那洛肽能显著减轻腹胀症状[25]。

8. **抗抑郁药**：在有中重度功能性肠病的患者中，地昔帕明联合认知行为治疗能够改善腹胀，尽管地昔帕明单独应用对腹胀的效果尚不明确[26]。一项小样本的交叉试验表明，西酞普兰治疗在第 3 周和第 6 周时可以减少患者腹胀的天数[27]。需要再次强调的是，该例患者抗抑郁药和心理治疗可能不仅对腹胀，而且对疼痛也有一定的帮助，切记患者症状是与焦虑和情绪困扰相关的。

（陈彦文　译，彭丽华　校）

参考文献

1. Mearin F, Lacy B, Chang L, Chey WD, Lembo A, Simrén M, Spiller R. Bowel disorders. In: Drossman DA, Chang L, Chey WD, Kellow J, Tack J, Whitehead WE (eds). Rome IV Functional Gastrointestinal Disorders—Disorders of Gut-Brain Interaction, 4th edition. Raleigh, NC: Rome Foundation, 2016; pp. 967–1058.

2. Agrawal A, Whorwell PJ. Review article: abdominal bloating and distension in functional gastrointestinal disorders—epidemiology and exploration of possible mechanisms. Aliment Pharmacol Ther 2008;27:2–10.

3. Lacy BE, Gabbard SL, Crowell MD. Pathophysiology, evaluation, and treatment of bloating: hope, hype, or hot air? Gastroenterol Hepatol (NY) 2011;7:729–739.

4. Newnham ED. Does gluten cause gastrointestinal symptoms in subjects without coeliac disease? J Gastroenterol Hepatol 2011;26 (Suppl 3):132–134.

5. Mansueto P, Seidita A, D'Alcamo A, Carroccio A. Non-celiac gluten sensitivity: literature review. J Am Coll Nutr 2014;33:39–54.

6. Carroccio A, Mansueto P, Iacono G, Soresi M, D'Alcamo A, Cavataio F, Brusca I, Florena AM, Ambrosiano G, Seidita A, Pirrone G, Rini GB. Non-celiac wheat sensitivity diagnosed by double-blind placebo-controlled challenge: exploring a new clinical entity. Am J Gastroenterol 2012;107:1898–1906.

7. Barrett JS, Gibson PR. Fermentable oligosaccharides, disaccharides, monosaccharides and polyols (FODMAPs) and nonallergic food intolerance: FODMAPs or food chemicals? Therap Adv Gastroenterol 2012;5:261–268.

8. Halmos EP, Power VA, Shepherd SJ, Gibson PR, Muir JG. A diet low in FODMAPs reduces symptoms of irritable bowel syndrome. Gastroenterology 2014;146:67–75.

9. Biesiekierski JR, Newnham ED, Irving PM, Barrett JS, Haines M, Doecke JD, Shepherd SJ, Muir JG, Gibson PR. Gluten causes gastrointestinal symptoms in subjects without celiac disease: a double-blind randomized placebo-controlled trial. Am J Gastroenterol 2011;106:508–514.

10. Bernstein JE, Kasich AM. A double-blind trial of simethicone in functional disease of the upper gastrointestinal tract. J Clin Pharmacol 1974;14:617–623.

11. Ganiats TG, Norcross WA, Halverson AL, Burford PA, Palinkas LA. Does Beano prevent gas? A double-blind crossover study of oral alpha-galactosidase to treat dietary oligosaccharide intolerance. J Fam Pract 1994;39:441–445.

12. Liu JH, Chen GH, Yeh HZ, Huang CK, Poon SK. Enteric-coated peppermint-oil capsules in the treatment of irritable bowel syndrome: a prospective, randomized trial. J Gastroenterol 1997;32:765–768.

13. Cappello G, Spezzaferro M, Grossi L, Manzoli L, Marzio L. Peppermint oil (Mintoil) in the treatment of irritable bowel syndrome: a prospective double-blind placebo-controlled randomized trial. Dig Livr Dis 2007;39:530–536.

14. Ford AC, Talley NJ, Spiegel BM, Foxx-Orenstein AE, Schiller L, Quigley EM, Moayyedi P. Effect of fibre, antispasmodics, and peppermint oil in the treatment of irritable bowel syndrome: systematic review and meta-analysis. BMJ 2008;337:a2313.

15. Sharara AI, Aoun E, Abdul-Baki H, Mounzer R, Sidani S, Elhajj I. A randomized double-blind placebo-controlled trial of rifaximin in patients with abdominal bloating and flatulence. Am J Gastroenterol 2006;101:326–333.

16. Pimentel M, Park S, Mirocha J, Kane SV, Kong Y. The effect of a nonabsorbed oral

antibiotic (rifaximin) on the symptoms of the irritable bowel syndrome: a random-ized trial. Annals Intern Med 2006;145:557–563.

17. Pimentel M, Lembo A, Chey WD, Zakko S, Ringel Y, Yu J, Mareya SM, Shaw AL, Bortey E, Forbes WP, TARGET Study Group. Rifaximin therapy for patients with irritable bowel syndrome without constipation. New Engl J Med 2011;364:22–32.

18. Ford AC, Quigley EMM, Lacy BE, Lembo AJ, Saito YA, Schiller LR, Soffer EE, Spiegel BM, Moayyedi P. Efficacy of prebiotics, probiotics, and synbiotics in irritable bowel syndrome and chronic idiopathic constipation: systematic review and meta-analysis. Am J Gastroenterol 2014;109:1547–1561; quiz 1546, 1562.

19. Dipalma JA, Cleveland MV, McGowan J, Herrera JL. A randomized, multicenter, placebo-controlled trial of polyethylene glycol laxative for chronic treatment of chronic constipation. Am J Gastroenterol 2007;102:1436–1441.

20. Chapman RW, Stanghellini V, Geraint M, Halphen M. Randomized clinical trial: macrogol/PEG 3350 plus electrolytes for treatment of patients with constipation asso-ciated with irritable bowel syndrome. Am J Gastroenterol 2013;108:1508–1515.

21. Drossman DA, Chey WD, Johanson JF, Fass R, Scott C, Panas R, Ueno R. Clin-ical trial: lubiprostone in patients with constipation-associated irritable bowel syndrome—results of two randomized, placebo-controlled studies. Aliment Pharm Therap 2009;29:329–341.

22. Lembo AJ, Schneier HA, Shiff SJ, Kurtz CB, MacDougall JE, Jia X., Shao JZ, Lavins BJ, Currie MG, Fitch DA, Jeglinski B, Eng P, Fox SM, Johnston JM. Two randomized trials of linaclotide for chronic constipation. N Engl J Med 2011;365:527–536.

23. Rao S, Lembo AJ, Shiff SJ, Lavins BJ, Currie MG, Jia X, Shi K, MacDougall JE, Shao JZ, Eng P, Fox SM, Schneier HA, Kurtz CB, Jeffrey M Johnston JM. A 12-week, randomized, controlled trial with a 4-week randomized withdrawal period to eval-uate the efficacy and safety of linaclotide in irritable bowel syndrome with constipa-tion. Am J Gastroenterol 2012;107:1714–1724.

24. Chey WD, Lembo AJ, Lavins BJ, Shiff SJ, Kurtz CB, Currie MG, MacDougall JE, Jia XD, Shao JZ, Fitch DA, Baird MJ, Schneier HA, Johnston JM. Linaclotide for irritable bowel syndrome with constipation: a 26-week, randomized, double-blind, placebo-controlled trial to evaluate efficacy and safety. Am J Gastroenterol 2012;107: 1702–1712.

25. Lacy BE, Schey R, Shiff SJ, et al. Linaclotide in chronic idiopathic constipation patients with moderate to severe abdominal bloating: a randomized, controlled trial. PLoS One 2015;10(7):e0134349.

26. Drossman DA, Toner BB, Whitehead WE, Diamant NE, Dalton CB, Duncan S, Emmott S, Proffitt V, Akman D, Frusciante K, Le T, Meyer K, Bradshaw B, Mikula K, Morris CB, Blackman CJ, Hu Y, Jia H, Li JZ, Koch GG, Bangdiwala SI. Cognitive-behavioral therapy versus education and desipramine versus placebo for moderate to severe functional bowel disorders. Gastroenterology 2003;125:19–31.

27. Tack J, Broekaert D, Fischler B, Van Oudenhove L, Gevers AM, Janssens J. A con-trolled crossover study of the selective serotonin reuptake inhibitor citalopram in irritable bowel syndrome. Gut 2006;55:1095–1103.

3-16. 阿片引起的便秘（中度）

病史

患者男性，72 岁，患有慢性阻塞性肺疾病，长期接受糖皮质激素治疗，约 7 个月前发生腰椎 L_1 压缩性骨折后引起剧烈疼痛,每6~8 小时按需服用羟考酮 5mg 和对乙酰氨基酚 325mg 治疗。自从服用羟考酮后，患者开始出现大便干硬难以排出，排便时间过长，并伴有排便费力、腹胀、烧心、早饱和恶心症状。患者最近一次排便是在 5 天前，通常每周只排便 1~2 次。在开始阿片类药物治疗之前，患者无任何肠道不适主诉。患者开始使用阿片受体激动剂时，同时接受补充纤维素及大便软化剂治疗，尽管如此，其症状仍愈发严重。患者最近开始有意识漏服 1~2 次剂量的阿片类药物，以期改善肠道症状，但这会引起严重的使人虚弱的背部疼痛。因排便费力，有时会出现大便带血，患者称在过去一年中曾行结肠镜检查，且既往有类似的痔疮出血病史。

多维度临床资料分类

A. 诊断分类：阿片引起的便秘（opioid-induced constipation，OIC）。

B. 临床表现补充：腹胀、恶心、烧心。

C. 对日常活动的影响：中度。

D. 社会心理学表现：不详。

E. 生理特征和生物学标志：不详。

多维度临床资料分类解释

A. 诊断分类：该患者症状符合罗马IV阿片引起的便秘的诊断标准 [1]。在服用针对慢性疼痛的阿片类药物之前，患者无便秘或其他肠道疾病，而服用阿片类药物后，患者的基线排便习惯和排便模式均发生了变化。症状包括，每周排便次数小于 3 次、大便干硬、至少 25% 的时间排便中有排便不尽感，这些症状都是在服用阿片类镇痛药后开始的。

B. 临床表现补充：OIC 是阿片类药物性肠道疾病一系列症状的一部分。阿片类药物性肠道疾病 [1] 的其他症状包括腹胀、恶心、早饱和烧心，这些症状均于患者服用了阿片类镇痛药后开始。

C. 对日常活动的影响：该患者症状造成的影响是中度，患者因此减少了止痛药的使用，使其背部疼痛加重，从而限制了患者的活动能力和生活质量。针对问题：

"总体来说，这些症状对您目前生活（工作、学业、社会活动、自理能力、专注力和执行力）的影响程度有多大？"患者的回答为"中度"。

D. 社会心理学表现：不详。患者无社会心理报警征象，也无自诉的社会心理困难的记录，患者自愿暂停阿片类药物的使用以利排便，也证明患者没有出现药物依赖和滥用的行为。

E. 生理特征和生物学标志：不详。

总体评价

　　该男性患者患有阿片引起的便秘。疼痛源于 L_1 压缩性骨折，不服用阿片类药物，患者出现令其虚弱的疼痛，限制其活动。除肠道不适及排便异常以外，还有一系列腹部症状，包括腹胀、烧心和恶心。患者对（补充）纤维素和大便软化剂治疗无效，由于胃肠道不适，其有意识漏服止痛药物。

治疗

　　一般情况下，保守治疗应作为首选，其次是新近的、更为昂贵的治疗方式。无论是个体化或联合治疗，都应基于患者的特点和对既往治疗的应答。

1. 大便软化剂和缓泻剂：目前还没有针对 OIC 的对照试验，但由于其低成本且容易获得，应当将其作为一线治疗。对功能性便秘患者而言，临床治疗流程常从增加纤维素和改变生活方式开始，若患者应答不理想，再逐步使用大便软化剂及刺激性泻剂。专家认为，补充纤维素常常效果不佳[2,3]，刺激性泻剂的疗效也有限[3-5]。一项随机对照研究显示了渗透性泻药聚乙二醇对美沙酮引起的便秘患者的疗效[6]。

2. μ-阿片受体外周拮抗剂（peripheral antagonists of the mu-opioid receptor，PAMORAs）：在一项随机对照试验中，几种 μ-阿片受体外周拮抗剂被证明对 OIC 有效且对阿片类药物的镇痛效果无不利影响。世界上许多国家已批准一系列 PAMORAs 用于治疗 OIC。甲基纳曲酮（methylnaltrexone）目前有皮下注射和口服两种剂型，其已被证明能够缓解非癌症患者由于服用慢性阿片类药物引起的 OIC 症状[7,8]。纳洛醇醚（naloxegol）作为一种口服的纳络酮聚乙二醇制剂，已被证明能够缓解非癌症患者服用慢性阿片类镇痛药引起的 OIC 症状。在方法学严谨的Ⅲ期临床试验中，该药被证明能够改善总体研究人群以及既往对标准缓泻剂治疗没有应答的患者的 OIC 症状[9,10]。naldemedine 是另一种 PAMORA 口服药，已被证明对慢性非癌症疼痛患者的 OIC 症状有效[11]。该药近期已在北美和欧洲完成Ⅲ期临床试验，现正接受美国食品与药品监督管理局的审查。PAMORAs 最常见的副作用是胃肠道不适，尤以腹痛、腹泻和恶心最多。

3. **促分泌剂**：鲁比前列酮（lubiprostone）是一种由前列腺素 E1 衍生而来的作用于管腔的前列酮，它能选择性激活位于肠上皮细胞顶面的 ClC-2 通道，使水净分泌至肠腔。基于两项 RCTs 的研究结果，鲁比前列酮已被批准用于治疗成人阿片引起的便秘（每次 24μg，每日 2 次）[12,13]。该药物最常见的不良反应是恶心和腹泻。利那洛肽（linaclotide）是一种作用于不同氯离子通道的促分泌剂；已被批准用于对功能性便秘的治疗，但还没有针对 OIC 的研究报告。

4. **促动力药**：普芦卡必利（prucalopride）是一种 5-HT$_4$ 受体激动剂，已获得欧洲药品管理局批准用于功能性便秘的治疗，剂量为每次 2mg 或 1mg，每日 1 次。一项小型的随机对照研究表明，5-HT$_4$ 受体激动剂普芦卡必利对阿片引起的便秘有潜在的疗效 [14]。该研究对安慰剂组和普芦卡必利（2mg 或 4mg，每日 1 次）组进行了 4 周的评估；仅在第一周的 4mg 剂量组发现了统计学差异。

5. **羟考酮（oxycodone）或纳洛酮（naloxone）延长释药固定剂量组合**：一些国家已有可供使用的羟考酮和非选择性阿片受体拮抗剂纳洛酮的固定剂量组合。选择延长释药是考虑到纳洛酮明显的肝脏首过效应，从而抵消由于阿片引起的便秘对肠道的影响，同时通过较低的全身暴露量保留羟考酮的中枢性镇痛作用。在比较复合制剂与羟考酮的对照试验中显示，复合制剂具有类似的镇痛效果，而对肠道功能的损害更小 [15,16]。然而，对于这种固定剂量组合的复合制剂，目前羟考酮是唯一可用的，其他阿片类药物尚未开发出这种剂型。此外，还有一些报道显示，在第一次给药、给药剂量较高、将复合制剂的药片碾碎，或误将片剂进行胃肠外给药等情况下，出现了镇痛效果缺失和阿片类戒断症状 [17]。

（陈彦文 译，彭丽华 校）

参考文献

1. Mearin F, Lacy B, Chang L, Chey WD, Lembo A, Simrén M, Spiller R. Bowel disorders. In: Drossman DA, Chang L, Chey WD, Kellow J, Tack J, Whitehead WE (eds). Rome IV Functional Gastrointestinal Disorders—Disorders of Gut-Brain Interaction, 4th edition. Raleigh, NC: Rome Foundation, 2016; pp. 967–1058.
2. Kumar L, Barker C, Emmanuel A. Opioid-induced constipation: pathophysiology, clinical consequences, and management. Gastroenterol Res Pract 2014;2014:141737.
3. Nelson AD, Camilleri M. Chronic opioid induced constipation in patients with nonmalignant pain: challenges and opportunities. Therap Adv Gastroenterol 2015;8: 206–220.
4. McMillan SC, Tofthagen C, Small B, Karver S, Craig D. Trajectory of medication-induced constipation in patients with cancer. Oncol Nurs Forum 2013;40:E92–E100.
5. Coyne KS, LoCasale RJ, Datto CJ, Sexton CC, Yeomans K, Tack J. Opioid-induced constipation in patients with chronic noncancer pain in the USA, Canada, Germany, and the UK: descriptive analysis of baseline patient-reported outcomes and retrospective chart review. Clinicoecon Outcomes Res 2014;6:269–281.

6. Freedman MD, Schwartz HJ, Roby R, Fleisher S. Tolerance and efficacy of polyethylene glycol 3350/electrolyte solution versus lactulose in relieving opiate induced constipation: a double-blinded placebo-controlled trial. J Clin Pharmacol 1997;37: 904–907.

7. Thomas J, Karver S, Cooney GA, et al. Methylnaltrexone for opioid-induced constipation in advanced illness. New Eng J Med 2008;358:2332–2343.

8. Rauck RL, Peppin JF, Israel RJ, et al. Oral methylnaltrexone for the treatment of opioid-induced constipation in patients with noncancer pain. Gastroenterol 2012;142: S160.

9. Chey WD, Webster L, Sostek M, Lappalainen J, Barker PN, Tack J. Naloxegol for opioid-induced constipation in patients with noncancer pain. N Engl J Med. 2014 Jun 19;370(25):2387–2396.

10. Webster L, Chey WD, Tack J, et al. Randomised clinical trial: the long-term safety and tolerability of naloxegol in patients with pain and opioid-induced constipation. Aliment Pharm Ther 2014;40:771–779.

11. Webster LR, Yamada T, Ferreira JCA, et al. A phase 2 randomized, double-blind, placebo-controlled study to evaluate naldemedine for the treatment of opioid-induced constipation in patients with chronic non-cancer pain. Gastroenterol 2015; 148:S1194.

12. Cryer B, Katz S, Vallejo R, Popescu A, Ueno R. A randomized study of lubiprostone for opioid-induced constipation in patients with chronic noncancer pain. Pain Med 2014;15:1825–1834.

13. Jamal MM, Adams AB, Jansen JP, Webster LR. A randomized, placebo-controlled trial of lubiprostone for opioid-induced constipation in chronic noncancer pain. Am J Gastroenterol 2015;110:725–732.

14. Sloots CE, Rykx A, Cools M, Kerstens R, De Pauw M. Efficacy and safety of prucalopride in patients with chronic noncancer pain suffering from opioid-induced constipation. Dig Dis Sci 2010 Oct;55(10):2912–2921.

15. Löwenstein O, Leyendecker P, Lux EA, Blagden M, Simpson KH, Hopp M, Bosse B, Reimer K. Efficacy and safety of combined prolonged-release oxycodone and naloxone in the management of moderate/severe chronic non-malignant pain: results of a prospectively designed pooled analysis of two randomised, double-blind clinical trials. BMC Clin Pharmacol 2010 Sep 29;10:12.

16. Blagden M, Hafer J, Duerr H, Hopp M, Bosse B. Long-term evaluation of combined prolonged-release oxycodone and naloxone in patients with moderate-to-severe chronic pain: pooled analysis of extension phases of two Phase III trials. Neurogastroenterol Motil 2014 Dec;26(12):1792–1801.

17. Wong A, Macleod D, Robinson J, Koutsogiannis Z, Graudins A, Greene SL. Oxycodone/naloxone preparation can cause acute withdrawal symptoms when misused parenterally or taken orally. Clin Toxicol (Phila) 2015;53(8):815–818.

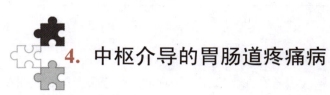

4. 中枢介导的胃肠道疼痛病

4-1. 中枢介导的腹痛综合征（重度）

病史

　　患者女性，42 岁，工程师，因持续严重的慢性腹痛 2 年转诊至消化科，以寻求进一步的诊治意见。患者因持续存在的症状已多次至门诊和急诊就诊，全面的实验室检查、腹部超声、腹部 CT 和胃肠道内镜检查均未见异常。患者自诉无报警症状，无体重减轻，其腹痛症状是几年前逐渐出现的，起初表现为反复发作的腹痛、腹胀、大便干硬、排便次数减少，诊断为肠易激综合征。后来，腹痛逐渐加重，发作间期症状也不能完全缓解，同时出现抑郁症状，与丈夫离婚。近 2 年，其腹痛持续，时轻时重；有时大便干硬，在服阿片类药物时明显，而在其他时间大便干硬对其并无困扰。患者在大便干硬时使用泻药也并不能改善腹痛，反而产生其他副作用。1 年前患者停用了阿片类药物，因为阿片类药物不能改善症状，只让其恶心和便秘。目前其腹痛症状持续，主要位于中腹部，与锻炼活动、饮食和排便无关。近 1 年因腹痛无法工作。用药方面：目前患者在服用精神科医生处方的西酞普兰（citalopram）治疗抑郁，偶尔服用对乙酰氨基酚或非甾体类抗炎药缓解腹痛，但收效甚微。

多维度临床资料分类

A. 诊断分类：中枢介导的腹痛综合征（centrally mediated abdominal pain syndrome，CAPS）。

B. 临床表现补充：便秘。

C. 对日常活动影响：重度。

D. 社会心理学表现：抑郁。

E. 生理特征和生物学标志：不详。

多维度临床资料分类解释

A. 诊断分类：该患者症状符合罗马Ⅳ中枢介导的腹痛综合征（CAPS）的诊断标准 [1]。患者已进行了全面的评估，排除了可能的器质性疾病，且没有报警症状。患者以肠易激综合征起病，但慢慢地发展成持续的腹痛，与生理状况无关；尽管仍有大便干硬，但现在该症状已对其没有困扰，且与腹痛无关。有时，CAPS 可以是从典型的发展而来，其特点正如该例患者一样，从反复发作的腹痛变成慢性持续的腹痛，同时排便习惯的紊乱有所改善（或不那么突出），且与腹痛无关。

B. 临床表现补充：该例患者有大便干硬，服阿片类药物后症状加重，这可能会影响到其他的治疗选择。然而，与此前相比，大便干硬目前对患者基本没有困扰，且与腹痛无关。因此，患者不再符合肠易激综合征便秘型的诊断。

C. 对日常活动影响：重度。持续腹痛使患者无法工作。针对问题："总体来说，这些症状对您目前生活（工作、学业、社会活动、自理能力、专注力和执行力）的影响程度有多大？"患者的回答为"重度"。

D. 社会心理学表现：抑郁。精神科医生建议给予 SSRI 类药物来治疗抑郁，抑郁症状的出现与离婚有关。

E. 生理特征和生物学标志：不详。

总体评价

该例 42 岁女性患者有长期肠易激综合征病史，逐渐发展成为重度 CAPS，合并抑郁，目前无法工作。

治疗

1. **抗抑郁药控制疼痛**：有明确证据支持使用小剂量三环类抗抑郁药（tricyclic antidepressants，TCAs）治疗疼痛性功能性胃肠病[2,3]，其剂量通常小于治疗抑郁症的用量，用药数周后，可根据治疗反应和副作用，逐渐增加剂量[4]。新的抗抑郁药，如选择性 5-HT 再摄取抑制剂（selective serotonin reuptake inhibitors，SSRIs）和 5-HT 去甲肾上腺素再摄取抑制剂（serotonin-norepinephrine reuptake inhibitors，SNRIs），可单独使用或与 TCAs 合用，通过减轻焦虑和治疗合并存在的精神心理疾患（如抑郁）来加强止痛效果[4,5]。该例患者服用的西酞普兰是一种 SSRIs，SSRIs 是治疗焦虑和抑郁中使用最广泛的药物，但其缓解腹痛的效果并不显著[5]。SNRIs 类药物有止痛和抗抑郁的双重作用，可用于不同类型的慢性疼痛[6]，因为其具有去甲肾上腺素能作用，其止痛效果较 SSRIs 更强，且没有 TCAs 类药物的抗组胺或抗胆碱能作用带来的一些副作用。遗憾的是，目前有关 SNRIs 类药物治疗 FGIDs 的疗效的数据还很少。当患者合并存在抑郁症状时，加用抗抑郁药是合理的。该例患者疼痛和抑郁并存，将 SSRIs 类药物更换为 SNRIs 类更为恰当。

2. **其他抗精神病药物**：还可以考虑选择其他一些抗精神病药物。喹硫平（quetiapine）是一种非典型抗精神病药物，小剂量可用于焦虑、睡眠障碍、伴有心理症状的内科患者，也可作为疼痛性疾病的增效治疗[7]。奥氮平（olanzapine）是另一种非典型抗精神病药，对 SNRIs 和 TCAs 类药物治疗反应不佳的患者可加用奥氮平，发挥增效作用[8]。丁螺环酮（buspirone）是一种非苯二氮䓬类抗焦虑药物，在精神科用于增加抗抑郁药的药效，同时还具有 5-HT$_1$ 受体激动剂的作用[9]。

3. α-2δ 配体药物：加巴喷丁（gabapentin）和普瑞巴林（pregabalin）广泛用于不同类型的慢性疼痛[10]。研究发现，普瑞巴林可降低直肠的疼痛阈值，用于有内脏高敏感的 IBS 患者[11]。此外，普瑞巴林也有助于慢性疼痛患者矫正其脑区对疼痛的生化学、联络和功能性异常反应[12]。但是，即使在临床上这些药物已广泛用于治疗消化道疼痛和广泛性焦虑障碍（单用或与 SSRI 类合用）[13]，但还没有正式的研究表明这两种药物对 FGIDs 的临床有效性。

4. 心理学治疗——认知行为治疗、精神动力学-人际关系治疗、基于正念或接纳疗法、催眠疗法：脑-肠轴在调节内脏疼痛方面发挥着重要作用，因此一些针对脑-肠轴的心理学治疗，包括认知行为治疗（cognitive behavioral therapy，CBT）、精神动力学-人际关系治疗（psychodynamic-interpersonal therapy，PIT）、正念或接纳疗法（mindfulness/acceptance-based therapies）和催眠疗法（hypnotherapy）在 CAPS 治疗中占有重要地位。这些治疗可单独进行，或者联合上述的药物治疗进行。虽然表明这些疗法对 CAPS 有效性的直接证据很有限，但在类似的慢性消化道和非消化道疼痛病中，已有科学数据支持这些疗法是有效的[2,14-19]。

（李　玥　译，方秀才　校）

参考文献

1. Whorwell P, Keefer L, Drossman DA, Guthrie E, Olden K, Simrén M, Tillisch K. Centrally mediated disorders of gastrointestinal pain. In: Drossman DA, Chang L, Chey WD, Kellow J, Tack J, Whitehead WE (eds). Rome IV Functional Gastrointestinal Disorders—Disorders of Gut-Brain Interaction, 4th edition. Raleigh, NC: Rome Foundation, 2016; pp. 1059–1116.
2. Ford AC, Quigley EM, Lacy BE, Lembo AJ, Saito YA, Schiller LR, Soffer EE, Spiegel BM, Moayyedi P. Effect of antidepressants and psychological therapies, including hypnotherapy, in irritable bowel syndrome: systematic review and meta-analysis. Am J Gastroenterol 2014;109:1350–1365; quiz 1366.
3. Jackson JL, O'Malley PG, Tomkins G, Balden E, Santoro J, Kroenke K. Treatment of functional gastrointestinal disorders with antidepressant medications: a meta-analysis. Am J Med 2000;108:65–72.
4. Grover M, Drossman DA. Psychopharmacologic and behavioral treatments for functional gastrointestinal disorders. Gastrointest Endosc Clin N Am 2009;19:151–170, vii–viii.
5. Tornblom H, Drossman DA. Centrally targeted pharmacotherapy for chronic abdominal pain. Neurogastroenterol Motil 2015;27:455–467.
6. Gaynor PJ, Gopal M, Zheng W, Martinez JM, Robinson MJ, Hann D, Marangell LB. Duloxetine versus placebo in the treatment of major depressive disorder and associated painful physical symptoms: a replication study. Curr Med Res Opin 2011;27: 1859–1867.

7. Grover M, Dorn SD, Weinland SR, Dalton CB, Gaynes B, Drossman DA. Atypical antipsychotic quetiapine in the management of severe refractory functional gastrointestinal disorders. Dig Dis Sci 2009;54:1284–1291.
8. Freedenfeld RN, Murray M, Fuchs PN, Kiser RS. Decreased pain and improved quality of life in fibromyalgia patients treated with olanzapine, an atypical neuroleptic. Pain Pract 2006;6:112–118.
9. Trivedi MH, Fava M, Wisniewski SR, Thase ME, Quitkin F, Warden D, Ritz L, Nierenberg AA, Lebowitz BD, Biggs MM, Luther JF, Shores-Wilson K, Rush AJ, STAR*D Study Team. Medication augmentation after the failure of SSRIs for depression. N Engl J Med 2006;354:1243–1252.
10. Giladi H, Choiniere M, Fitzcharles MA, Ware MA, Tan X, Shir Y. Pregabalin for chronic pain: does one medication fit all? Curr Med Res Opin 2015:1–24.
11. Houghton LA, Fell C, Whorwell PJ, Jones I, Sudworth DP, Gale JD. Effect of a second-generation alpha2delta ligand (pregabalin) on visceral sensation in hypersensitive patients with irritable bowel syndrome. Gut 2007;56:1218–1225.
12. Harris RE, Napadow V, Huggins JP, Pauer L, Kim J, Hampson J, Sundgren PC, Foerster B, Myria Petrou M, Schmidt-Wilcke T, Clauw DJ. Pregabalin rectifies aberrant brain chemistry, connectivity, and functional response in chronic pain patients. Anesthesiology 2013;119:1453–1464.
13. Alvarez E, Olivares JM, Carrasco JL, López-Gómez V, Rejas J. Clinical and economic outcomes of adjunctive therapy with pregabalin or usual care in generalized anxiety disorder patients with partial response to selective serotonin reuptake inhibitors. Ann Gen Psychiatry 2015;14:2.
14. Cramer H, Haller H, Lauche R, Dobos G. Mindfulness-based stress reduction for low back pain. A systematic review. BMC Complement Altern Med 2012;12:162.
15. Creed F, Fernandes L, Guthrie E, Palmer S, Ratcliffe J, Read N, Rigby C, Thompson D, Tomenson B, North of England IBS Research Group. The cost-effectiveness of psychotherapy and paroxetine for severe irritable bowel syndrome. Gastroenterology 2003;124:303–317.
16. Lackner JM, Jaccard J, Krasner SS, Katz LA, Gudleski GD, Holroyd K. Self-administered cognitive behavior therapy for moderate to severe irritable bowel syndrome: clinical efficacy, tolerability, feasibility. Clin Gastroenterol Hepatol 2008;6:899–906.
17. McCracken LM, MacKichan F, Eccleston C. Contextual cognitive-behavioral therapy for severely disabled chronic pain sufferers: effectiveness and clinically significant change. Eur J Pain 2007;11:314–322.
18. Miller V, Whorwell PJ. Hypnotherapy for functional gastrointestinal disorders: a review. Int J Clin Exp Hypn 2009;57:279–292.
19. Veehof MM, Oskam MJ, Schreurs KM, Bohlmeijer ET. Acceptance-based interventions for the treatment of chronic pain: a systematic review and meta-analysis. Pain 2011;152:533–542.

4-2. 中枢介导的腹痛综合征（重度）

病史

患者女性，37 岁，从青春期开始出现便秘症状，诊断为轻度的便秘型肠易激综合征（IBS with predominant constipation，IBS-C）。患者的童年很快乐，没有明显的心理问题，但其承认自己容易焦虑。患者在 20 多岁时曾出现严重的右下腹痛并因此行阑尾切除术，然而并未发现阑尾有异常。术后仍有右侧腹痛，腹部超声检查发现右侧卵巢囊肿，遂进行了右侧卵巢切除术，术后疼痛非但没有缓解，反而加重。患者发现进食后腹痛加重，因此节制饮食，体重减轻 5kg。医生认为这种持续的疼痛可能是术后粘连所致，因此进行了腹腔镜下粘连松解术。术后症状仍未能缓解，开始服用可待因（codeine 30mg，3 次/日），疼痛稍减轻，但便秘有加重。患者的生活也受到了影响，与男友分手部分是因为性生活会加重其腹痛。患病之后患者逐渐变得不爱出门、郁闷，目前在服用米氮平。

多维度临床资料分类

A. 诊断分类：中枢介导的腹痛综合征（centrally mediated abdominal pain syndrome，CAPS）。

B. 临床表现补充：多次腹部手术治疗。

C. 对日常活动影响：重度。

D. 社会心理学表现：社会隔离和抑郁。

E. 生理特征和生物学标志：不详。

多维度临床资料分类解释

A. 诊断分类：中枢介导的腹痛综合征。该患者症状符合罗马Ⅳ中枢介导的腹痛综合征（CAPS）的诊断标准[1]，以腹痛为主要表现，肠功能紊乱在服用可待因之前相对较轻。

B. 临床表现补充：多次腹部手术治疗。患者的腹痛误归因于多种情况（阑尾炎、卵巢囊肿和粘连），并进行了手术干预。众所周知，在经历多次手术的患者中，部分患者会出现术后的慢性疼痛[2]，包括腹痛[3]。值得注意的是，在术后疼痛的易感因素[2]中包括了肠易激综合征（IBS）和慢性腹痛，这或许可以解释为什么 IBS 患者常会出现术后疼痛综合征，且通常难以控制。术后疼痛综合征会导致过多的药物干预。

C. **对日常活动影响**：重度。针对问题："总体来说，这些症状对您目前生活（工作、学业、社会活动、自理能力、专注力和执行力）的影响程度有多大？"患者的回答为"重度"。腹痛让患者放弃了工作，与男朋友分手，并使其不愿出门。

D. **社会心理学表现**：抑郁。伴发的社会隔离和抑郁使患者的疼痛加重，疼痛又加重了其抑郁症状，让患者感觉"再也好不了"，于是形成了一种恶性循环。

E. **生理特征和生物学标志**：不详。

总体评价

该例患者早期有 IBS-C 病史，逐渐发展成 CAPS。多方面的因素加重了患者疼痛，包括对症状过于关注、社会隔离、抑郁和可待因的使用。

治疗

1. **教育和安慰**：教育方面，要充分解释 CAPS 这种疾病，包括通过治疗能够获得的效果和可能达不到的目标。在安慰方面，需要向患者指出，尽管无法治愈该病，但能够做到对症状的控制。

2. **抗抑郁药**：因为该例患者腹痛严重，且必须停用阿片类药物，建议加用三环类抗抑郁药（TCAs）或 5-HT 去甲肾上腺素再摄取抑制剂（SNRIs），它们同时有中枢镇痛和治疗抑郁的作用。这两类药物兼有去甲肾上腺能和 5-羟色胺能的作用，对慢性疼痛的疗效优于选择性 5-HT 再摄取抑制剂（SSRIs）[4,5]。另有证据显示，抗抑郁药物可降低麻醉剂肠道综合征（narcotic bowel syndrome，NBS）发病机制中胶质细胞 toll 样受体（toll-like receptor，TLR-4）的活性，可促进戒断[6]。因为三环类抗抑郁药（TCAs）有便秘的副作用，因此该例患者应首选 5-HT 去甲肾上腺素再摄取抑制剂类药物。

3. **停用可待因**：应鼓励患者逐渐减少可待因用量至完全停药。

4. **治疗便秘**：治疗便秘有可能减轻腹痛。一般来说，传统的泻剂如聚乙二醇溶液（PEG）即可奏效，可按需定量。这类泻药最适用于像该例这样有持续便秘的患者。如果这类药物效果不佳，可尝试新的药物，如利那洛肽（linaclotide）或鲁比前列酮（lubiprostone），有证据显示这两种药物对腹痛有一定的缓解作用。

5. **"肠道指向性"催眠疗法**（gut focused hypnotherapy）：有证据证明，"肠道指向性"催眠疗法是治疗 IBS 的有效方法，且效果可维持多年[7]；此法还有助于减轻腹痛和这类患者常伴有的躯体化症状。催眠疗法还有明确的心理学功效，可减轻焦虑、抑郁，减少不良认知。然而，尚无专门的研究探索催眠疗法在 CAPS 中的应用。一般来说，用催眠疗法治疗腹痛，焦虑评分越高的患者效果越好；合并抑郁不会减弱治疗反应[8]，这提示此法对 CAPS 患者会有疗效。临床上大多数 CAPS 患者使用了抗抑郁药。有文献表明，对其他疾病，抗抑郁药和行为学治疗的联合应用优于单用任一种治疗的效果[9]，推测催眠疗法也不例外。曼彻斯特小组的体会是，CAPS 患者可从催眠疗法中获益，但效果不如 IBS 患者显著（资料来自于 Peter Whorwell 的个人通信）。

（李　玥　译，方秀才　校）

参考文献

1. Whorwell P, Keefer L, Drossman DA, Guthrie E, Olden K, Simrén M, Tillisch K. Centrally mediated disorders of gastrointestinal pain. In: Drossman DA, Chang L, Chey WD, Kellow J, Tack J, Whitehead WE (eds). Rome IV Functional Gastrointestinal Disorders—Disorders of Gut-Brain Interaction, 4th edition. Raleigh, NC: Rome Foundation, 2016; pp. 1059–1116.

2. Reddi D, Curran N. Chronic pain after surgery: pathophysiology, risk factors and prevention. Postgrad Med J 2014;90:222–227; quiz 226.

3. Sperber AD, Morris CB, Greemberg L, Bangdiwala SI, Goldstein D, Sheiner E, Rusabrov Y, Hu Y, Katz M, Freud T, Neville A, Drossman DA. Development of abdominal pain and IBS following gynecological surgery: a prospective, controlled study. Gastroenterology 2008;134:75–84.

4. Dekel R, Drossman DA, Sperber AD. The use of psychotropic drugs in irritable bowel syndrome. Expert Opin Investig Drugs 2013;22:329–339.

5. Grover M, Drossman DA. Centrally acting therapies for irritable bowel syndrome. Gastroenterol Clin North Am 2011;40:183–206.

6. Hutchinson MR, Loram LC, Zhang Y, Shridhar M, Rezvani N, Berkelhammer D, Phipps S, Foster PS, Landgraf K, Falke JJ, Rice KC, Maier SF, Yin H, Watkins LR. Evidence that tricyclic small molecules may possess toll-like receptor and myeloid differentiation protein 2 activity. Neuroscience 2010;168:551–563.

7. Miller V, Whorwell PJ. Hypnotherapy for functional gastrointestinal disorders: a review. Int J Clin Exp Hypn 2009;57:279–292.

8. Miller V, Carruthers HR, Morris J, Hasan SS, Archbold S, Whorwell PJ. Hypnotherapy for irritable bowel syndrome: an audit of one thousand adult patients. Aliment Pharmacol Ther 2015;41:844–855.

9. Dubicka B, Elvins R, Roberts C, Chick G, Wilkinson P, Goodyer IM. Combined treatment with cognitive-behavioural therapy in adolescent depression: meta-analysis. Br J Psychiatry 2010;197:433–440.

4-3. 中枢介导的腹痛综合征伴阿片引起的便秘（重度）

病史

患者女性，43 岁，教师，因严重的慢性腹痛 10 年转诊至消化专家门诊会诊。近 1 年患者的腹痛更加严重，先后 3 次急诊就诊和住院。所有检查均未见异常。患者已经看过多位消化内科医生，进行了 3 次结肠镜检查（最近一次是 2 年前），结果均无异常。患者的腹痛性质始终呈烧灼样疼痛，不能忍受任何人触碰其腹部。1 年前患者开始使用芬太尼贴剂，起初部分有效，但后来腹痛比以前更重，于是逐渐增加剂量至 100μg/h，每 48h 更换 1 次，但仍然没有效果。疼痛加重的同时出现排便次数减少，平均每周 1～2 次，为干硬大便，伴排便费力、排便不尽感。患者自诉许多食物都会让其感到恶心并加重腹痛。既往有癫痫和哮喘史。患者认为自己的右腿比左腿短，其鞋子有一只是增高型的，并用单拐杖走路。因为生病，患者近 3 个月没有上班。否认任何心理和情绪异常。在患者的病历中有这样的记载：15 年前曾怀疑为"癫痫"，长期服用抗惊厥药物，尽管后来排除了癫痫的诊断，但患者并没有停止服药。在青春期晚期，患者曾因右腿无力至骨科就诊，当时双腿是等长的，并未能发现腿无力的原因，医生建议患者接受心理治疗。骨科医生的病历记录中还提及：患者在青少年时期有过进食障碍，在 20 多岁时因"频繁抑郁发作"家庭医生曾建议给予氟西汀治疗。患者 29 岁时，因怀疑是子宫内膜异位症所致的盆腔痛行子宫切除术。在近 30 岁时，患者曾因背痛服用过曲马多和可待因。目前，患者在进行晕厥的评估。

多维度临床资料分类

A. 诊断分类：中枢介导的腹痛综合征（centrally mediated abdominal pain syndrome，CAPS），阿片引起的便秘（opioid-induced constipation，OIC）。

B. 临床表现补充：心因性非癫痫性发作（"假性癫痫"）、哮喘、晕厥。

C. 对日常活动影响：重度。

D. 社会心理学表现：进食障碍、重度抑郁障碍、躯体症状障碍[3,4]。

E. 生理特征和生物学标志：不详。

多维度临床资料分类解释

A. 诊断分类：该患者持续多年的症状符合罗马Ⅳ中枢介导的腹痛综合征（CAPS）的诊断标准[1]；该患者还符合罗马Ⅳ阿片引起的便秘（OIC）的诊断标准。OIC通常在开始服用阿片类药物或药物加量后出现便秘，主要表现为大便干硬、排便次数减少、排便费力和排便不尽感。OIC 与结肠内 μ-阿片受体的激活增加有关。

B. 临床表现补充：该患者还有几种非胃肠道疾患的临床表现，包括心因性非癫痫性发作，也称为假性癫痫，是一种应激的躯体化症状，其神经系统检查无异常发现 [2]。另外，患者还有哮喘和晕厥病史。

C. 对日常活动影响：重度。针对问题："总体来说，这些症状对您目前生活（工作、学业、社会活动、自理能力、专注力和执行力）的影响程度有多大？"患者的回答为"重度"。患者无法工作，且自诉疼痛影响了其外出、购物、社交、读书、集中精力、做家务、与丈夫的性生活。

D. 社会心理学表现：尽管患者没有说自己有任何心理症状，但其病历反映了患者既往有进食障碍和抑郁，另外，患者还有一些难以解释的症状以及掩饰症状的行为倾向 [3,4]，这都是躯体症状障碍（DSM-5）的证据。目前，在转诊病历或相关记录中没有足够的信息来确认哮喘的诊断、晕厥的可能原因和子宫切除术的必要性。患者对阿片类药物的依赖程度也需要进一步评估。

E. 生理特征和生物学标志：不详。

总体评价

该中年女性患者慢性腹痛 10 年，符合 CAPS。从早期的精神问题，随后出现的其他症状和主诉，均提示患者存在躯体症状障碍 [4]。最近 1 年，患者服用阿片类药物的用量增加，导致了 OIC。所有这些问题使其生活能力明显下降。

治疗

1. 制订一套多维度的治疗计划：该计划需要患者本人及其整个医疗小组的共同配合，其目标是各科医生间建立长期的有效沟通渠道，从而使患者能获得最优化的治疗方案，并停止可能有害的治疗。将治疗目标从"治愈疾病"调整为"控制症状"——该患者一直期待自己的疾病能得到治愈，但基于疼痛病程长，加之患者从年轻时就有许多其他的健康问题，想获得治愈是不太可能的。患者的医疗小组需要尽量减少药物种类，防止重新使用阿片类药物，减少看专科医生，避免更多检查和治疗。患者还应再去骨科评估其骨骼肌肉症状。

2. 住院进行阿片类药物戒断治疗：医生需要向患者详细解释该治疗方案的原理，以获得患者的配合，达到共同的治疗目标 [1]。

3. 精神心理和神经科会诊：该患者有心理社会问题的病史，目前有躯体症状障碍和阿片类药物依赖，因此请擅长处理躯体症状障碍和生物心理社会治疗的精神科医生会诊。将患者转诊至精神心理科医生要谨慎行事，患者需要这样的承诺：

医疗小组相信患者疼痛是真实存在的症状。一旦转诊成功，精神科医生会给予相应的治疗，并为患者的整体治疗提供帮助；很有可能还会发现一些其他的心理学问题。心理治疗可能会改善患者的其他症状。还需考虑请神经科医生会诊，总结评估抗癫痫治疗。因为目前没有关于既往神经症状足够的证据，神经科会诊的目的是减少或停用不必要的药物。

4. **抗抑郁药**：该患者有严重腹痛但必须停用阿片类药物，可给予有去甲肾上腺素能作用的抗抑郁药如 SNRIs 或 TCAs，作为中枢麻醉药来缓解患者的腹痛。因为患者同时存在便秘，宜选择副作用较小的 SNRIs。

5. **治疗便秘**：便秘和大便潴留的结肠灌洗治疗。灌肠可以缓解便秘，如果患者不愿意或不能够完成阿片类药物的戒断治疗，且 OIC 对常规的治疗无效时，可以考虑选择有外周作用的 μ-阿片受体拮抗剂（peripheral-acting mu-opioid receptor antagonist，PAMORA），详细内容参阅病例 3-16：阿片引起的便秘（中度）。

（李　玥　译，方秀才　校）

参考文献

1. Whorwell P, Keefer L, Drossman DA, Guthrie E, Olden K, Simrén M, Tillisch K. Centrally mediated disorders of gastrointestinal pain. In: Drossman DA, Chang L, Chey WD, Kellow J, Tack J, Whitehead WE (eds). Rome IV Functional Gastrointestinal Disorders—Disorders of Gut-Brain Interaction, 4th edition. Raleigh, NC: Rome Foundation, 2016; pp. 1059–1116.
2. Bodde NM, Brooks JL, Baker GA, Boon PA, Hendriksen JG, Mulder OG, Aldenkamp AP. Psychogenic non-epileptic seizures—definition, etiology, treatment and prognostic issues: a critical review. Seizure 2009;18:543–553.
3. Dimsdale JE, Creed F, Escobar J, Sharpe M, Wulsin L, Barsky A, Lee S, Irwin MR, Levenson J. Somatic symptom disorder: an important change in DSM. J Psychosom Res 2013;75:223–228.
4. American Psychiatric Association. Diagnostic and Statistical Manual of Mental Disorders. Fifth Edition (DSM-5). Washington DC: American Psychiatric Publishing, 2013.

4-4. 中枢介导的腹痛综合征、麻醉剂肠道综合征和阿片引起的便秘（重度）

病史

　　患者女性，53 岁，职员，因持续腹痛多年于三级医院消化科门诊就诊。患者伴有排便次数减少、大便干硬；有时腹泻，并间断有大便失禁。腹部 X 线平片提示全结肠粪便影。肛门直肠动力检查提示肛管收缩压正常，直肠能正常逼出球囊。35 年来患者症状持续存在，使其无法工作，正在申请残疾补助。患者幼年有躯体、性虐待史，心理科曾经诊断为创伤后应激障碍（post-traumatic stress disorder，PTSD），并有自杀念头。在过去 1 年里，使用羟考酮越来越频繁，剂量已经从每日 30mg 增加至每日 100mg 以上。然而，这使得疼痛和便秘更加严重，约每周排便 1 次，为硬便，且需要手法辅助排便；便秘严重时可能会出现大便失禁。实验室和影像学检查均未见异常。

多维度临床资料分类

A. 诊断分类：中枢介导的腹痛综合征（centrally mediated abdominal pain syndrome，CAPS）、麻醉剂肠道综合征（narcotic bowel syndrome，NBS）、阿片引起的便秘（opioid-induced constipation，OIC）。

B. 临床表现补充：大便失禁。

C. 对日常活动的影响：重度。

D. 社会心理学表现：创伤后应激障碍、虐待史、自杀念头。

E. 生理特征和生物学标志：不详。

多维度临床资料分类解释

A. 诊断分类：该患者症状符合罗马Ⅳ中枢介导的腹痛综合征（CAPS）的诊断标准，症状持续存在多年 [1]。麻醉剂肠道综合征（NBS）是阿片类药物引起的中枢性痛觉过敏，患者在麻醉剂使用剂量和频率不断增加的情况下腹痛反而有加重 [2]。患者同时符合阿片引起的便秘（OIC）的诊断标准，结肠内 μ-阿片受体活化的增加导致便秘的发生 [3]。这三种疾病的罗马Ⅳ诊断标准参见附文 A。

B. 临床表现补充：X 线检查示结肠内大便潴留，提示患者存在慢传输型便秘，大便失禁可能是溢出性腹泻，腹泻最常在便秘严重时出现。肛门直肠动力检查未见异常。

C. 对日常活动的影响：基于患者的主诉：长时间剧烈的疼痛、合并严重的社会心理学疾病以及无法工作，考虑疾病对患者日常活动的影响为重度。针对问题："总体来说，这些症状对您目前生活（工作、学业、社会活动、自理能力、专注力和执行力）的影响程度有多大？"患者的回答为"重度"。

D. **社会心理学表现**：患者自诉躯体虐待和性虐待史，有自杀念头。心理科诊断为PTSD，这加重了患者疼痛的严重程度，使健康状态受到损害[4]。

E. **生理特征和生物学标志**：不详。患者有大便失禁的病史，可能是由于大便潴留导致稀水便的漏出。肛门直肠动力检测并未提示肛门静息压或收缩压的降低，且直肠可正常逼出球囊，因此可以除外不协调性排便。

总体评价

该中年女性有慢性腹痛病史 35 年，阿片类药物的使用逐渐增加，因此导致NBS 和 OIC。该患者还因为有受虐待史和 PTSD 导致心理障碍。大便失禁与 X 线所示的大便潴留相关。所有这些症状导致患者无法工作，生活能力下降。

治疗

1. **戒断麻醉剂**：戒断阿片类药物对 NBS 和 OIC 患者是合理的治疗。没有证据表明对慢性非恶性肿瘤性疼痛患者持续使用阿片类药物是有益的[5]，近期研究显示长期使用这类药物有害无益，甚至导致英年早逝[6-8]。目前已经有针对 OIC 的治疗[9]，但 NBS 唯一公认的治疗就是戒断麻醉剂，该患者尽管使用了大剂量阿片类麻醉剂其疼痛仍不断加重，其尤能从戒断麻醉剂中获益[10]。根据推荐流程进行戒断治疗后[10]，临床医生再评估患者的疼痛程度和便秘，给予相应的对症治疗。

2. **针对合并的心理疾病提供会诊**：该患者同时存在明显的社会心理障碍（包括早期受虐待史、创伤后应激障碍和自杀念头）[5]，影响了其健康状况。心理会诊以评估是否需要精神类药物治疗和心理治疗，对优化整体的治疗是必要的。

3. **针对疼痛使用 SNRI**：考虑到患者存在严重腹痛，且需要停用阿片类药物，治疗上推荐予以三环类抗抑郁药（TCAs）或 5-HT 去甲肾上腺素再吸收抑制剂（SNRIs）以达到中枢镇痛作用。与选择性 5-HT 再吸收抑制剂（SSRIs）相比，优先选用这两类药物，因为它们同时有去甲肾上腺素活性和 5-HT 活性，对慢性疼痛更有效[11,12]。鉴于三环类抗抑郁药有便秘的副作用，该患者应首选 5-HT去甲肾上腺素再吸收抑制剂。

4. **采用灌肠解决便秘和大便潴留**：患者有阿片类药物使用史，X 线检查提示大便潴留，临床经验表明：先采用结肠镜检查时常规用的清肠剂（如聚乙二醇清肠溶液）清除肠道蓄积的粪便，继之按时使用通便药以保证规律排便，并减少大便溢漏。OIC 对常规便秘药物治疗效果欠佳，如果患者不愿意或不能停止使用麻醉剂，可以考虑使用外周作用的 μ-阿片受体拮抗剂（PAMORA），具体参见病例 3-16：阿片引起的便秘（中度）。

（李晓青　译，方秀才　校）

参考文献

1. Whorwell P, Keefer L, Drossman DA, Guthrie E, Olden K, Simrén M, Tillisch K. Centrally mediated disorders of gastrointestinal pain. In: Drossman DA, Chang L, Chey WD, Kellow J, Tack J, Whitehead WE (eds). Rome IV Functional Gastrointestinal Disorders—Disorders of Gut-Brain Interaction, 4th edition. Raleigh, NC: Rome Foundation, 2016; pp. 1059–1116.

2. Grunkemeier DMS, Cassara JE, Dalton CB, Drossman DA. The narcotic bowel syndrome: clinical features, pathophysiology, and management. Clin Gastroenterol Hepatol 2007;5:1126–1139; quiz 1121.

3. Gaertner J, Siemens W, Camilleri M, Davies A, Drossman DA, Webster LR, Becker G. Definitions and outcome measures of clinical trials regarding opioid-induced constipation: a systematic review. J Clin Gastroenterol 2015;49:9–16.

4. Drossman DA, Li Z, Leserman J, Toomey TC, Hu Y. Health status by gastrointestinal diagnosis and abuse history. Gastroenterology 1996;110:999–1007.

5. Sperber AD, Drossman DA. Review article: the functional abdominal pain syndrome. Aliment Pharmacol Ther 2011;33:514–524.

6. Lichtenstein GR, Feagan BG, Cohen RD, Salzberg BA, Diamond RH, Price S, Langholff W, Londhe A, Sandborn WJ. Serious infection and mortality in patients with Crohn's disease: more than 5 years of follow-up in the TREAT™ registry. Am J Gastroenterol 2012;107:1409–1422.

7. Malekzadeh MM, Khademi H, Pourshams A, Etemadi A, Poustchi H, Bagheri M, Khoshnia M, Sohrabpour AA, Aliasgari A, Jafari E, Islami F, Semnani S, Abnet CC, Pharoah PD, Brennan P, Boffetta P, Dawsey SM, Malekzadeh R, Kamangar F. Opium use and risk of mortality from digestive diseases: a prospective cohort study. Am J Gastroenterol 2013;108:1757–1765.

8. Manchikanti L, Fellows B, Ailinani H, Pampati V. Therapeutic use, abuse, and non-medical use of opioids: a ten-year perspective. Pain Physician 2010;13:401–435.

9. Ford AC, Brenner DM, Schoenfeld PS. Efficacy of pharmacological therapies for the treatment of opioid-induced constipation: systematic review and meta-analysis. Am J Gastroenterol 2013;108:1566–1574.

10. Drossman DA, Morris CB, Wrennall CE, Edwards H, Weinland SR, Aderoju AO, Kulkarni-Kelapure RR, Hu YJ, Dalton C, Bouma MH, Zimmerman J, Rooker C, Leserman J, Bangdiwala SI. Diagnosis, characterization, and 3-month outcome after detoxification of 39 patients with narcotic bowel syndrome. Am J Gastroenterol 2012; 107:1426–1440.

11. Dekel R, Drossman DA, Sperber AD. The use of psychotropic drugs in irritable bowel syndrome. Expert Opin Investig Drugs 2013;22:329–339.

12. Grover M, Drossman DA. Centrally acting therapies for irritable bowel syndrome. Gastroenterol Clin North Am 2011;40:183–206.

4-5. 克罗恩病合并麻醉剂肠道综合征和阿片引起的便秘（重度）

病史

患者男性，35 岁，高中老师，18 岁时因"肠梗阻"诊断为克罗恩病：狭窄性回肠炎，无肛周受累。回肠的狭窄为短段的纤维性狭窄。患者无吸烟嗜好。患者接受了回盲部切除、回肠-升结肠端-侧吻合术。术后 1 年结肠镜检查证实吻合口无复发。在此后的 10 年，患者状况较好，仅间断有餐后腹部绞痛伴短时间腹泻，此间小肠造影检查显示回肠末段未见异常，无狭窄形成；胶囊内镜显示：在回-结肠吻合口近端 5cm 处散在 3 个阿弗他溃疡。在随后的几年内，患者有数次腹痛发作，当时内镜检查并未发现疾病进展证据，还是按克罗恩病活动多次给予短期泼尼松龙治疗，疗程 3～4 周。32 岁时，患者因反复腹痛、腹泻、恶心急诊，当时不伴呕吐、发热，此次结肠镜显示回肠远端有 4 个轻度的阿弗他溃疡，溃疡之间黏膜未见异常（Rutgeerts 评分为 1 分）；血清学炎症性标志物无异常。急诊通常给予静脉注射激素和阿片类药物镇痛，出院后继续服用小剂量泼尼松龙（10mg，每日 1 次）、美沙拉秦 2400mg/d，按需服用对乙酰氨基酚和羟考酮（最多每日 4 次）。尽管肠道病变轻微，但患者腹痛加重，且排便习惯自腹泻转变为便秘，表现为排便次数减少、大便干硬。近 2 年来，患者疼痛和便秘进一步加重，每月需要急诊、门诊 1～2 次；多次腹部平片均未发现肠梗阻，但有明显的大便潴留征象。近 1 年，患者芬太尼贴剂用量增至 100μg，并用羟考酮 10mg，每日 3 次。患者诉说自己有中度抑郁，伴睡眠障碍、乏力、食欲差，体重减轻 4.5kg（10 磅），对工作或其他活动没有兴趣。患者不能胜任老师的工作，正在申请伤残证。患者家庭医生请外科医生会诊，外科医生认为可能是回肠克罗恩病的进展，计划行回肠切除术。术前常规消化内科会诊，结肠镜检查仅发现回肠远端有 4 个阿弗他溃疡，吻合口无狭窄（Rutgeerts 评分为 1 分）；血常规、血沉、血清白蛋白等实验室检查均未见异常。鉴于缺乏明显的疾病活动征象或结构异常，专科医师们讨论后，外科取消了手术计划，并建议按麻醉剂肠道综合征治疗。

多维度临床资料分类

A. 诊断分类：麻醉剂肠道综合征（阿片引起的胃肠道痛觉过敏）[narcotic bowel syndrome，NBS（opioid-induced GI hyperalgesia）]、阿片引起的便秘（opioid-induced constipation，OIC）。

B. 临床表现补充：克罗恩病。

C. 对日常活动影响：重度。

D. 社会心理学表现：重性抑郁障碍。

E. 生理特征和生物学标志：不详。

多维度临床资料分类解释

A. 诊断分类：该患者在克罗恩病的基础上发生了麻醉剂肠道综合征（NBS）。NBS 是阿片引起的中枢性痛觉过敏，表现为随着麻醉剂的加量腹痛反而逐渐加重[2]。该患者腹痛随着阿片类药物加量而加重，符合罗马Ⅳ中 NBS 的诊断标准[1]。近年来，随着阿片类药物的用量不断增加，在 IBD 和其他非恶性胃肠道疾病患者中 NBS 越来越常见[3]。该患者以腹泻起病，但近几年腹泻转换成为 OIC，这是由于结肠 μ-阿片受体的激活增加，肠道蠕动减弱、分泌减少造成的[4-6]。

B. 临床表现补充：该患者成年后的大部分时间都受克罗恩病困扰。尽管克罗恩病可以导致腹痛，但是多年随诊并没有客观证据提示疾病进展，无脓肿、瘘管或肠梗阻，因此克罗恩病不能解释患者日益严重的腹痛。在手术 10 年后，间断的疼痛和腹泻逐渐加重，很可能与炎症性肠病（inflammatory bowel disease，IBD）-肠易激综合征（irritable bowel syndrome，IBS）IBD-IBS 相关[7,8]，或伴有回肠切除术后引起的胆盐性肠病（bile salt enteropathy）。

C. 对日常活动影响：重度。依据是生活质量下降、严重腹痛并频繁就诊以及无法工作。针对问题："总体来说，这些症状对您目前生活（工作、学业、社会活动、自理能力、专注力和执行力）的影响程度有多大？"患者的回答为"重度"。

D. 社会心理学表现：患者最近有睡眠障碍、兴趣丧失、无其他原因导致的体重下降，患者倍感郁闷，符合 DSM-5 中重度抑郁症的诊断[9]。

E. 生理特征和生物学标志：不详。

总体评价

　　该 35 岁的男性有克罗恩病病史，18 岁时进行了回肠切除术，多年来患者有间断的腹部不适和腹泻，近年来转换为严重的腹痛以及阿片引起的便秘，诊断性评估未发现克罗恩病进展。他的症状可用在稳定性、非进展的克罗恩病基础上出现的麻醉剂肠道综合征和阿片引起的便秘来解释。

治疗

1. 麻醉剂戒断治疗：阿片类药物的戒断治疗是治疗 NBS 的合理方案，特别是在没有证据表明继续使用阿片类药物是利大于弊时[10]。最近的研究表明，长期使用阿片类药物是有害的，包括可导致英年早逝[11-13]。尽管 OIC 的治疗手段越来越多[14]，但目前公认的方法只有一种，即戒断治疗。戒断治疗特别适合该患者，因为在使用了大剂量阿片类麻醉剂后，他的腹痛反而更加重[15]。在推荐的戒断

方案完成后 [15]，医生可重新评估克罗恩病或 IBD-IBS 相关症状的严重程度，并决定是否需要进一步治疗。

2. **精神健康咨询**：该患者的症状符合重性抑郁症。应请精神病专家会诊，权衡精神药理和心理治疗，优化治疗方案。

3. **抗抑郁药物**：鉴于患者腹痛严重，且需要停用阿片类药物，建议加用同时有中枢镇痛和抗抑郁作用的 TCAs 或 SNRIs。这两类药物的疗效要优于 SSRIs，因为它们兼有去甲肾上腺素能和 5-羟色胺能的作用，对慢性疼痛更有效 [16,17]。还有一些证据表明，抗抑郁药物可降低 NBS 发生机制中胶质细胞 toll 样受体（TLR-4）的活性，可促进戒断过程 [18]。因为 TCAs 类有便秘的副作用，因此该患者首选 SNRIs 类药物。

4. **灌肠治疗便秘和大便潴留**：因为患者有阿片类药物使用史，腹部 X 线也提示大便潴留，按临床经验首先用结肠镜肠道准备标准的方案通便（即聚乙二醇肠道准备溶液），随后的服药频次以达到规律排便、避免大便失禁为原则；如果患者不能够完成阿片类药物的戒断，且 OIC 对常规治疗无效时，可以考虑用有外周作用 μ-阿片受体拮抗剂，详细内容请参阅病例 3-16：阿片引起的便秘（中度）。

5. **初步治疗后的再评估**：在上述治疗的基础上，根据患者的治疗反应，再评估是否要对克罗恩病给予干预治疗。很可能的情况：初始的治疗即可得到满意的临床效果，再评估克罗恩病的治疗方案。

（李　玥　译，方秀才　校）

参考文献

1. Whorwell P, Keefer L, Drossman DA, Guthrie E, Olden K, Simrén M, Tillisch K. Centrally mediated disorders of gastrointestinal pain. In: Drossman DA, Chang L, Chey WD, Kellow J, Tack J, Whitehead WE (eds). Rome IV Functional Gastrointestinal Disorders—Disorders of Gut-Brain Interaction, 4th edition. Raleigh, NC: Rome Foundation, 2016; pp. 1059–1116.
2. Grunkemeier DMS, Cassara JE, Dalton CB, Drossman DA. The narcotic bowel syndrome: clinical features, pathophysiology, and management. Clin Gastroenterol Hepatol 2007;5:1126–1139; quiz 1121.
3. Long MD, Barnes EL, Herfarth HH, Drossman DA. Narcotic use for inflammatory bowel disease and risk factors during hospitalization. Inflam Bowel Dis 2012;18: 869–876.
4. Gaertner J, Siemens W, Camilleri M, Davies A, Drossman DA, Webster LR, Becker G. Definitions and outcome measures of clinical trials regarding opioid-induced constipation: a systematic review. J Clin Gastroenterol 2015;49:9–16.

5. Szigethy E, Schwartz M, Drossman D. Narcotic bowel syndrome and opioid-induced constipation. Current gastroenterology reports 2014;16:410.

6. Camilleri M, Drossman DA, Becker G, Webster LR, Davies AN, Mawe GM. Emerging treatments in neurogastroenterology: a multidisciplinary working group consensus statement on opioid-induced constipation. Neurogastroenterol Motil 2014;26: 1386–1395.

7. Long MD, Drossman DA. Inflammatory bowel disease, irritable bowel syndrome, or what? A challenge to the functional-organic dichotomy. Am J Gastroenterol 2010;105: 1796–1798.

8. Grover M, Herfarth H, Drossman DA. The functional-organic dichotomy: postinfectious irritable bowel syndrome and inflammatory bowel disease-irritable bowel syndrome. Clin Gastroenterol Hepatol 2009;7:48–53.

9. American Psychiatric Association. Diagnostic and Statistical Manual of Mental Disorders. Fifth Edition (DSM-5). Washington, DC: American Psychiatric Publishing, 2013.

10. Sperber AD, Drossman DA. Review article: the functional abdominal pain syndrome. Aliment Pharmacol Ther 2011;33:514–524.

11. Lichtenstein GR, Feagan BG, Cohen RD, Salzberg BA, Diamond RH, Price S, Langholff W, Londhe A, Sandborn WJ. Serious infection and mortality in patients with Crohn's disease: more than 5 years of follow-up in the TREAT™ registry. Am J Gastroenterol 2012;107:1409–1422.

12. Manchikanti L, Fellows B, Ailinani H, Pampati V. Therapeutic use, abuse, and nonmedical use of opioids: a ten-year perspective. Pain Physician 2010;13:401–435.

13. Malekzadeh MM, Khademi H, Pourshams A, Etemadi A, Poustchi H, Bagheri M, Khoshnia M, Sohrabpour AA, Aliasgari A, Jafari E, Islami F, Semnani S, Abnet CC, Pharoah PD, Brennan P, Boffetta P, Dawsey SM, Malekzadeh R, Kamangar F. Opium use and risk of mortality from digestive diseases: a prospective cohort study. Am J Gastroenterol 2013;108:1757–1765.

14. Ford AC, Brenner DM, Schoenfeld PS. Efficacy of pharmacological therapies for the treatment of opioid-induced constipation: systematic review and meta-analysis. Am J Gastroenterol 2013;108:1566–1574.

15. Drossman DA, Morris CB, Edwards H, Weinland SR, Aderoju AO, Kulkarni-Kelapure RR, Hu YJ, Dalton C, Bouma MH, Zimmerman J, Rooker C, Leserman J, Bangdiwala SI. Diagnosis, characterization, and 3-month outcome after detoxification of 39 patients with narcotic bowel syndrome. Am J Gastroenterol 2012;107: 1426–1440.

16. Dekel R, Drossman DA, Sperber AD. The use of psychotropic drugs in irritable bowel syndrome. Expert Opin Investig Drugs 2013;22:329–339.

17. Grover M, Drossman DA. Centrally acting therapies for irritable bowel syndrome. Gastroenterol Clin North Am 2011;40:183–206.

18. Hutchinson MR, Loram LC, Zhang Y, Shridhar M, Rezvani N, Berkelhammer D, Phipps S, Foster PS, Landgraf K, Falke JJ, Rice KC, Maier SF, Yin H, Watkins LR. Evidence that tricyclic small molecules may possess toll-like receptor and myeloid differentiation protein 2 activity. Neuroscience 2010;168:551–563.

5. 胆囊和 **Oddi** 括约肌（**SO**）疾病

5-1. 胆囊功能障碍（中度）

病史

　　患者女性，45 岁，学校老师，因反复右上腹痛 6 个月就诊，符合胆道源性疼痛特征（疼痛出现后迅速达到一定程度，并稳定持续存在 30min，为中度疼痛，与体位变动、排便无关，抗酸剂不能缓解疼痛）。在最近 2 个月内发作过 3 次；末次发作程度最重，且伴有恶心、呕吐。患者平素排便正常。其母亲也有类似的症状，曾诊断胆囊结石，行胆囊切除术后症状缓解。患者平素身体健康，未超重，无其他腹部症状，也未服药。体格检查仅发现右上腹有轻度压痛。患者无过度的焦虑或抑郁表现，但此类情绪问题未经规范评估。肝脏生化和血清脂肪酶正常。疑诊胆囊结石，但腹部超声检查未发现结石。上消化道内镜也无异常发现。患者再次就诊，重复超声、CT 和超声内镜检查仍为阴性。疼痛仍持续存在，推荐患者就诊外科。患者确定症状存在，并要求行二异丙基氨甲酰亚胺乙酰乙酸胆道闪烁造影（DISIDA）扫描。胆囊排泌分数只有 25%（通常正常值>40%）[2]。

多维度临床资料分类

A. 诊断分类：胆囊功能障碍（functional gallbladder disorder）。

B. 临床表现补充：不详。

C. 对日常活动的影响：中度。

D. 社会心理学表现：不详。

E. 生理特征和生物学标志：胆囊排泌分数降低。

多维度临床资料分类解释

A. 诊断分类：该患者症状符合罗马Ⅳ胆囊功能障碍的诊断标准[1]。如果患者有典型的胆源性疼痛，经过仔细的检查，至少包括腹部超声检查、疼痛发作时肝酶和胰酶无升高，可以考虑此诊断。多数的临床医生可能会加做 CT、MRI 和超声内镜，核素肝胆显像（DISIDA 扫描）提示胆囊排泌分数降低支持诊断。其他支持胆源性疼痛的标准包括：疼痛时伴有恶心、呕吐，疼痛反射至背部和（或）右肩胛下区，疼痛可使患者夜间疼醒。

B. 临床表现补充：不详。

C. 对日常活动的影响：中度。针对问题：“总体来说，您的症状对目前生活（工作、学业、社会活动、自理能力、专注力和执行力）的影响程度有多大？”患者的回答为"中度"。也可采用 RAPID 疼痛负荷工具进行评估[3]。

D. 社会心理学表现：不详。

E. 生理特征和生物学标志：胆囊功能障碍通常是通过测量刺激胆囊后其排空的程度来评估的。一般在核医学行 DISIDA 扫描并用胆囊收缩素（cholecystokinin，CCK）刺激完成，也有研究行超声、CT 和 MR 扫描，在 CCK 或脂肪餐刺激下完成。这些试验在预测胆囊切除术预后的准确性方面尚存争议，需要进一步的研究[2,4,5]。

总体评价

45 岁女性，右上腹痛 6 个月，符合胆源性疼痛。症状与其母亲的症状相似，其母曾经被诊断胆囊结石并行胆囊切除术。进一步检查，CT 和超声检查阴性，最后 DISIDA 扫描有阳性发现，胆囊排泌分数为 25%。诊断考虑胆囊功能障碍（中度）。

治疗

1. **保守治疗**：目前病情并不危及生命，进一步恶化的可能性不大，也可自行缓解，因此，可以考虑保守治疗。多项系统检查无阳性发现也提供了更有利的支持。调整饮食和简单的药物治疗（解痉药或神经调节剂）可能有效。

2. **胆囊切除**：在美国，此患者可能需要进行胆囊切除手术；事实上，在此类外科手术中，可疑胆囊功能障碍的患者约占 20%[6]。文献提示，至少 80% 的患者会有获益。但是，已发表的研究多数质量不高，为回顾性研究，且随诊不完整[6]。只有一个随机试验是小样本研究[7]。因为美国以外的其他国家这种疾病并不常见[8]，而且很多患者的症状经过药物保守治疗后可逐渐消失[6]，所以对胆囊功能障碍这一疾病的存在或流行一直存在质疑，DISIDA 扫描胆囊排泌分数下降的预测价值也有相互矛盾。胆囊功能障碍的原因很多，最近一个多学科小组也推荐了一项采用标准流程进行的规范而严格的试验[2]。希望该项研究能成为大样本的假手术对照试验的一部分，以同时评估手术和 DISIDA 检查的作用。如果患者病情未获改善，建议行胆囊切除手术；患者可能会同意手术，并应该对手术可能无效及面临的风险要有充分的知情。

（李晓青　译，夏志伟　校）

参考文献

1. Elta GH, Cotton PB, Carter CR, Corazziari ES, Pasricha PJ. Gallbladder and sphincter of Oddi disorders. In: Drossman DA, Chang L, Chey WD, Kellow J, Tack J, Whitehead WE (eds). Rome IV Functional Gastrointestinal Disorders—Disorders of Gut-Brain Interaction, 4th edition. Raleigh, NC: Rome Foundation, 2016; pp. 1117–1178.

2. DiBaise JK, Richmond BK, Ziessman HA, Everson GT, Fanelli RD, Maurer AH, Ouyang A, Shamamian P, Simons RJ, Wall LA, Weida TJ, Tulchinsky M. Cholecystokinin-cholescintigraphy in adults: consensus recommendations of an interdisciplinary panel. Clin Nucl Med 2012 Jan;37(1):63–70.

3. Durkalski V, Stewart W, MacDougall P, Mauldin P, Romagnuolo J, Brawman-Minzter O, Cotton P. Measuring episodic abdominal pain and disability in suspected sphincter of Oddi dysfunction. World J Gastroenterol 2010;16:4416–4421.

4. Fidler JL, Knudsen JM, Collins DA, McGee KP, Lahr B, Thistle JL, Topazian M. Prospective assessment of dynamic CT and MR cholangiography in functional biliary pain. Am J Roentgenol 2013 Aug;201(2):W271–282.

5. DiBaise JK, Oleynikov D. Does gallbladder ejection fraction predict outcome after cholecystectomy for suspected chronic acalculous gallbladder dysfunction? A systematic review. Am J Gastroenterol 2003 Dec;98(12):2605–2611.

6. Bielefeldt K, Saligram S, Zickmund SL, Dudekula A, Olyaee M, Yadav D. Cholecystectomy for biliary dyskinesia: how did we get there? Dig Dis Sci 2014 Sep 6;59(12):-2850–2863. Bielefeldt K. The rising tide of cholecystectomy for biliary dyskinesia. Aliment Pharmacol Ther 2013 Jan;37(1):98–106.

7. Yap L, Wycherley AG, Morphett AD, Toouli J. Acalculous biliary pain: cholecystectomy alleviates symptoms in patients with abnormal cholescintigraphy. Gastroenterology 1991 Sep;101(3):786–793.

8. Preston JF, Diggs BDS, Dolan JP, Gilbert EW, Schein M, Hunter JG. Biliary dyskinesia: a surgical disease rarely found outside the United States. Am J Surg 2015; 209:799–803.

5-2. 胆管 Oddi 括约肌功能障碍（中度）

病史

患者女性，41 岁，护士，因 18 个月内 6 次发作中到重度上腹痛，3 次需要急诊处理，就诊于消化科。发作时，腹痛位于上腹部和（或）右上腹，并向右肩胛下放射，疼痛稳定持续 60min 或更长时间，伴有恶心、呕吐。排便、改变体位或抗酸剂均不能缓解疼痛，疼痛严重影响日常活动。其中 2 次发作是在进食 40min 内，还有 1 次于睡眠中痛醒。5 年前患者因为胆囊多发结石及胆绞痛发作接受胆囊切除手术，而目前的疼痛与胆囊切除前的疼痛非常相似。相关体格检查阴性。应用医院焦虑抑郁量表进行社会心理评估，未发现明显的焦虑或抑郁。3 次疼痛发作的 24h 内均发现血谷草转氨酶（AST）和谷丙转氨酶（ALT）升高，超过正常上限 3 倍，而血淀粉酶和脂肪酶未见异常。AST 和 ALT 水平在 4 天内降至正常。总体而言，患者认为疾病对其影响属于中度。由于疼痛反复发作，不可预期，且缺乏明确的诊断和治疗，患者感到越来越沮丧。腹部超声提示胆总管直径 6mm，其他无异常。超声内镜未见异常，也除外了小的胆管结石。Oddi 括约肌测压仅记录了胆管段括约肌压力，显示有基础括约肌压力的升高[65mmHg（1mmHg=0.133kPa）]。

多维度临床资料分类

A. 诊断分类：胆管 Oddi 括约肌功能障碍（functional biliary sphincter of Oddi disorder）。

B. 临床表现补充：胆囊切除后。

C. 对日常活动的影响：中度。

D. 社会心理学表现：不详。

E. 生理特征和生物学标志：Oddi 括约肌基础压力升高（65mmHg）。

多维度临床资料分类解释

A. 诊断分类：该患者症状符合罗马Ⅳ胆管 Oddi 括约肌功能障碍的诊断标准[1]。疼痛符合胆源性疼痛，疼痛时伴有肝酶升高，并除外了胆管结石或其他可以解释症状的结构异常。

B. 临床表现补充：胆囊切除后。胆囊完整者是否会出现胆管 Oddi 括约肌功能障碍的研究资料十分有限，很多专家认为只有在胆囊切除后才会出现胆管 Oddi 括约肌功能障碍。

C. 对日常活动的影响：尽管疼痛发作的频率相对并不频繁，但针对问题："总体来说，您的症状对目前生活（工作、学业、社会活动、自理能力、专注力和执行力）的影响程度有多大？"患者的回答为"中度"。进一步的探讨应包括患者对疼痛严重程度的感受，疼痛发作期间和发作后对其活动的影响，以及是否有必要进行与疼痛发作相关的血液检查。

D. 社会心理学表现：根据 HADS 问卷，未见明显精神心理障碍。

E. 生理特征和生物学标志：Oddi 括约肌测压（sphincter of Oddi manometry，SOM）提示基础 Oddi 括约肌压力升高（>40mmHg）。这一发现提示存在括约肌狭窄或"动力障碍"。也可以测量其他测压参数（如括约肌周期性收缩幅度，括约肌对胆囊收缩素类似物的矛盾反应或松弛障碍等），但不能预测括约肌切开的效果。

总体评价

该 41 岁女性，反复中等程度的上腹和右上腹疼痛，5 年前接受胆囊切除术，但此后疼痛仍与胆囊切除术前的疼痛类似。疼痛发作时至少有 3 次出现血 AST 和 ALT 水平升高，随着疼痛缓解可降至正常。胆管直径在正常范围内，因此诊断符合胆管 Oddi 括约肌功能障碍的标准。进一步检查确认 Oddi 括约肌压力升高。

治疗

1. **胆管括约肌切开术**：数项队列研究和 3 项小样本随机对照研究发现，对于多数症状典型且胆管括约肌压力升高的患者，内镜下胆管括约肌切开术能缓解其疼痛[2-4]。但此操作术后出现胰腺炎者至少 10%，所以应该经仔细考虑和讨论后再进行操作。并不是所有的患者都可获益，所以需要进一步研究确定可有效预测成功的因素。其他评估方法，如动态胆管成像和括约肌内注射肉毒素试验等，均需要进一步评价[5-7]。

2. **药物治疗**：鉴于内镜逆行胰胆管造影术（endoscopic retrograde cholangio-pancreatography，ERCP）的操作风险，患者也可以选择尝试药物治疗，如解痉剂，钙通道阻滞剂和神经调节剂。这些药物的作用效果还不明确，需要在严格的前瞻性试验中继续评价。

（李晓青　译，夏志伟　校）

参考文献

1. Elta GH, Cotton PB, Carter CR, Corazziari ES, Pasricha PJ. Gallbladder and sphincter of Oddi disorders. In: Drossman DA, Chang L, Chey WD, Kellow J, Tack J, Whitehead WE (eds). Rome IV Functional Gastrointestinal Disorders—Disorders of Gut-Brain Interaction, 4th edition. Raleigh, NC: Rome Foundation, 2016; pp. 1117–1178.

2. Hall TC, Dennison AR, Garcea G. The diagnosis and management of sphincter of Oddi dysfunction: a systematic review. Langenbecks Arch Surg 2012 Aug;397(6):889–898.

3. Freeman ML, Gill M, Overby C, Cen YY. Predictors of outcomes after biliary and pancreatic sphincterotomy for sphincter of Oddi dysfunction. J Clin Gastroenterol 2007 Jan;41(1):94–102.

4. Petersen BT. An evidence-based review of sphincter of Oddi dysfunction: part I, presentations with "objective" biliary findings (types I and II). Gastrointest Endosc 2004; 59:525–534.

5. Fidler JL, Knudsen JM, Collins DA, McGee KP, Lahr B, Thistle JL, Topazian M. Prospective assessment of dynamic CT and MR cholangiography in functional biliary pain. Am J Roentgenol 2013 Aug;201(2):W271–282.

6. Cicala M, Habib FI, Vavassori P, Pallotta N, Schillaci O, Costamagna G, Guarino MP, Scopinaro F, Fiocca F, Torsoli A, Corazzari E. Outcome of endoscopic sphincterotomy in post cholecystectomy patients with sphincter of Oddi dysfunction as predicted by manometry and quantitative choledochoscintigraphy. Gut 2002 May;50(5):665–668.

7. Murray W, Kong S. Botulinum toxin may predict the outcome of endoscopic sphincterotomy in episodic functional post-cholecystectomy biliary pain. Scand J Gastroenterol 2010 May;45(5):623–627.

5-3. 胰管 Oddi 括约肌功能障碍（中度）

病史

　　患者女性，45 岁，因反复发作急性胰腺炎就诊。在近 3 年内共有 4 次发作，近 8 个月内发作了 2 次，每次均需住院治疗。其中 2 次住院期间的 CT 扫描符合急性胰腺炎。发作间期无症状。尽管患者无胆囊结石，但在第 2 次发作后患者还是做了经验性的胆囊切除术，术后仍有发作。患者不吸烟，以往偶尔饮酒，在第 3 次急性胰腺炎发作后未再饮酒。患者无胰腺疾病家族史，也无腹部外伤史。曾行 MRCP 检查结果未见异常，胆管、胰管无扩张，无胰腺分裂表现。血清淀粉酶和脂肪酶在每次胰腺炎发作后均可恢复正常。血三酰甘油、血清钙和血 Ig4 均未见异常，从未有过肝功能异常。近期超声内镜检查仅提示胰腺内高回声灶，但无其他慢性胰腺炎的证据。患者的既往病史无特殊，既往所行手术包括剖宫产和胆囊切除术。HADS 问卷未提示有临床意义的焦虑或抑郁。也未服用可导致胰腺炎的药物。体格检查未见异常。患者很焦急，想避免以后胰腺炎的发作，因此被推荐进行 ERCP 和测压。ERCP 显示胰管和胆管造影正常。Oddi 括约肌测压提示胆管和胰管括约肌的基线压力均升高（60～80mmHg）。

多维度临床资料分类

A. 诊断分类：胰管 Oddi 括约肌功能障碍（functional pancreatic sphincter of Oddi disorder）。

B. 临床表现补充：不详。

C. 对日常活动的影响：中度。

D. 社会心理学表现：不详。

E. 生理特征和生物学标志：Oddi 括约肌测压异常，胰管和胆管段基础压力均升高。

多维度临床资料分类解释

A. 诊断分类：该患者症状符合罗马Ⅳ胰管 Oddi 括约肌功能障碍的诊断标准[1]。胰管括约肌功能障碍被认为是胰腺疼痛和急性胰腺炎的病因之一。但目前尚未建立很好的概念。如果患者反复发作急性胰腺炎，经过系统检查，没有其他病因或结构性疾病的证据，可以考虑胰管括约肌功能障碍的诊断。目前提出的分类与前述胆管 Oddi 括约肌功能障碍分型（基于胆总管扩张和胰酶异常）类似，尚未获证实。然而，Oddi 括约肌测压异常患者行胆管括约肌切开的价值还未经假手术随机对照试验证实，目前研究 Oddi 括约肌障碍和胰腺疾病最理想的人群是特发性复发性急性胰腺炎患者。

B. 临床表现补充：不详。

C. 对日常活动的影响：中度。尽管患者在发作间期无症状，但反复的住院对其生活造成很大困扰，针对问题："总体来说，您的症状对目前生活（工作、学业、社会活动、自理能力、专注力和执行力）的影响程度有多大？"患者的回答为"中度"。

D. 社会心理学表现：不详。

E. 生理特征和生物学标志：可以通过促胰液素刺激后超声扫描观察胰管管径增加，以及 MRCP 发现排空延迟来评估胰管括约肌功能障碍。这些检测方法对预测胰管括约肌消融是否有效尚未确定。胰管括约肌的压力测定与经 ERCP 时胆管测压相同。近期一项试验研究了测压在特发性复发性急性胰腺炎中的用途，结果发现，括约肌测压正常者可以预期患者的远期预后良好。括约肌压力升高的患者中，胆管括约肌切开与胰管和胆管双重括约肌切开同样有效，但仅有约 50%患者从中获益 [2,3]。对类似患者进行随诊发现，不到半数的患者经 10 年左右可进展为慢性胰腺炎 [4]。相比之下，饮酒和吸烟患者病情进展的可能性增加 2 倍以上。

总体评价

45 岁女性，反复急性胰腺炎发作，反复住院治疗，诊断胰管 Oddi 括约肌功能障碍。Oddi 括约肌测压显示胆管和胰管括约肌压力均升高。反复住院扰乱了患者生活，因此其疾病严重程度为中度。

治疗

胆管括约肌切开术：该例患者的 Oddi 括约肌测压异常，其病情更容易反复发作并逐渐进展。患者因反复住院不胜其扰，愿意接受胆道括约肌切开，但降低反复发作的机会仅有 50%。向患者仔细解释操作的风险，包括操作相关的胰腺炎（风险高达 15%），患者同意并希望接受手术治疗。因为随机试验发现单纯胆道括约肌切开与双重括约肌切开同样有效 [2]，患者只接受了单纯胆道括约肌切开。单纯胆道括约肌切开较双重胆道括约肌切开更安全，也避免了胰管括约肌再狭窄的潜在风险。然而，在随机试验中并未比较过胆道括约肌切开与假手术治疗的价值。

（李晓青　译，夏志伟　校）

参考文献

1. Elta GH, Cotton PB, Carter CR, Corazziari ES, Pasricha PJ. Gallbladder and sphincter of Oddi disorders. In: Drossman DA, Chang L, Chey WD, Kellow J, Tack J, Whitehead WE (eds). Rome IV Functional Gastrointestinal Disorders—Disorders of Gut-Brain Interaction, 4th edition. Raleigh, NC: Rome Foundation, 2016; pp. 1117–1178.

2. Cote GA, Imperiale TF, Schmidt SE, Fogel E, Lehman G, McHenry L, Watkins J, Sherman S. Similar efficacies of biliary, with or without pancreatic, sphincterotomy in treatment of idiopathic recurrent acute pancreatitis. Gastroenterology 2012 Dec; 143(6):1502–1509.

3. Wilcox CM. Endoscopic therapy for sphincter of Oddi dysfunction in idiopathic pancreatitis: from empiric to scientific. Gastroenterology 2012 Dec;143(6):1423–1426.

4. Wehrmann T. Long-term results of endoscopic therapy for sphincter of Oddi dysfunction in patients with acute recurrent pancreatitis. Endoscopy 2011 Mar;43(3): 202–207.

5-4. 胆囊切除术后疼痛，伴胆道梗阻（原为 Oddi 括约肌功能障碍 Ⅰ 型）（中度）

病史

患者女性，45 岁，因近 1 年内发作 5～6 次右上腹中度疼痛就诊。8 年前因胆囊结石行胆囊切除术，目前的疼痛与以前的胆囊疼痛非常相似。疼痛放射到右肩胛下区，疼痛出现后，持续稳定在同样程度 60min 或更长，伴有恶心和呕吐[2]。排便、改变体位或使用抗酸剂并不能缓解疼痛，疼痛严重以致影响其日常活动。患者曾两度于当地医院急诊，其肝酶（氨基转移酶）每次均超过正常上限的 3 倍，而无症状期间至少检查过一次为正常。胰酶正常。超声提示胆总管直径 12mm。既往病史有高血压、肥胖和胃食管反流病。目前用药包括奥美拉唑、辛伐他汀和美托洛尔。以往手术病史包括两次剖宫产术和胆囊切除手术。体格检查显示肥胖（BMI=34kg/m^2），其余正常。经医院焦虑和抑郁量表问卷进行心理评估并未发现有临床意义的焦虑或抑郁[3]。总体而言，患者对疾病影响的评价是中度，依据是疼痛期间患者无法活动。患者未发现可诱发疼痛的原因。

多维度临床资料分类

A. 诊断分类：Oddi 括约肌狭窄（sphincter of Oddi stenosis）。

B. 临床表现补充：胆囊切除术后。

C. 对日常活动的影响：中度。

D. 社会心理学表现：不详。

E. 生理特征和生物学标志：因测压时 Oddi 括约肌的基础压力升高，可能存在胆道括约肌固定的狭窄。

多维度临床资料分类解释

A. 诊断分类：该患者存在 Oddi 括约肌狭窄的结构性异常，在以往的功能性胃肠病中称之为 Oddi 括约肌功能障碍（sphincter of Oddi dysfunction，SOD）Ⅰ 型。但其是可治疗的括约肌结构异常，在罗马Ⅳ标准中已不再包含这一概念[1]。胆源性疼痛伴有肝酶升高和胆管扩张提示胆总管结石或 Oddi 括约肌狭窄。超声内镜提示胆管扩张（12mm），但未显示有结石，胰腺也是正常的。内镜和超声内镜均提示乳头未见异常。除外结石或其他引起梗阻的病因，则提示 Oddi 括约肌疾病，狭窄的可能性最大，原诊断为 SOD Ⅰ 型。这一疾患反映了括约肌的结构异常。Oddi 括约肌测压对确定诊断没有作用。多数患者的测压均有异常，但无法预测括约肌切开的效果。

B. 临床表现补充：胆囊切除术后。曾有推测认为，括约肌的狭窄源于此前结石排出的过程，而痉挛可能与胆囊切除术后出现的神经电生理改变有关。

C. 对日常活动的影响：中度。针对问题："总体来说，您的症状对目前生活（工作、学业、社会活动、自理能力、专注力和执行力）的影响程度有多大？"患者的回答为"中度"。

D. 社会心理学表现：根据 HADS，尚无心理异常。

E. 生理特征和生物学标志：目前认为此病的主要病因在于 Oddi 括约肌的固定狭窄，然而也可能同时合并痉挛。胆道括约肌可能存在固定的狭窄。测压时可有 Oddi 括约肌基础压力升高；但 Oddi 括约肌测压对疾病诊断并非必需，也不推荐。

总体评价

该患者在近一年内出现右上腹中度疼痛，性质与以往胆囊疼痛相似。发作期出现胆总管扩张和肝酶升高。在发作间期肝酶可降至正常。这符合胆囊切除术后与胆道梗阻相关的括约肌疼痛（原诊断为 SOD I 型）。

治疗

胆道括约肌切开术：推荐 ERCP 和胆道括约肌切开（不需要测压），治疗结局很好[4,5]，胆道括约肌切开对 90%的患者有效。应告知患者操作的风险（尤其是急性胰腺炎、出血和穿孔）。应采取措施降低操作相关风险，包括临时胰管支架和直肠应用吲哚美辛（indomethacin）。

（李晓青　译，夏志伟　校）

参考文献

1. Eversman D, Fogel EL, Rusche M, Sherman S, Lehman GA. Frequency of abnormal pancreatic and biliary sphincter manometry compared with clinical suspicion of sphincter of Oddi dysfunction. Gastrointest Endosc 1999;50:637–641.
2. Behar J, Corazziari E, Guelrud M, Hogan W, Sherman S, Toouli J. Functional gall-bladder and sphincter of Oddi disorders. Gastroenterology 2006;130(5):1498–1509.
3. Zigmond AS, Snaith RP. The hospital anxiety and depression scale. Acta Psychiatr Scand 1983;67(6):361–370.
4. Hall TC, Dennison AR, Garcea G. The diagnosis and management of sphincter of Oddi dysfunction: a systematic review. Langenbecks Arch Surg 2012 Aug;397(6): 889–898.
5. Petersen BT. An evidence-based review of sphincter of Oddi dysfunction: part I, presentations with "objective" biliary findings (types I and II). Gastrointest Endosc 2004 Apr;59(4):525–534.

5-5. 胆囊切除术后胆源性疼痛，无客观发现
（原为 Oddi 括约肌功能障碍Ⅲ型）（重度）

病史

患者女性，32 岁，保险推销员，因反复发作性餐后中上腹和右上腹痛 2 年就诊，疼痛呈发作性，在进食油腻食物后发作更频繁，疼痛逐渐加重，疼痛多持续数小时，也可有数周内无症状出现。排便、抗酸剂或改变体位均不能缓解疼痛。体格检查未见异常。反复肝脏生化学检查均未见异常，经腹壁超声检查未见胆囊结石和胆管扩张。DISIDA 扫描提示胆囊排空指数下降（22%），为此患者接受了胆囊切除手术。术后症状缓解 6 个月，疼痛再发且较前更重。超声内镜显示胆管不宽（5mm），未见明确结石。HADS 评分 [1] 异常，焦虑评分为 14 分，抑郁评分为 12 分。患者健康问卷 12 项躯体症状（patient health questionnaire 12 somatic symptom，PHQ-12SS）为 12 分（正常上限是 4）[2]。目前患者每月至少有 3 天因疼痛无法工作。面对销售任务的压力，她感到非常沮丧，也面临着失业的可能。

多维度临床资料分类

A. 诊断分类：胆囊切除术后胆源性疼痛（post-cholecystectomy biliary pain），无客观发现。

B. 临床表现补充：胆囊切除术后。

C. 对日常活动的影响：重度。

D. 社会心理学表现：焦虑和抑郁，与社会应激相关的躯体症状（躯体化）。

E. 生理特征和生物学标志：不详。

多维度临床资料分类解释

A. 诊断分类：该患者症状符合之前罗马Ⅲ Oddi 括约肌功能障碍（SOD）Ⅲ型的诊断标准，有反复发作性右上腹痛（胆源性疼痛），但没有胆管扩张或肝酶异常的证据 [3]。但在罗马Ⅳ标准中，取消了这一分类，因为没有足够的证据表明这种疼痛是由于胆系功能障碍造成的。

B. 临床表现补充：胆囊切除术后。以往认为胆囊切除术后有疼痛症状而无胆管梗阻的证据者应归为 SOD Ⅲ型。但最新的随机研究并没有发现括约肌切开比"假治疗"给患者带来更大的获益，所以修订了这一分类 [5]。

C. 对日常活动的影响：重度。针对问题："总体来说，您的症状对目前生活（工

作、学业、社会活动、自理能力、专注力和执行力）的影响程度有多大？"患者的回答为"重度"。患者的症状使其无法工作，并面临着失业的可能。

D. 社会心理学表现：患者存在社会应激、焦虑、抑郁和躯体化。HADS 是一项简化的 14 项量表，已经得到验证，可用于识别住院患者的焦虑和抑郁。焦虑是所有 FGIDs 的一个普遍特征。PHQ-12SS 包括了胃肠道症状以外的 12 项躯体症状，在 FGIDs 中 PHQ-12SS 的得分往往会高，可能反映了腹痛的发展。这两个简单的测试可在就诊前或就诊中使用，一般需要花 2～3min 来完成。

E. 生理特征和生物学标志：不详。

总体评价

该 32 岁女性患者反复中上腹和右上腹痛，进油腻食物后症状加重，间歇性腹痛缓解。患者符合胆源性疼痛，疼痛性质与胆囊切除之前类似。尽管患者疼痛为胆绞痛，但不符合 Oddi 括约肌功能障碍。患者也有精神心理症状，且因为这些问题无法工作。

治疗

1. 安慰：医生需对患者进行解释，告知这种情况虽不常见，但是一种良性疾病。过去，建议此类患者接受 ERCP 检查（同时行括约肌压力测定或不行括约肌压力测定），且很多患者进行括约肌切开。但最新的研究发现，括约肌切开并不优于"假手术"治疗，所以目前不推荐进行压力测定和括约肌切开[4]。而且，ERCP 导致急性胰腺炎的风险较高（10%～15%）[5]。

2. 饮食：患者应避免高脂饮食或其他诱发症状的食物。脂肪可促进胆囊收缩素释放，增加胆汁排泌，可能诱发症状[6]。

3. 药物治疗：可考虑使用中枢作用药物，包括三环类抗抑郁药或其他神经调节剂。目前尚缺乏这类药物治疗此类疾病的科学基础，但在多数情况下是有效的[7]。

（李晓青　译，夏志伟　校）

参考文献

1. Zigmond AS, Snaith RP. The hospital anxiety and depression scale. Acta Psychiatr Scand 1983;67(6):361–370.
2. Spiller RC, Humes DJ, Campbell E, Hastings M, Neal KR, Dukes GE, Whorwell P. The patient health questionnaire 12 somatic symptom scale as a predictor of symptom severity and consulting behaviour in patients with irritable bowel syndrome and symptomatic diverticular disease. Aliment Pharmacol Ther 2010;32(6):811–820.
3. Behar J, Corazziari E, Guelrud M, Hogan W, Sherman S, Toouli J. Functional gallbladder and sphincter of Oddi disorders. Gastroenterology 2006;130(5):1498–1509.

4. Cotton PB, Durkalski V, Romagnuolo J, Pauls Q, Fogel E, Tarnasky P, Aliperti G, Freeman M, Kozarek R, Jamidar P, Wilcox M, Serrano J, Brawman-Mintzer O, Elta G, Mauldin P, Thornhill A, Hawes R, Wood-Williams A, Orrell K, Drossman D, Robuck P. Effect of endoscopic sphincterotomy for suspected sphincter of Oddi dysfunction on pain-related disability following cholecystectomy: the EPISOD randomized clinical trial. JAMA 2014;311(20):2101–2109.

5. Freeman ML, DiSario JA, Nelson DB, Fennerty MB, Lee JG, Bjorkman DJ, Overby CS, Aas J, Ryan ME, Bochna GS, Shaw MJ, Snady HW, Erickson RV, Moore JP, Roel JP. Risk factors for post-ERCP pancreatitis: a prospective, multicenter study. Gastrointest Endosc 2001;54(4):425–434.

6. Otsuki M. Pathophysiological role of cholecystokinin in humans. J Gastroenterol Hepatol 2000;15 (Suppl):D71–D83.

7. Törnblom H, Drossman DA. Centrally targeted pharmacotherapy for chronic abdominal pain. Neurogastroenterol Motil 2015 Apr;27(4):455–467.

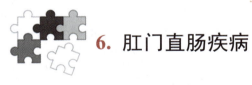

6. 肛门直肠疾病

6-1. 大便失禁（中度）

病史

患者男性，68 岁，因排便急迫、每周 2 次大便失禁就诊。患者一直担心憋不住大便，为此，每天如厕 12～15 次，能排出半成形便，并佩戴尿布。其症状缘于 1 年前因直肠癌行低位前切除术，术后并发脓肿和吻合口瘘，后行修补术。肛门直肠压力测定提示肛管静息压正常，收缩压轻度降低，持续收缩时间缩短，直肠顺应性下降，直肠便意感阈值、最大耐受容量下降。

多维度临床资料分类

A. 诊断分类：大便失禁（fecal incontinence）。

B. 临床表现补充：腹泻、急迫性大便失禁。

C. 对日常活动的影响：中度。

D. 社会心理学表现：担心大便失禁（期待性焦虑）。

E. 生理特征和生物学标志：直肠顺应性下降、肛门外括约肌紧张度轻度下降。

多维度临床资料分类解释

A. 诊断分类：该患者症状符合罗马Ⅳ大便失禁的诊断标准，参见附文 A。虽然有些检查（如肛门直肠压力测定、肛管超声或磁共振能显示盆底结构）对明确发病机制和选择治疗方法均有一定帮助[1,2]，但大便失禁本身的诊断并不需要辅助检查。该病例的诊断基于患者自诉固体或液体粪便不经意地溢出。

B. 临床表现补充：腹泻、急迫性大便失禁。在基于人群的研究中，对于大便失禁报告最多的危险因素是慢性腹泻或复发性腹泻（尤其是稀便或水样便）[3]。充分认识腹泻与大便失禁的相关性非常重要，这可以指导我们通过诊断那些可治疗的腹泻的病因，和（或）对特发性腹泻患者通过补充纤维素或使用止泻药物来治疗大便失禁[2,4]。另一项在普通人群中进行的流行病学调查发现，严重的排便急迫感是大便失禁的另一危险因素，尽管急迫感可能与腹泻相关，但它仍是腹泻的独立危险因素[5]。该例患者符合直肠高敏感，也称为急迫性大便失禁[6]或低位前切除综合征[7]。

C. 对日常活动的影响：中度。对生活的中度影响基于患者对大便失禁的持续担心。患者没有因为患病而长久在家，依然能参加社会活动，能工作，故疾病对日常活动的影响尚未达到重度。针对问题："总体来说，您的症状对目前生活（工作、学业、社会活动、自理能力、专注力和执行力）的影响程度有多大？"患者的回答为"中度"。

D. 社会心理学表现：担心大便失禁（期待性焦虑）。患者自诉对大便失禁的持续担心已影响到自己的生活质量，每到一处都不得不先找好厕所的位置，以便能及时如厕；而且需随身携带更换衣服；还尽量不在公共餐厅就餐。这些表现对指导生物反馈治疗有一定的意义。

E. 生理特征和生物学标志：直肠顺应性下降，肛门外括约肌紧张度轻度下降。最有意义的生理学表现是直肠顺应性的下降（即对直肠扩张的最大耐受容量下降）。这与患者直肠癌部分直肠切除的病史相吻合。直肠癌患者在直肠部分切除后，可能会预期到自己的直肠顺应性是下降的。肛门外括约肌收缩压仅轻度下降，其意义在于排除了括约肌功能低下是大便失禁的主要原因，并强调了直肠顺应性的下降是大便失禁的真正病因。

总体评价

68岁男性患者在直肠癌行低位前切除术后出现排便次数增多、排便急迫感和大便失禁。大便失禁导致了患者中度失能和心理症状（担心失禁）。

治疗

1. 保守治疗：首选保守治疗，包括：①详细的病史采集，以明确是否有饮食或其他可处理的导致腹泻的原因，并除外明显的便秘导致的粪便溢出；②尝试补充膳食纤维；③必要时（指稀便时——译者注）需要改善粪便的性状，可用止泻药如洛哌丁胺（loperamide）。洛哌丁胺可在要参加社交活动时按需使用；对于其他一些患者，该药剂量也可以进一步增加，直至有效控制症状，又不引起明显的便秘。

2. 生物反馈（biofeedback）：如果保守治疗的效果不理想，可以尝试生物反馈。生物反馈训练的形式主要是针对患者中重度急迫性大便失禁，伴随的期待性焦虑情绪和肛门括约肌收缩压减低。生物反馈训练的内容可能包括：

　a. **收缩压**：使用仪器介导的生物反馈。治疗目标是患者做收缩肛门动作以及在家训练时有目的地增加肛门括约肌压力。该训练可以在生物反馈治疗中心或其他医疗机构由物理治疗师帮助完成。生物反馈的力量训练是通过增强盆底肌的力量来改善大便失禁[8]。

　b. **持续收缩时间**：通过生物反馈来增加持续缩肛的时间。鼓励患者锻炼完成持续缩肛反应的全过程；并嘱患者在家里出现排便急迫感时尽量延迟一段时间再去如厕。

　c. **感觉再训练**：患者通过做深呼吸锻炼来忍受更大容积的直肠球囊扩张，以克制急迫感。

　d. 指导患者做深呼吸，是应对期待性焦虑的一种技巧。生物反馈治疗急迫性大便失禁的具体细节可参见罗马Ⅳ书中的有关章节[9]。

3. 骶神经刺激（sacral nerve stimulation）：骶神经刺激（也称为神经调制）是一种可替代的、有证据支持的治疗中重度大便失禁的方法[10]。这种疗法要把有线电极植入骶神经部位，电极与埋植在皮下的电池电源的刺激器相连接，骶神经接受电刺激可激发肛门外括约肌收缩。

4. 黏膜下注射：在一项对照研究中，将惰性填充剂（聚糖酐）注射到肛管周围黏膜下层间隙，也可改善大便失禁[11]。但这种改善的临床意义尚不清楚。

（李晓青　译，方秀才　校）

参考文献

1. Bharucha AE, Rao S, Felt-Bersma R, Chiaroni G, Knowles CH, Malcom A, Wald A. Anorectal disorders. In: Drossman DA, Chang L, Chey WD, Kellow J, Tack J, Whitehead WE (eds). Rome IV Functional Gastrointestinal Disorders—Disorders of Gut-Brain Interaction, 4th edition. Raleigh, NC: Rome Foundation, 2016; pp. 1179–1236.
2. Wald A, Bharucha AE, Cosman BC, Whitehead WE. ACG clinical guideline: management of benign anorectal disorders. Am J Gastroenterol 2014;109:1141–1157.
3. Whitehead WE, Borrud L, Goode PS, Meikle S, Mueller ER, Tuteja A, Weidner A, Weinstein M, Ye W. Fecal incontinence in US adults: epidemiology and risk factors. Gastroenterology 2009;137:512–517.
4. Whitehead WE, Wald A, Norton NJ. Treatment options for fecal incontinence. Dis Colon Rectum 2001;44:131–142.
5. Bharucha AE, Zinsmeister AR, Locke GR, Seide BM, McKeon K, Schleck CD, Melton LJ 3rd. Risk factors for fecal incontinence: a population-based study in women. Am J Gastroenterol 2006;101:1305–1312.
6. Siproudhis L, El AM, El AM, Juguet F, Bretagne JF. Low rectal volumes in patients suffering from fecal incontinence: what does it mean? Aliment Pharmacol Ther 2005; 22:989–996.
7. Ziv Y, Zbar A, Bar-Shavit Y, Igov I. Low anterior resection syndrome (LARS): cause and effect and reconstructive considerations. Tech Coloproctol 2013;17:151–162.
8. Heymen S, Scarlett YV, Jones KR, Ringel Y, Drossman DA, Whitehead WE. Randomized controlled trial shows biofeedback to be superior to pelvic floor exercises for fecal incontinence. Dis Colon Rectum 2009;52:1730–1737.
9. Whitehead WEP, Palsson, OS. Behavioral treatment of fecal incontinence. In: Mostofsky DI (ed). Handbook of behavioral medicine. First ed. New York: John Wiley & Sons, 2014;787–806.
10. Wexner SD1, Coller JA, Devroede G, Hull T, McCallum R, Chan M, Ayscue JM, Shobeiri AS, Margolin D, England M, Kaufman H, Snape WJ, Mutlu E, Chua H, Pettit P, Nagle D, Madoff RD, Lerew DR, Mellgren A. Sacral nerve stimulation for fecal incontinence: results of a 120-patient prospective multicenter study. Ann Surg 2010; 251:441–449.
11. Graf W, Mellgren A, Matzel KE, Hull T, Johansson C, Bernstein M, on behalf of the NASHA Dx Study Group. Efficacy of dextranomer in stabilised hyaluronic acid for treatment of faecal incontinence: a randomised, sham-controlled trial. Lancet 2011; 377:997–1003.

6-2. 功能性肛门直肠疼痛（慢性直肠痛）（中度）

病史

患者女性，45岁，秘书，因直肠部位疼痛就诊，症状近乎持续，难以保持坐位。患者自诉症状开始时间不确定，但在1年前离婚后感觉症状加重。患者看上去有些焦虑。排便习惯尚正常。结肠镜检查未见异常。妇科会诊未见异常。体格检查（直肠指诊）触压肛提肌时有触痛，用力排便时盆底肌难以松弛，未见其他异常表现。球囊逼出试验（balloon evacuation test）异常。患者评估上述症状对其生活的影响属于中度。

多维度临床资料分类

A. 诊断分类： 功能性肛门直肠疼痛（functional anorectal pain）。

B. 临床表现补充： 肛提肌综合征（levator ani syndrome）。

C. 对日常活动的影响： 中度。

D. 社会心理学表现： 焦虑。

E. 生理特征和生物学标志： 肛提肌触痛、球囊逼出试验异常、肛门外括约肌不协调性收缩。

多维度临床资料分类解释

A. 诊断分类： 该患者症状符合罗马Ⅳ功能性肛门直肠疼痛的诊断标准[1]，参见附文 A。患者符合功能性肛门直肠疼痛的诊断标准，即直肠疼痛的病史超过6个月，疼痛发作持续时间在30min或更长，结肠镜和妇科会诊排除了可能引起直肠痛的常见病因。

B. 临床表现补充： 该患者症状也符合肛提肌综合征的诊断，因为在直肠指诊牵拉肛提肌时有触痛，该体征提示疼痛可能与盆底肌的痉挛或慢性牵拉有关。患者自诉坐位困难也提示慢性肌肉牵拉。

C. 对日常活动的影响： 中度。虽然简单的病史并没有足够的信息供我们评估患者日常活动能力的下降程度，但患者从事秘书工作，自诉难以保持坐位，且医生观察到她有焦虑面容这几方面，都提示日常活动能力的下降属于中度。针对问题："总体来说，您的症状对目前生活（工作、学业、社会活动、自理能力、专注力和执行力）的影响程度有多大？"患者的回答为"中度"。

D. 社会心理学表现： 焦虑。推断患者焦虑有临床意义，主要基于医生观察到她在就诊中有焦虑的表现，且患者也自述直肠疼痛在离婚后有加重。

E. **生理特征和生物学标志**：肛提肌压痛、球囊逼出试验异常、肛门外括约肌不协调性收缩。

总体评价

45 岁患者存在功能性肛门直肠疼痛，诊断为肛提肌综合征。疾病严重程度为中度，主要基于直肠疼痛使她难以保持坐位以及这些症状对她生活影响的程度。1 年前她离婚后这些症状进一步加重。

治疗

1. 生物反馈：体格检查提示患者的疼痛与盆底肌的痉挛或慢性牵拉有关，患者自诉难以保持坐位也提示慢性肌肉牵拉。这一诊断性体征很重要，提示这部分功能性肛门直肠疼痛的患者最可能从生物反馈训练和盆底肌松弛训练中获益。其他提示可能对生物反馈训练有效的检查还包括用力排便时肛管压力不能下降，以及对充水球囊排出困难。肛门直肠生物反馈治疗能降低用力排便时肛提肌的张力，在有生物反馈治疗条件的医院可作为一线治疗方案[2]。

2. 电刺激（electrical stimulation）：如果医院不能进行生物反馈治疗，应考虑其他松弛盆底肌的治疗方法。例如，将电极置入患者肛管内，进行盆底肌电刺激，可能有益。在一项对 157 例功能性肛门直肠疼痛患者的随机对照试验中，比较生物反馈、电刺激和按摩的疗效，结果显示电刺激的疗效显著优于按摩，但不及生物反馈[2]。

3. 药物治疗：理论上讲，可选择使用松弛肌肉张力的药物［如苯二氮䓬（benzodiazepines）、巴氯芬（baclofen）和环苯扎林（cyclobenzaprine）］，但仅有少量证据支持其有效性，且镇静的副作用也限制了这些药物的使用。有学者推荐肉毒杆菌毒素注射治疗，但一项对肛提肌综合征患者的小样本随机对照试验并没有证实其有效[3]。

4. 心理治疗：医生可推荐患者看精神科或心理科医生，对可能的焦虑障碍进行评估，或可以选择抗焦虑药物。

（李晓青　译，方秀才　校）

参考文献

1. Bharucha AE, Rao S, Felt-Bersma R, Chiaroni G, Knowles CH, Malcom A, Wald A. Anorectal disorders. In: Drossman DA, Chang L, Chey WD, Kellow J, Tack J, Whitehead WE (eds). Rome IV Functional Gastrointestinal Disorders—Disorders of Gut-Brain Interaction, 4th edition. Raleigh, NC: Rome Foundation, 2016; pp. 1179–1236.

2. Chiarioni G, Nardo A, Vantini I, Romito A, Whitehead WE. Biofeedback is superior to electrogalvanic stimulation and massage for treatment of levator ani syndrome. Gastroenterology 2010;138:1321–1329.

3. Rao SS, Paulson J, Mata M, Zimmerman B. Clinical trial: effects of botulinum toxin on levator ani syndrome—a double-blind, placebo-controlled study. Aliment Pharmacol Ther 2009;29:985–991.

6-3. 功能性排便障碍（不协调性排便）和功能性便秘（中度）

病史

患者女性，33 岁，会计，因排便次数减少、排便费力、难以排出干硬的粪便、排便不尽感于消化科门诊就诊。患者自诉每隔 3～4 日自主排便 1 次，经常服用缓泻剂。每周数日有腹胀症状，月经前症状加重，无腹痛。患者自幼排便次数减少，症状在上大学期间加重。其症状影响了工作效率和社会活动，不仅导致患者每个月可能会缺勤 2～3 次，而且外出社交也受限制。查体发现右侧腹部饱满，直肠指诊：患者用力排便时肛门括约肌张力轻度增加伴有盆底肌不协调性收缩。肛管直肠压力测定证实了这一改变，球囊逼出试验异常。不透 X 线标记物在第 5 日时仍有 80% 标记物残留，分布于结肠，提示结肠慢传输。血清钙和促甲状腺激素（thyroid stimulating hormone，TSH）正常。

多维度临床资料分类：

A. 诊断分类： 功能性排便障碍（functional defecation disorders，FDD）和功能性便秘（functional constipation，FC）。

B. 临床表现补充： 不协调性排便（dyssynergic defection）、慢传输型便秘（slow transit constipation）。

C. 对日常活动的影响： 中度。

D. 社会心理学表现： 不详。

E. 生理特征和生物学标志： 肛门直肠动力异常、球囊逼出试验显示不协调性排便、试图排便时直肠压力增加正常（>45mmHg）、Sitzmark 试验（胃肠传输时间测定）提示结肠传输时间延长。

多维度临床资料分类解释

A. 诊断分类： 该患者症状符合罗马Ⅳ功能性排便障碍[1]和功能性便秘[2]的诊断标准。关于功能性便秘，患者符合罗马Ⅳ诊断标准中的 4 条（共 6 条症状）：排便次数减少、干硬便、排便费力和排便不尽感[2]。患者症状长期存在，无明显的继发性便秘的原因。症状在月经期加重，但不仅仅是与月经相关。患者症状不符合肠易激综合征的诊断标准，因为与便秘相关的腹痛并不突出。此外，经常与功能性便秘患者相伴随发生的排便费力，经诊断性检查证实符合罗马Ⅳ功能性排便障碍的诊断标准。诊断性检查包括球囊逼出试验异常和盆底肌不协调性收缩[1]，诊断标准参见附文 A。

B. 临床表现补充：不协调性排便合并慢传输型便秘。用力排便时盆底肌不协调性收缩和球囊逼出试验异常均支持不协调性排便的诊断。不透 X 线标记物试验显示结肠慢传输。值得注意的是，不协调性排便可以是结肠慢传输的始动病因，但异常结肠动力是否导致该患者结肠慢传输，尚不能定论[1]。因此，要明确慢传输型便秘，临床医生必须在正确治疗不协调性排便后，再评价临床反应（见下文）。

C. 对日常活动的影响：基于患者的自诉，其胃肠道症状影响了工作效率和社会活动，并判断该症状对日常活动的影响程度为中度。针对问题："总体来说，您的症状对目前生活（工作、学业、社会活动、自理能力、专注力和执行力）的影响程度有多大？"患者的回答为"中度"。

D. 社会心理学表现：不详。

E. 生理特征和生物学标志：肛管直肠压力测定显示用力排便时盆底肌无法松弛，且球囊逼出失败；用力排便时直肠压力有适当增加，除外了排便推进力不足。不透 X 线标记物结肠传输试验显示结肠传输时间延长。

总体评价

该例 33 岁患者有中度的不协调性排便症状，该病即可能与功能性便秘有关，也可能与传输性便秘有关。

治疗

1. **建议肛门直肠生物反馈治疗**：对照研究显示，约 71%的排便障碍患者对肛门直肠生物反馈治疗（也称盆底肌再训练）有反应[3-5]。对伴有慢传输的排便障碍，肛门直肠生物反馈治疗在纠正不协调性排便后可使2/3的患者结肠传输时间恢复正常，提示这部分患者的慢传输是继发于排便障碍[5]。但是生物反馈对单纯的慢传输型便秘患者无效。在不协调性排便患者中，生物反馈疗效优于缓泻剂、假生物反馈和地西泮[4-6]。

2. **膳食咨询**：膳食中可溶性纤维有助于改善慢性便秘的症状（包括排便次数、排便费力、粪便性状和排便不尽感），尽管治疗时间相对较短（4 周）也依然有效[3,7]。膳食咨询有助于指导患者如何针对其胃肠道症状进行合理膳食。该例患者长期便秘和不协调性排便障碍，除了肛门直肠生物反馈外，便秘的一线治疗药物如服用欧车前（psyllium）可以改善患者的症状，但可能还需要二线药物治疗。然而，对于某些慢传输患者，补充膳食纤维可能引起腹胀，原因是细菌降解纤维产物而产气。

3. **药物治疗**：缓泻剂（如聚乙二醇）、氯离子通道活化剂［如鲁比前列酮

（lubiprostone） 和利那洛肽（linaclotide）]和促动力剂[如普芦卡必利（prucalopride）]对慢性便秘均有效。虽然渗透性泻剂（如聚乙二醇）和刺激性泻剂[如比沙可啶（bisacodyl）]均可改善慢性便秘患者症状[8]，但更多的研究支持使用渗透性泻剂，其副作用相对小。鲁比前列酮是ClC-2激动剂，治疗慢性便秘的剂量为24μg，每日2次[7]。鸟苷酸环化酶C（GC-C）激动剂利那洛肽是最新用于治疗慢性特发性便秘的药物，剂量为145μg，每日1次[10]。这两种药物通过不同的机制激活氯离子通道，增加电解质和水的分泌，进入肠腔。普芦卡必利是5-HT$_4$激动剂，具有促动力和促分泌的作用，加速胃肠道和结肠传输，改善慢性便秘患者的症状[11,12]。该患者在接受肛门直肠生物反馈治疗期间可并用缓泻剂，如生物反馈治疗有效，可沿用缓泻剂，该药可促进粪便排出，改善便秘的其他症状。如果患者觉得缓泻剂效果不明显或出现相关副作用，可以换成利那洛肽或鲁比前列酮。

（李晓青　译，方秀才　校）

参考文献

1. Bharucha AE, Rao S, Felt-Bersma R, Chiaroni G, Knowles CH, Malcom A, Wald A. Anorectal disorders. In: Drossman DA, Chang L, Chey WD, Kellow J, Tack J, Whitehead WE (eds). Rome IV Functional Gastrointestinal Disorders—Disorders of Gut-Brain Interaction, 4th edition. Raleigh, NC: Rome Foundation, 2016; pp. 1179–1236.

2. Mearin F, Lacy B, Chang L, Chey WD, Lembo A, Simrén M, Spiller R. Bowel disorders. In: Drossman DA, Chang L, Chey WD, Kellow J, Tack J, Whitehead WE (eds). Rome IV Functional Gastrointestinal Disorders—Disorders of Gut-Brain Interaction, 4th edition. Raleigh, NC: Rome Foundation, 2016; pp. 967–1058.

3. Suares NC, Ford AC. Systematic review: the effects of fibre in the management of chronic idiopathic constipation. Aliment Pharmacol Ther 2011;33:895–901.

4. Chiarioni G, Whitehead WE, Pezza V, Morelli A, Bassotti G. Biofeedback is superior to laxatives for normal transit constipation due to pelvic floor dyssynergia. Gastroenterology 2006;130:657–664.

5. Rao SS, Seaton K, Miller M, Brown K, Nygaard I, Stumbo P, Zimmerman B, Schulze K. Randomized controlled trial of biofeedback, sham feedback, and standard therapy for dyssynergic defecation. Clin Gastroenterol Hepatol 2007;5:331–338.

6. Heymen S, Scarlett Y, Jones K, Ringel Y, Drossman D, Whitehead WE. Randomized, controlled trial shows biofeedback to be superior to alternative treatments for patients with pelvic floor dyssynergia-type constipation. Dis Colon Rectum 2007;50:428–441.

7. American Gastroenterological Association technical review on constipation. Gastroenterology 2013;144:218–238.

8. Ford A, Suares N. Effect of laxatives and pharmacological therapies in chronic idiopathic constipation: systematic review and meta-analysis. Gut 2011;60:209–218.

9. Johanson JF, Morton D, Geenen J, Ueno R. Multicenter, 4-week, double-blind, randomized, placebo-controlled trial of lubiprostone, a locally-acting type-2 chloride

channel activator, in patients with chronic constipation. Am J Gastroenterol 2008; 103:170–177.

10. Lembo AJ, Kurtz CB, MacDougall JE, Lavins BJ, Currie MG, Fitch DA, Jeglinski BI, Johnston JM. Efficacy of linaclotide for patients with chronic constipation. Gastro-enterology 2010;138:886–895.

11. Bouras EP, Camilleri M, Burton DD, Thomforde G, McKinzie S, Zinsmeister AR. Prucalopride accelerates gastrointestinal and colonic transit in patients with consti-pation without a rectal evacuation disorder. Gastroenterology 2001;120:354–360.

12. Camilleri M, Kerstens R, Rykx A, Vandeplassche L. A placebo-controlled trial of prucalopride for severe chronic constipation. N Engl J Med 2008;358:2344–2354.

儿童
功能性胃肠病

7-1. 婴儿/幼儿：婴儿反胃（轻度）

病史

患儿女性，4 月龄，孕 38 周出生，正常娩出。新生儿期无异常，母乳喂养。出生第一周后开始出现反胃，发作 6～7 次/日，与疼痛无关。生长发育未见异常。每晚因需喂养醒一次，喂养过程顺利。查体外观正常，无脱水。心肺检查未见异常。腹软，无器官肿大。神经系统检查未见异常。在就诊检查时，可见明显反胃现象，无相关症状。

多维度临床资料分类

A. 诊断分类：婴儿反胃（infant regurgitation）。

B. 临床表现补充：不详。

C. 对日常活动的影响：轻度。

D. 社会心理学表现：家长与患儿相处和谐。

E. 生理特征和生物学标志：不详。

多维度临床资料分类解释

A. 诊断分类：该患儿症状符合罗马IV婴儿反胃的诊断标准[1]，参见附文 A。婴儿反胃是 1 岁前最常见的功能性胃肠病[2]。采用罗马III标准，婴儿反胃患病率为 26%[2]。4 个月大的健康婴儿每日反胃 1 次以上的发生率为 41%～67%[3,4]。

B. 临床表现补充：不详。

C. 对日常活动的影响：轻度。在这个年龄阶段无法获得客观检查结果，但患儿没有窘迫，生长发育正常。针对问题："总体来说，孩子的症状对她目前生活的影响程度有多大？"患儿父母的回答为"轻度"。

D. 社会心理学表现：父母与患儿相处和谐。

E. 生理特征和生物学标志：不详。婴儿反胃通常是暂时现象，可能的原因是部分上消化道动力发育不成熟[3]。

总体评价

该患儿症状符合婴儿反胃的诊断，开心的溢奶宝宝，没有必要进行其他检查。

治疗

治疗的目标是解释，使患儿父母放心，缓解症状，预防并发症[3]，不需使用任何药物。保守治疗的方法包括喂养后改变体位。对于奶瓶喂养的婴儿，采用浓稠配方奶喂养[3]。虽然喂养后左侧卧位和俯卧位均能减少反胃的发生[5]，但俯卧位和侧卧位睡觉可能增加婴儿猝死综合征的风险，因此，美国儿科学会推荐仰卧位睡姿[6]。

（任渝棠　译，孙晓红　校）

参考文献

1. Nurko S, Benninga MA, Faure C, Hyman PE, St James-Roberts I, Schechter NL. Childhood functional gastrointestinal disorders: neonate/toddler. In: Drossman DA, Chang L, Chey WD, Kellow J, Tack J, Whitehead WE (eds). Rome IV Functional Gastrointestinal Disorders—Disorders of Gut-Brain Interaction, 4th edition. Raleigh, NC: Rome Foundation, 2016; pp. 1237–1296.

2. Van Tilburg MA, Hyman PE, Rouster A, Palsson OS, Kim SM, Whitehead WE. Prevalence of functional gastrointestinal disorders in infants and toddlers. J Pediatr 2015; 166:684–689.

3. Vandenplas Y, Rudolph CD, Di Lorenzo C, Hassall E, Liptak G, Mazur L, Sondheimer J, Staiano A, Thomson M, Veereman-Wauters G, Wenzl TG, North American Society for Pediatric Gastroenterology Hepatology and Nutrition, European Society for Pediatric Gastroenterology Hepatology and Nutrition. Pediatric gastroesophageal reflux clinical practice guidelines: joint recommendations of the North American Society for Pediatric Gastroenterology, Hepatology, and Nutrition (NASPGHAN) and the European Society for Pediatric Gastroenterology, Hepatology, and Nutrition (ESPGHAN). J Pediatr Gastroenterol Nutr 2009;49:498–547.

4. Nelson SP, Chen EH, Syniar GM, Christoffel KK. Prevalence of symptoms of gastroesophageal reflux during infancy. A pediatric practice-based survey. Pediatric Practice Research Group. Arch Pediatr Adolesc Med 1997;151:569–572.

5. van Wijk MP, Benninga MA, Davidson GP, Haslam R, Omari TI. Small volumes of feed can trigger transient lower esophageal sphincter relaxation and gastroesophageal reflux in the right lateral position in infants. J Pediatr 2010;156:744–748, 748 e1.

6. Task Force on Sudden Infant Death Syndrome, Moon RY. SIDS and other sleep-related infant deaths: expansion of recommendations for a safe infant sleeping environment. Pediatrics 2011;128:1030–1039.

7-2. 婴儿/幼儿：婴儿反胃（重度）

病史

患儿男性，5 月龄，因频繁反胃就诊，孕期正常，出生体重 3.5kg，经阴道自然分娩。以配方奶喂养，出生后即出现频繁反胃现象。患儿烦躁不安，持续哭闹，反胃发生时哭闹似乎加重。反胃时轻时重，每日发作 7～8 次。访视时其母亲止不住哭泣，已经数周无法入睡。家族史中，患儿的姐姐对牛奶过敏。查体为婴儿外形未见异常，无脱水，但体重增加滞后，处于 75～10 百分位之间。心肺功能检查未见异常。腹软，无器官肿大。神经系统检查未见异常。

多维度临床资料分类

A. 诊断分类： 婴儿反胃（infant regurgitation）。

B. 临床表现补充： 牛奶过敏家族史。

C. 对日常活动的影响： 重度。

D. 社会心理学表现： 母亲悲伤。

E. 生理特征和生物学标志： 不详。

多维度临床资料分类解释

A. 诊断分类： 该患儿症状符合罗马Ⅳ婴儿反胃的诊断标准[1]，参考附文 A。该患儿表现严重烦躁和生长迟滞[2]。

B. 临床表现补充： 牛奶过敏家族史。在特异反应性家族史中，对牛奶蛋白过敏可导致反胃和重度烦躁。

C. 对日常活动的影响： 重度。患儿体重增加滞后、重度烦躁，其症状已影响母亲健康状态。针对问题："总体来说，孩子的症状对他目前生活的影响程度有多大？"患儿父母的回答为"重度"。

D. 社会心理学表现： 母亲存在悲伤情绪。疾病对家庭带来严重负担，母亲不但可能存在抑郁，而且其悲伤情绪也可能影响患儿的行为。

E. 生理特征和生物学标志： 不详。在这个年龄段没有用于诊断牛奶蛋白不耐受的特殊检查。最好的验证方法就是剔除配方奶中的蛋白质。

总体评价

该例患儿有重度婴儿反胃，反胃症状与患儿烦躁、生长迟滞及其母亲的痛苦情绪有关。

治疗

1. **评价喂养**：需留意喂养状况，增加热量摄入，甚至是采用高热量密度的配方奶[2]。患儿体重增加滞后需额外评价，以除外其他潜在因素。体重增加不足可能继发于不必要的饮食干预而减少了热量摄入或患儿烦躁导致的喂养不耐受，因此需仔细了解喂养史[2]。

2. **调整喂养**：在健康婴儿中应用浓稠和抗反胃配方奶能减少反胃的发生[3,4]。需注意喂养状况，通过增加喂养量或配方奶热量密度来增加热量摄入。考虑到该患儿重度烦躁，处理上可应用 2 周的广泛水解配方奶或氨基酸配方奶试验性治疗来排除牛奶过敏所致症状[2]。

3. **对家长的支持**：临床医生需对患儿父母进行解释和安慰；需除外患儿母亲分娩后抑郁；需要将母亲转至其初级诊疗医生那里进行治疗[2]。

4. **抑酸治疗**：随机研究显示，对因反胃或其他不适症状而诊断反胃或胃食管反流病患儿，治疗时使用抑酸疗法并不能使患儿获益[5,6]。

（任渝棠　译，孙晓红　校）

参考文献

1. Nurko S, Benninga MA, Faure C, Hyman PE, St James-Roberts I, Schechter NL. Childhood functional gastrointestinal disorders: neonate/toddler. In: Drossman DA, Chang L, Chey WD, Kellow J, Tack J, Whitehead WE (eds). Rome IV Functional Gastrointestinal Disorders—Disorders of Gut-Brain Interaction, 4th edition. Raleigh, NC: Rome Foundation, 2016; pp. 1237–1296.

2. Vandenplas Y, Rudolph CD, Di Lorenzo C, Hassall E, Liptak G, Mazur L, Sondheimer J, Staiano A, Thomson M, Veereman-Wauters G, Wenzl TG, North American Society for Pediatric Gastroenterology Hepatology and Nutrition, European Society for Pediatric Gastroenterology Hepatology and Nutrition. Pediatric gastroesophageal reflux clinical practice guidelines: joint recommendations of the North American Society for Pediatric Gastroenterology, Hepatology, and Nutrition (NASPGHAN) and the European Society for Pediatric Gastroenterology, Hepatology, and Nutrition (ESPGHAN). J Pediatr Gastroenterol Nutr 2009;49:498–547.

3. Horvath A, Dziechciarz P, Szajewska H. The effect of thickened-feed interventions on gastroesophageal reflux in infants: systematic review and meta-analysis of randomized, controlled trials. Pediatrics 2008;122:e1268–1277.

4. Vandenplas Y, Leluyer B, Cazaubiel M, Housez B, Bocquet A. Double-blind comparative trial with 2 antiregurgitation formulae. J Pediatr Gastroenterol Nutr 2013;57:389–393.

5. Orenstein SR, Hassall E, Furmaga-Jablonska W, Atkinson S, Raanan M. Multicenter, double-blind, randomized, placebo-controlled trial assessing the efficacy and safety of proton pump inhibitor lansoprazole in infants with symptoms of gastroesophageal reflux disease. J Pediatr 2009;154:514–520, e4.

6. Rosen R. Gastroesophageal reflux in infants: more than just a phenomenon. JAMA Pediatr 2014;168:83–89.

7-3. 婴儿/幼儿：婴儿反刍（重度）

病史

患儿女性，9 月龄，因在常规健康体检时发现患儿体重较 3 个月前减轻而就诊。查体时患儿精神委靡，不能坐立，主动活动少，与医生无眼神接触，目光呆滞。儿科医生发现患儿腹肌反复收缩，似乎在不停地咀嚼反上来的胃内容物，并再咽下。在询问相关病史时，其母亲诉尽管尝试规律喂养，但患儿仍然缺乏食欲。其母亲有严重的药物滥用史，近期在对其救济中增加了儿童保护性照顾。社会工作者反映在家访时发现患儿多数时间独自待在小床上，很少有人逗她玩。就诊期间母亲似乎专注于自己的事，从来不抱患儿，也不与其说话。

多维度临床资料分类

A. 诊断分类：婴儿反刍综合征（rumination syndrome）。

B. 临床表现补充：生长发育停滞。

C. 对日常活动的影响：重度。

D. 社会心理学表现：发育迟缓，母婴互动异常。

E. 生理特征和生物学标志：不详。

多维度临床资料分类解释

A. 诊断分类：该例患儿症状符合罗马Ⅳ婴儿反刍综合征的诊断[1]，参考附文 A。

B. 临床表现补充：生长发育停滞。患儿有反出食物并再次吞咽[2,3]。腹胸腔压力逆转、食管下段括约肌松弛可能是引起症状的原因[2]。反复反刍导致患儿无法获得供给生长发育所需要的足够营养[3]。

C. 对日常活动的影响：严重。由于营养不良和社会关爱缺失，患儿身体和神经系统发育显著受损，而持续的营养不良可能导致永久的发育迟滞、残疾和死亡。针对问题："总体来说，孩子的症状对她目前生活的影响程度有多大？"患儿父母的回答为"重度"。

D. 社会心理学表现：在不能被正常抱着的环境中成长的患儿（如新生儿重症监护病房），情感和感觉的缺失可能会诱发反刍[2]。此外，当母亲在情感上关爱不够时，婴儿即使没有其他健康问题也会出现反刍。在有限的文献中，母亲的行为可能会显得疏忽大意或盲目细致入微，但是每个案例的共同特点是，她们在抱着婴儿时或在领会婴儿的舒适性和满足性需求时并没有乐趣[2,3,5]。反刍通常与儿童期的情感创伤、缺乏关爱以及家长未尽职责有关[2,3,5]，由此推测反刍是一种自我刺激行为。在 DSM-5 中（疾病代码 307.53），反刍被认为是精神疾病，多发生于较大龄的儿童和青少年。虽然该患儿表现出抑郁的一些特点，但由于年龄不符合 DSM-5 中反刍的诊断标准，且要求这些症状出现超过 12 个月，对年龄不足 6 岁的儿童不能诊断为分裂性情绪失调症（disruptive mood dysregulation disorder，本病等同儿童的抑郁）。很显然，这位母亲符合物质或药物滥用相关的抑郁症的诊断标准 [2,4-6]。

E. 生理特征和生物学标志：临床医生需要对患儿进行与营养不良相关的实验室检查，必要时，可进行胃镜检查，而对于神经功能低下可进行神经电生理检查。

总体评价

9 月龄女婴患有婴儿反刍综合征，症状继发于缺乏母爱。反复反刍导致患儿营养不良和生长发育滞后。

治疗

1. 营养评价：需要全面评价患儿的营养状态，了解其他造成营养不良的原因。

2. 基于家庭的干预：基于家庭的早期干预可以促进生长发育，增加能量摄入，为母亲提供心理支持，并且能周密监控其与患儿的关系。必要时，可对患儿安排寄养，以保证患儿的生长发育 [3]。

（任渝棠　译，孙晓红　校）

参考文献

1. Nurko S, Benninga MA, Faure C, Hyman PE, St James-Roberts I, Schechter NL. Childhood functional gastrointestinal disorders: neonate/toddler. In: Drossman DA, Chang L, Chey WD, Kellow J, Tack J, Whitehead WE (eds). Rome IV Functional Gastrointestinal Disorders—Disorders of Gut-Brain Interaction, 4th edition. Raleigh, NC: Rome Foundation, 2016; pp. 1237–1296.

2. Whitehead WE, Drescher VM, Morrill-Corbin E, Cataldo MF. Rumination syndrome in children treated by increased holding. J Pediatr Gastroenterol Nutr 1985;4: 550–556.

3. Fleisher DR. Infant rumination syndrome: report of a case and review of the literature. Am J Dis Child 1979;133:266–269.

4. Mayes SD, Humphrey FJ 2nd, Handford HA, Mitchell JF. Rumination disorder: differential diagnosis. J Am Acad Child Adolesc Psychiatry 1988;27:300–302.

5. Sauvage D, Leddet I, Hameury L, Bathelemy C. Infantile rumination. Diagnosis and follow-up study of twenty cases. J Am Acad Child Psychiatry 1985;24:197–203.

6. Bryant-Waugh R, Markham L, Kreipe RE, Walsh BT. Feeding and eating disorders in childhood. Int J Eat Disord 2010;43:98–111.

7-4. 婴儿/幼儿：周期性呕吐综合征（轻度）

病史

患儿男性，3 岁，因反复发作性呕吐就诊。患儿是孕 34 周早产儿，1 岁前患过胃食管反流病，无其他病史。其 7 岁的姐姐体健。患儿的症状自 15 个月前开始出现，发作性剧烈呕吐，通常在清晨出现，持续 4～6h 缓解，每年发作 2～3 次，且呕吐物有时含胆汁。患儿症状因可自行缓解故未因此住院，在家通常采用口服补液治疗。患儿母亲未诉任何特殊的诱发因素，如高蛋白饮食或者过度饥饿。查体生长发育未见异常，上消化道钡餐造影检查未见异常，因为患儿父母关心呕吐发生的原因、转归和预后，所以该症状对其家庭造成了影响。

多维度临床资料分类

A. 诊断分类：周期性呕吐综合征（cyclic vomiting syndrome，CVS）。

B. 临床表现补充：不详。

C. 对日常活动的影响：轻度。

D. 社会心理学表现：不详。

E. 生理特征和生物学标志：不详。

多维度临床资料分类解释

A. 诊断分类：该患儿症状符合罗马Ⅳ周期性呕吐综合征的诊断标准，除了采用上消化道造影来除外小肠旋转不良外，并不需要其他额外检查来确诊[1]，诊断标准参考附文 A。患儿生长发育未见异常，饥饿和高蛋白饮食并不是呕吐发作的诱因，因此遗传代谢性疾病可能性不大，不需要化验检查。

B. 临床表现补充：不详，该患儿呕吐发作无明显的诱因。

C. 对日常活动的影响：轻度，非频繁呕吐发作。然而，每次发作时，患儿和家长日常生活受到显著影响。针对问题："总体来说，孩子的症状对他目前生活的影响程度有多大？"患儿父母的回答为"重度"。

D. 社会心理学表现：不详。

E. 生理特征和生物学标志：不详。

总体评价

　　3 岁男孩，患有轻度周期性呕吐综合征。

治疗

1. 预防：治疗的目标是降低呕吐发作频率和严重程度。需要寻找、避免和治疗周期性呕吐综合征的诱发因素[2]。该患儿每年发作 2~3 次，治疗重点需放在避免任何明确的诱因，一旦症状出现则可尝试终止发作[2]，而采用每日服药来预防偶发呕吐并不适用。在频繁、严重和迁延发作的患儿中识别潜在的诱发因素非常重要，有应用赛庚啶和阿米替林的指征。

2. 发作时治疗：建立在家庭和医院的解救治疗方案十分重要[2]。在患儿每次发作时，使用早期补液和支持治疗。在家里可早期使用昂丹司琼（ondansetron）或其他止吐药，通常也能终止发作。于发作早期，患儿开始口服抑酸药（PPI 或 H_2 受体拮抗剂）以保护食管黏膜和牙釉质，口服劳拉西泮（lorazepam）以缓解焦虑、镇静和止吐。这些药物需服用到发作结束[2]。

（任渝棠　译，孙晓红　校）

参考文献

1. Nurko S, Benninga MA, Faure C, Hyman PE, St James-Roberts I, Schechter NL. Childhood functional gastrointestinal disorders: neonate/toddler. In: Drossman DA, Chang L, Chey WD, Kellow J, Tack J, Whitehead WE (eds). Rome IV Functional Gastrointestinal Disorders—Disorders of Gut-Brain Interaction, 4th edition. Raleigh, NC: Rome Foundation, 2016; pp. 1237–1296.

2. Li BU, Lefevre F, Chelimsky GG, Boles RG, Nelson SP, Lewis DW, Linder SL, Issen-man RM, Rudolph CD, North American Society for Pediatric Gastroenterology Hepatology and Nutrition. North American Society for Pediatric Gastroenterology, Hepatology, and Nutrition consensus statement on the diagnosis and management of cyclic vomiting syndrome. J Pediatr Gastroenterol Nutr 2008;47:379–393.

7-5. 婴儿/幼儿：难治性周期性呕吐综合征（重度）

病史

患儿女性，3 岁，因反复发作性剧烈呕吐就诊。患儿既往健康，其两个哥哥体健。症状开始于 1 年前，凌晨 4 点开始剧烈呕吐，2～3h 后自行缓解。此后，症状每 2 个月规律发作，呕吐物有时混有胆汁。患儿发作期间有脱水，近 6 个月接受了 2 次静脉补液治疗，有一次因剧烈呕吐 12h 后呕吐物带血于急诊就诊。其母亲未述特殊的诱发因素，如高蛋白摄入或过度饥饿。患儿体格检查未见明显异常，生长发育未见异常。因为呕吐不仅影响患儿上学前班，而且严重扰乱了家长的工作计划，所以频繁发作已经对患儿和家庭造成明显影响。患儿母亲患有偏头痛。上消化道造影已除外小肠旋转不良，急诊的血液化验未见异常，没有酸中毒或其他代谢异常的证据。

多维度临床资料分类

A. 诊断分类：周期性呕吐综合征（cyclic vomiting syndrome，CVS）。

B. 临床表现补充：无。

C. 对日常活动的影响：重度。

D. 社会心理学表现：不详。

E. 生理特征和生物学标志：不详。

多维度临床资料分类解释

A. 诊断分类：该患儿症状符合罗马Ⅳ周期性呕吐综合征的诊断标准，除了采用上消化道造影来除外小肠旋转不良外，并不需要其他更多的检查来确诊[1]，参见附文 A。在发病较早（2 岁前）、因饥饿或高蛋白饮食诱发呕吐或发育停滞的周期性呕吐患儿中必须考虑遗传性代谢疾病 [鸟氨酸氨甲酰基转移酶（ornithine transcarboxylase，OTC）部分缺乏、氨基酸或有机酸血症、脂肪酸氧化疾病]。在该病例中，因为饥饿或高蛋白摄入并不诱发发作，所以遗传代谢性疾病可能性不大。

B. 临床表现补充：暂无，该患儿呕吐症状发作无明显诱因。

C. 对日常活动的影响：重度。基于发作频率和严重程度。呕吐发作使患儿及其父母的日常生活受到显著影响。针对问题："总体来说，孩子的症状对她目前生活的影响程度有多大？"患儿父母的回答为"重度"。

D. 社会心理学表现：不详。

E. 生理特征和生物学标志：不详。

总体评价

3 岁患儿，患有难以控制的重度周期性呕吐综合征。

治疗

1. 预防：该例患儿症状频繁、严重且迁延，预防性治疗是重要的目标。如果可能，需要识别、避免和治疗诱发因素[2]。虽然在该患儿中尚未发现诱发因素，但一些患者自诉激动、应激或预期焦虑是诱发因素。该例患儿需要每日服药来预防发作。每日服用赛庚啶（cyproheptadine）是小于 5 岁患儿的一线治疗方案，但也可使用阿米替林（amitriptyline）或普萘洛尔（propranolol）。该例患儿服用赛庚啶治疗 6 个月后，症状发作的强度无明显改善，因此，改为每日服用阿米替林预防性治疗，呕吐发作频率和强度得到了改善。一项回顾性研究结果显示周期性呕吐综合征患儿应用阿米替林或赛庚啶联合线粒体辅助因子（辅酶Q10，也被称为泛醌和左旋肉碱）治疗，并避免饥饿，在预防呕吐发作方面有显著疗效[3]。

2. 发作时治疗：发作时治疗的目的是建立在家庭和医院的补救治疗方案[2]。一旦症状出现应使用昂丹司琼来终止发作，其他止吐药如舒马曲坦（sumatriptan）的疗效也得到了证实。赛庚啶和阿米替林仅为预防性药物，在急性呕吐期无治疗作用。一旦发作，需要输液支持治疗，避免脱水和电解质紊乱。安静和黑暗的环境、抗焦虑药可能会对控制症状有所帮助。在严重的病例中，还可以使用戊巴比妥（pentobarbital）进行治疗。

（任渝棠　译，孙晓红　校）

参考文献

1. Nurko S, Benninga MA, Faure C, Hyman PE, St James-Roberts I, Schechter NL. Childhood functional gastrointestinal disorders: neonate/toddler. In: Drossman DA, Chang L, Chey WD, Kellow J, Tack J, Whitehead WE (eds). Rome IV Functional Gastrointestinal Disorders—Disorders of Gut-Brain Interaction, 4th edition. Raleigh, NC: Rome Foundation, 2016; pp. 1237–1296.
2. Li BU, Lefevre F, Chelimsky GG, Boles RG, Nelson SP, Lewis DW, Linder SL, Issenman RM, Rudolph CD, North American Society for Pediatric Gastroenterology Hepatology and Nutrition. North American Society for Pediatric Gastroenterology, Hepatology, and Nutrition consensus statement on the diagnosis and management of cyclic vomiting syndrome. J Pediatr Gastroenterol Nutr 2008;47:379–393.
3. Boles RG. High degree of efficacy in the treatment of cyclic vomiting syndrome with combined co-enzyme Q10, L-carnitine and amitriptyline, a case series. BMC Neurol 2011;11:102.

7-6. 婴儿 / 幼儿：婴儿腹绞痛（轻度）

病史

　　患儿女性，4 周龄，因父母担心患儿长时间哭泣而就诊。该症状约于患儿 10 日龄时开始出现，每周多日频发，晚上尤其明显。其父母自诉患儿通常每天哭 3 小时，这高于平均水平，但未达到该年龄婴儿长时间哭泣的其所在国家的标准。患儿正在进行母乳喂养，且喂养充分，体重增长正常，偶尔牛奶喂养，但无持续的呕吐、反胃、腹泻或便秘的病史。父母轮流照顾患儿，发现抱起和轻轻摇动最终舒缓其哭泣，大多数夜晚可以持续几个小时，但并不能预防哭泣的反复发生。患儿父母咨询了家人和朋友，在互联网上广泛阅读，并尝试了各种方法。他们听说过婴儿腹绞痛，但不明白这是什么。患儿父母均身体健康，既没有服用药物，也没有焦虑、抑郁或精神疾病的病史。体格检查显示患儿正常、健康，体重符合其性别和年龄。

多维度临床资料分类

A. 诊断分类：婴儿腹绞痛（infant colic）。

B. 临床表现补充：父母关心婴儿的健康。

C. 对日常活动的影响：对父母双方的轻度影响。

D. 社会心理学表现：父母共同照顾婴儿，无心理社会危险因素。

E. 生理特征和生物学标志：不详。

多维度临床资料分类解释

A. 诊断分类：该患儿的年龄和症状符合罗马Ⅳ婴儿腹绞痛的诊断标准[1]，参见附文 A。与成人多维度临床资料（MDCP）不同，婴儿 MDCP 必须包括父母，因为婴儿不能自诉其临床表现，而患儿的临床表现在诊断婴儿腹绞痛时是至关重要的。目前没有明确的证据表明腹绞痛是独立存在的婴儿临床病症，并且没有方法根据婴儿的哭泣或其他表现来区分哪些婴儿患有或没有腹绞痛，其影响（MDCP 分类 C）主要是针对父母，并且临床表现补充和社会心理学表现（MDCP 分类 B 和 D）也关系到父母。无法解释的长期哭泣的婴儿常被转诊至儿科医生和儿科胃肠病医生处，因此医生需要熟悉婴儿腹绞痛，以帮助家庭并避免诊断和治疗的弯路。

B. 临床表现补充：父母的担心是由于婴儿哭泣持续时间长、难以控制和不明原因。其父母担心婴儿生病。婴儿哭泣的总时间略长于平均水平，但不符合长时间哭泡的定义。不存在器质性疾病的症状。

C. 对日常活动的影响： 父母虽然都担心婴儿哭泣，但他们情绪控制很好，有良好的心理和身体健康。针对问题："总体来说，孩子的症状对她目前生活的影响程度有多大？"患儿父母的回答为"轻度"。

D. 社会心理学表现： 父母共同照顾婴儿，并有良好的资源和支持，没有心理社会风险因素。

E. 生理特征和生物学标志： 不详。

总体评价

4 周龄女婴患有婴儿腹绞痛。

治疗

教育和安慰： 转诊时评估婴儿的哭泣有助于消除看护者疑虑并提供有用的诊断信息，特别是结合正常婴儿哭泣模式（包括发育和夜晚哭泣高峰）的讨论[2,3]。临床医生应使父母放心并提供进一步随诊，以确保哭泣能够有效缓解[4,5]。医生给予的主要治疗方法是支持，可给予父母关于婴儿腹绞痛的详尽解释令父母放心，不需要其他特殊的干预。

（李 玥 译，彭丽华 校）

参考文献

1. Nurko S, Benninga MA, Faure C, Hyman PE, St James-Roberts I, Schechter NL. Childhood functional gastrointestinal disorders: neonate/toddler. In: Drossman DA, Chang L, Chey WD, Kellow J, Tack J, Whitehead WE (eds). Rome IV Functional Gastrointestinal Disorders—Disorders of Gut-Brain Interaction, 4th edition. Raleigh, NC: Rome Foundation, 2016; pp. 1237–1296.
2. St James-Roberts I. The origins, prevention and treatment of infant crying and sleeping problems: an evidence-based guide for healthcare professionals and the families they support. London & New York: Routledge, 2012.
3. Meyer EC, Coll CT, Lester BM, Boukydis CF, McDonough SM, Oh W. Family-based intervention improves maternal psychological well-being and feeding interaction of preterm infants. Pediatrics 1994;93:241–246.
4. Hyman PE, Milla PJ, Benninga MA, Davidson GP, Fleisher DF, Taminiau J. Childhood functional gastrointestinal disorders: neonate/toddler. Gastroenterology 2006; 130:1519–1526.
5. St James-Roberts I, Alvarez M, Hovish K. Emergence of a developmental explanation for prolonged crying in 1- to 4-month-old infants: review of the evidence. J Pediatr Gastroenterol Nutr 2013;57 (Suppl 1):S30–36.

7-7. 婴儿/幼儿：难治性婴儿腹绞痛（中度）

病史

患儿男性，2 月龄，因长期不明原因的哭泣由母亲带来就诊。母亲担心患儿不舒服。患儿的哭泣开始于 2 周龄，每周数日频发，晚上尤其严重，患儿长时间哭泣，经常抬起腿，不停摆动，似乎哪里疼痛。经过详细询问，患儿母亲自述患儿每天哭泣 5 小时，远远高于其所在国家长时间哭泣的标准。患儿母亲试着抱起和轻轻摇动数小时、坐汽车和喂服"绞痛滴"，没有一个方法持续有效。患儿母亲因为担心喂养不足已经放弃了母乳喂养，目前正在给患儿一种专有配方奶。患儿偶尔会吐奶，但没有持续存在的呕吐、反胃、腹泻或便秘的表现。母亲因为患儿长时间哭泣而担心其生长发育，并因此感到心烦。患儿母亲无精神病史，并且未服用任何药物，但是在标准化的抑郁症问卷测量中显得疲惫并且得分高于临界值，其丈夫工作时间长，其经济收入负担家庭开销，她感到没有支持和与社会隔离。体格检查显示婴儿体重低于平均水平，但在国家正常范围内。

多维度临床资料分类

A. 诊断分类：婴儿腹绞痛（infant colic）。

B. 临床表现补充：父母不安和缺少社会支持。

C. 对日常活动的影响：中度。

D. 社会心理学表现：不仅母亲可能抑郁，而且可能影响父母与婴儿的关系和婴儿发育。

E. 生理特征和生物学标志：不详。

多维度临床资料分类解释

A. 诊断分类：该患儿的年龄和症状符合罗马Ⅳ婴儿腹绞痛的诊断标准[1]，参考附文 A。

B. 临床表现补充：除了患儿的持续症状，母亲的不安和可能的抑郁会使情况更严重[1-3]。婴儿的哭泣超过临床正常范围[1]，这并不是引起不安的唯一原因，特别是不存在器质性疾病的证据。缺乏支持和与社会隔离可能加剧婴儿哭泣对母亲的影响[1,3]。

C. 对日常活动的影响：该症状对患儿的影响是中度。此外，日常哭泣的持续时间和母亲照顾患儿的时间消耗以及由患儿的状态引起的继发性抑郁构成了对日常活动的中度影响[3]。针对问题："总体来说，孩子的症状对他目前生活的影响程度有多大？"患儿父母的回答为"中度"。

D. 社会心理学表现： 母亲没有抑郁症病史，表明她当前的抑郁状态可能在很大程度上是由于患儿的哭泣[1]。抑郁症可伴有精疲力竭、睡眠不足、生活质量低下[1,3]。从长远来看，她与婴儿的关系和对婴儿的照顾可能受损，导致孩子生长发育不良[1]。

E. 生理特征和生物学标志： 不详。

总体评价

2月龄婴儿患有中重度腹绞痛，同时对家人的功能和应对能力产生重要影响。

治疗

1. 教育和安慰： 如上所述，临床医生应该提供教育使患儿母亲放心，并安排随诊患儿，以确保哭泣有效缓解[1,4,5]。不仅应该给家庭提供教育和保证[1,4,5]，而且需要给家庭安排更多的社会支持。鉴于腹绞痛的严重性，可将原配方奶改为水解蛋白的配方奶[1,6]。通过这些干预，婴儿腹绞痛缓解。然而，当腹绞痛对家庭有重大影响时，需要重视母亲的健康问题，多增加社会支持[1,3-5]。临床干预应包括讨论安排共同看护婴儿的方式，以便患儿母亲有时间在情感上充电。哭泣可以触发婴儿震荡综合征（shaken baby syndrome，SBS）（婴儿震荡综合征：因婴儿受到持续剧烈摇晃而对其脑部产生的损害。可导致视网膜出血、硬膜下出血及蛛网膜下出血、骨折或其他外伤。可因制止婴儿哭闹、虐待或自虐、过度用力的玩耍等引起——译者著）和其他形式的虐待和忽视，因此需要考虑保护问题并在必要时采取措施，包括与社会或卫生机构的联系[1]。临床措施还包括解释关于腹绞痛的相关证据和讨论管理方法[1,4-6]。

2. 饮食： 尽管在大多数腹绞痛的婴儿中没有直接的食物不耐受证据，但是对于严重绞痛的患者，提倡一定时间内使用完全水解配方奶粉[1,4-6]。在母乳喂养的婴儿中，从母亲的饮食中消除牛奶蛋白可能是有益的[1,4-6]。虽然这种因果关系未得到确认，但它可能是有帮助的，不管怎样都给母亲提供了一种积极的做法。如果实施这项试验将需要临床医生的仔细监测。

（李　玥　译，彭丽华　校）

参考文献

1. Nurko S, Benninga MA, Faure C, Hyman PE, St James-Roberts I, Schechter NL. Childhood functional gastrointestinal disorders: neonate/toddler. In: Drossman DA, Chang L, Chey WD, Kellow J, Tack J, Whitehead WE (eds). Rome IV Functional Gastrointestinal Disorders—Disorders of Gut-Brain Interaction, 4th edition. Raleigh, NC: Rome Foundation, 2016; pp. 1237–1296.
2. Barr RG, Paterson J, MacMartin L, Lehtonen L, Young S. Prolonged and unsoothable crying bouts in infants with and without colic. Dev Behav Pediatr 2005;26:14–22.
3. Fujiwara T, Barr RG, Brant R, Barr M. Infant distress at five weeks of age and caregiver frustration. J Pediatr 2011;159:425–430.
4. Bellaïche M, Levy M, Jung C. Treatments for infant colic. J Pediatr Gastroenterol Nutr 2013;57:S27–30.
5. Hall B, Chesters J, Robinson A. Infantile colic: a systematic review of medical and conventional therapies. J Paediatr Child Health 2012;48:128–137.
6. Heine RG. Cow's-milk allergy and lactose malabsorption in infants with colic. J Pediatr Gastroenterol Nutr 2013;57:S25–27.

7-8. 婴儿/幼儿：功能性腹泻（轻度）

病史

  患儿男性，3 岁，因无痛性腹泻 1 年就诊。患儿每天有 5～6 次喷发样的排便，多数情况粪便量过多，无法用尿布包住。粪便中含有可辨认的患儿早些时候摄入的食物，且不带血。仅当患儿清醒时才排便。患儿食欲好，身高和体重都达到 50 百分位。父母并未担忧其松软便，但患儿的日间托育人员要求父母带患儿看医生，以确保其没有患上可能传染给周围其他孩子的疾病。此外，日间托育人员也希望孩子的排便能够少一些，不必每天进行大量的清理工作。患儿接受了粪便检查，结果呈阴性，排除了包括寄生虫在内的感染性病因。粪便隐血阴性。该患儿被诊断为功能性腹泻。减少了果汁的摄入量，并对日间托育人员进行了积极的教育。

多维度临床资料分类

A. 诊断分类：功能性腹泻（functional diarrhea）。

B. 临床表现补充：无。

C. 对日常活动的影响：轻度。

D. 社会心理学表现：日间托育人员对于健康方面的担忧影响了求医行为。

E. 生理特征和生物学标志：不详。

多维度临床资料分类解释

A. 诊断分类：该患儿症状符合罗马Ⅳ功能性腹泻的诊断标准[1]，参考附文 A。患儿每天有大于 4 次的大量且不成形的无痛性排便，持续时间超过 4 周。

B. 临床表现补充：没有证据表明，患儿存在吸收不良或其他潜在的情况。大多数这个年龄的腹泻患儿没有报警征象时，腹泻症状多为自限性，不需要进一步的诊断评估。

C. 对日常活动的影响：轻度。该患儿发育正常，平时去日托机构。针对问题："总体来说，孩子的症状对他目前生活的影响程度有多大？"患儿的日间托育人员的回答为"轻度"。

D. 社会心理学表现：日间托育人员对于健康方面的担忧影响了求医行为。由于日托机构的坚持对患儿家长造成了压力，因此打消日间托育人员的疑虑是很重要的。

E. 生理特征和生物学标志：不详。就病理生理学而言，一些关于胃窦十二指肠动力的研究表明，对进餐的反应缺乏由空腹模式向进食模式的正常转换[2]。

总体评价

　　该患儿符合功能性腹泻以症状为基础的诊断标准。患儿是健康的，父母没有将其症状考虑为疾病，仅因日间托育人员的坚持才求医。

治疗

1. **消除疑虑与教育**：有必要对日间托育人员和患儿父母进行关于功能性腹泻的教育。此外有效地打消日间托育人员的疑虑相当重要。

2. **饮食评估**：虽然没有必要进行医疗干预，但建议对果汁和果糖的摄入量进行评估，并对随后的饮食给予指导，以正常化和平衡孩子的饮食结构[2]。

　　　　　　　　　　　　　　　　　　　（陈彦文　译，彭丽华　校）

参考文献

1. Nurko S, Benninga MA, Faure C, Hyman PE, St James-Roberts I, Schechter NL. Childhood functional gastrointestinal disorders: neonate/toddler. In: Drossman DA, Chang L, Chey WD, Kellow J, Tack J, Whitehead WE (eds). Rome IV Functional Gastrointestinal Disorders—Disorders of Gut-Brain Interaction, 4th edition. Raleigh, NC: Rome Foundation, 2016; pp. 1237–1296.
2. Ament ME. Malabsorption of apple juice and pear nectar in infants and children: clinical implications. J Am Coll Nutr 1996 Oct;15(5 Suppl):26S–29S.

7-9. 婴儿/幼儿：功能性腹泻（中度）

病史

患儿男性，2 岁，因无痛性腹泻 6 个月就诊，腹泻开始于 18 月龄时患急性轮状病毒性胃肠炎之后。近 6 个月体重无增加。在 18 月龄时，患儿曾有连续 3 天的发热、呕吐、水样泻。第二天儿科医生检测并发现了粪便中的轮状病毒。一天后呕吐停止。第三天后退热，但腹泻持续。在持续了 3 周每日 5 次以上的水样泻后，儿科医生开出一系列检查以确定腹泻持续的原因。检查结果显示，粪便隐血、白细胞、肠道病原菌、虫卵和寄生虫检测均呈阴性。对患儿进行去除牛奶和奶制品的饮食疗法两个星期治疗无效。遂转诊至过敏性疾病专科医生，医生于患儿血清中检测出牛奶、大豆、蛋、小麦、花生和贝类的抗体，建议在日常饮食中避免上述食物的摄入。儿科医生建议给予杏仁奶、口服维生素和去麦胶饮食。患儿的看护者发现饮食变化并未使患儿排便产生改变，孩子体重 6 个月未增加使他们感到担心，坚持将其转诊到消化科。体格检查显示患儿的身高位于第 50 百分位，体重位于第 5 百分位。患儿体型瘦但比较活跃。腹部检查未见异常。C 反应蛋白为 0.02mg/dl，红细胞沉降率为 5mm/h，血清白蛋白为 4g/dl，绝对淋巴细胞计数为 2200/dl，血清 IgA 正常，组织转谷氨酰胺酶（tissue transglutaminase，tTG）和抗肌内膜抗体（tTG 抗体及抗肌内膜抗体是麦胶性肠病患者中产生的特异性抗体，用于乳糜泻的筛查——译者注）均低于阈值，粪便钙卫蛋白为 40mg/dl，汗液试验呈阴性。

多维度临床资料分类

A. 诊断分类：功能性腹泻（functional diarrhea）。

B. 临床表现补充：感染后，缺乏适当的体重增长。

C. 对日常活动的影响：中度。

D. 社会心理学表现：家长焦虑。

E. 生理特征和生物学标志：不详。

多维度临床资料分类解释

A. 诊断分类：该患儿症状符合罗马Ⅳ功能性腹泻的诊断标准 [1]，参考附文 A。患儿每天有大于 4 次的大量且不成形的无痛性排便，持续时间超过 4 周。

B. 临床表现补充：患儿大便松散，在一次胃肠炎后缺乏适当的体重增长。鉴别诊断范围较广，需要进行筛查测试以确保没有潜在的器质性疾病（例如，持续感染）；需要排除囊性纤维化、乳糜泻、感染、吸收不良综合征和小肠炎症状态；需要进行完整的热量计数，以评估患儿所摄入的热量。

C. 对日常活动的影响：中度。患儿需频繁就诊儿科，饮食结构也欠佳。针对问题："总体来说，孩子的症状对他目前生活的影响程度有多大？"患儿父母的回答为"中度"。

D. 社会心理学表现：父母的焦虑是寻求医疗帮助和减少热量摄入的主要原因。父母认为患儿体弱多病，导致他们改变自己的行为以应对"患儿"。

E. 生理特征和生物学标志：不详。就病理生理学而言，一些关于胃窦十二指肠动力的研究表明，对进餐的反应缺乏由空腹模式向进食模式的正常转换[2]。

总体评价

2岁患儿患有功能性腹泻，因控制热量摄入而缺乏适当的体重增加。父母的焦虑引发了寻求医疗帮助的行为。

治疗

1. 医生与患儿或看护者的关系：胃肠病学家必须构筑与患儿看护者的治疗联盟。

2. 教育和消除疑虑：在获得患儿父母的信任后，临床医生应向他们普及一般功能性疾病和功能性腹泻方面的知识。

3. 饮食：临床医生应指出，饮食对大便次数或大便量无影响，并说服家长重新添加不会对胃肠道造成影响的既往排除的食物。治疗也需要保证患儿足够的热量摄入。

（陈彦文　译，彭丽华　校）

参考文献

1. Nurko S, Benninga MA, Faure C, Hyman PE, St James-Roberts I, Schechter NL. Childhood functional gastrointestinal disorders: neonate/toddler. In: Drossman DA, Chang L, Chey WD, Kellow J, Tack J, Whitehead WE (eds). Rome IV Functional Gastrointestinal Disorders—Disorders of Gut-Brain Interaction, 4th edition. Raleigh, NC: Rome Foundation, 2016; pp. 1237–1296.
2. Lloyd-Still JD. Chronic diarrhea of childhood and the misuse of elimination diets. J Pediatr 1979;95:10–13.

7-10. 婴儿/幼儿：婴儿排便困难（轻度）

病史

患儿女性，2 月龄，因父母担心患儿排便不正常而被带到儿科就诊。患儿每天会多次排绿色软便，但在排便之前会出现长达 10 分钟甚至更长时间的用力、哭闹，整个人还常常会变"紫"。整个排便过程患儿似乎处于极度的痛苦中，当患儿排便结束后，又会重新变得快乐。患儿父母担心其肠道是否存在堵塞现象而影响了排便，以及是否需要手术或药物治疗来解决这个问题[1,2]。患儿足月出生，妊娠期间未见异常。患儿的 Apgar 评分是 9～10 分，出生时也不需要额外刺激或氧气补充。出生 24 小时内排出胎粪，并无围产期相关问题出现，出生后 36 小时便出院了。患儿出生后即开始接受完全母乳喂养，且喂养较舒适。患儿目前的身高体重排在 75 百分位，这与其出生时的身高体重排名相当。患儿已有交流性微笑，并且在其他方面也发育正常。患儿每天排 3 或 4 次软便，愈创木脂法粪便隐血试验阴性。患儿是家里的第一个孩子，其父母体健，没有任何胃肠道疾病或其他健康问题。患儿父母结婚已经 3 年，关系稳固。

多维度临床资料分类

A. 诊断分类：婴儿排便困难（infant dyschezia）。

B. 临床表现补充：无。

C. 对日常活动的影响：轻度。

D. 社会心理学表现：父母焦虑，轻度。

E. 生理特征和生物学标志：不详。

多维度临床资料分类解释

A. 诊断分类：该患儿症状符合罗马Ⅳ婴儿排便困难的诊断标准[3]，参考附文 A。患儿大便较软，排便用力并哭闹，排便频率正常。如果患儿排便干硬或不规律，则可将其归类为功能性便秘。

B. 临床表现补充：无。

C. 对日常活动的影响：轻度。因为患儿家长认为其女儿正经历着痛苦，所以担心这些症状可能存在器质性疾病的基础。针对问题："总体来说，孩子的症状对她目前生活的影响程度有多大？"患儿父母的回答为"轻度"。

D. 社会心理学表现：父母焦虑。患儿明显的排便用力让父母紧张，他们没有其他孩子，并认为患儿的行为应该有病理学的原因。因此，父母高度关注孩子的排便行为，并称周围没有其他新生儿父母有类似的问题。

E. 生理特征和生物学标志： 不详。婴儿排便困难是因为排便时必要的腹压增加与盆底肌松弛不能很好地协调。哭泣可增加腹腔内压力。婴儿排便困难是时限性的发育现象，而不能代表一种病理状态。

总体评价

2 月龄患儿患有轻度婴儿排便困难。父母在发现患儿排便用力时变紫后出现的焦虑是一种正常反应。

治疗

教育和安慰： 需对患儿进行详尽的病史采集和体格检查，包括直肠检查确定患儿其他方面是健康的，大便正常，发育符合生长曲线。使父母放心，排便困难是一种自限性问题，不需要额外干预。要求父母避免使用对直肠有刺激性的药物，如栓剂或泻药。应与患儿父母保持频繁沟通，以确保患儿的症状得到足够的监测。

（陈彦文 译，彭丽华 校）

参考文献

1. Hyman PE, Cocjin J, Oller M. Infant dyschezia. Clin Pediatr (Phila) 2009;48:438–439.
2. Kramer EA, den Hertog-Kuijl JH, van den Broek LM, van Leengoed E, Bulk AM, Kneepkens CM, Benninga MA. Defecation patterns in infants: a prospective cohort study. Arch Dis Child 2015;100:533–536.
3. Nurko S, Benninga MA, Faure C, Hyman PE, St James-Roberts I, Schechter NL. Childhood functional gastrointestinal disorders: neonate/toddler. In: Drossman DA, Chang L, Chey WD, Kellow J, Tack J, Whitehead WE (eds). Rome IV Functional Gastrointestinal Disorders—Disorders of Gut-Brain Interaction, 4th edition. Raleigh, NC: Rome Foundation, 2016; pp. 1237–1296.

7-11. 婴儿/幼儿：功能性便秘（轻度）

病史

患儿男性，3 岁半，因便秘 1 年由初级保健医生将患儿转诊至小儿消化专科就诊。患儿每两周排便 1 次。排便是一种痛苦事件：排便前，患儿常会躲在卫生间中哭闹、尖叫，然后会排出大量坚硬的大便；排便后，患儿马上心情转好，食欲恢复。此后到下一次排便的两周中，患儿逐渐食欲下降，变得易激惹，尿布里每天会出现数次大便污渍。大便中未曾带血。体格检查提示骨盆上缘至中上腹可扪及坚硬光滑的肿物。肛门直肠检查未见瘘口、瘢痕及肛裂，但可见较多肛周大便。因为患儿未接受过如厕训练，当患儿意外将大小便弄在身上时，学校会要求家长到校为孩子换内衣。由于家长担心患儿有导致便秘的器质性疾病，因此不愿意使用泻药，且担心其对药物产生依赖。

多维度临床资料分类

A. 诊断分类：功能性便秘（functional constipation，FC）。

B. 临床表现补充：不详。

C. 对日常活动的影响：轻度。

D. 社会心理学表现：患儿焦虑，家长担心其患有器质性疾病。

E. 生理特征和生物学标志：排便克制行为。

多维度临床资料分类解释

A. 诊断分类：该患儿症状符合罗马Ⅳ功能性便秘的诊断标准，有两个或两个以上功能性便秘症状，病程超过 1 个月[1]，参考附文 A。高达 89%～100%的便秘患儿父母自诉患儿有排便克制行为[2,3]。父母描述患儿常同时僵硬地收紧腿部和臀部肌肉，翘起脚趾，来回晃动。在许多情况下，这种行为被父母误解为是努力排便的一种表现。大约 80%排便克制者拒绝在便器上排便[4]。在如厕训练中，约有 20%的正常孩子会经历一段不愿在便器上排便的时期[5]。

B. 临床表现补充：不详。生理异常似乎只能部分解释儿童期持续性便秘，这提示还有其他更重要的机制。父母常会对医生表达他们的担心，担心潜在的器质性疾病导致了患儿的便秘[6]。然而，90%以上各年龄段人群中，没有疾病状态[7]。有一些生理性原因可能引起便秘急性发作，例如饮食的变化（从母乳到牛奶），或者因急性感染引起的食欲下降或脱水。便秘偶尔也会因解剖、内分泌、代谢或神经方面的因素引起。婴儿期与功能性便秘鉴别的最常见情况是先天性巨结肠（Hirschsprung's disease）。

C. 对日常活动的影响：轻度。该患儿的便秘症状属于轻度，因为患儿在排出干球粪后，多数时间情绪良好。对于父母来说也是如此，虽然每天担心患儿的排便模式，但这种担心并不会干扰他们的日常生活和工作。针对问题："总体来说，孩子的症状对他目前生活的影响程度有多大？"患儿父母的回答为"轻度"。

D. 社会心理学表现：患儿害怕由排便引起的疼痛，他可能需要经历较长一段时间的无痛性排便才能进行如厕训练。教育父母是重要的目标，以减轻他们对可能漏诊器质性疾病的焦虑，并能使他们接受通过使用泻药来保证患儿的无痛性排便。

E. 生理特征和生物学标记：不详。

总体评价

　　3岁半患儿患有功能性便秘，与对排便感到恐惧和排便克制行为有关。

治疗

1. **教育和安慰**：胃肠病学家必须构建与患儿看护者的治疗联盟。在获得父母的信任后，临床医生应向他们普及功能性疾病的一般知识和专业的功能性便秘的知识。临床医生指出，便秘在该年龄段的孩子中是一个常见的问题，并且容易治疗，但情况可能时好时坏。为了防止因如厕训练导致的便秘问题，还是建议父母重新给孩子使用尿布。此外，还要指导父母避免对于患儿的排便表达消极的态度（口头和非口头的），当患儿排便到尿布里时要表扬患儿，以此来缩短患儿拒绝排便的时间，并能更早地进行如厕训练[7]。

2. **饮食**：改变饮食、增加膳食纤维和水的摄入对排便次数和粪便量没有影响。

3. **渗透性泻剂**（乳果糖，聚乙二醇）：乳果糖（lactulose）和聚乙二醇（PEG）都是渗透性泻剂，能将水留在小肠内，使更多的水到达升结肠，从而软化大便并改善便秘的症状。治疗可能需要较长的时间（数月或数年）[8]。

4. **解除直肠粪块嵌塞**：在少数情况下，有必要排空直肠粪块。应在与患儿及其父母讨论后，决定治疗方案，必要时可以通过磷酸钠盐或生理盐水灌肠的方式来清空直肠。出于对毒性的考虑，不建议使用肥皂水、自来水或镁剂进行灌肠。而对于婴儿使用甘油栓剂解除直肠粪块嵌塞是有效的。

5. **行为疗法**：某些情况下，行为疗法对患儿和父母都是很有帮助的[9]。治疗师会教授父母一些有效的技巧来改变患儿的行为，也可以通过父母填写的排便日志来监测患儿排便频率和大便失禁的次数。父母应强化患儿正确的如厕行为，并忽略大便失禁、排便克制等不恰当的行为。应用行为干预之前，指出并纠正父母的负性认知是很重要的。为了减少患儿的焦虑，可以让他们玩会儿"排便"的玩偶、做黏土模型、阅读儿童书籍或谈论排便及相关主题，减少消极情绪，帮助父母和孩子放松（排便期间）。在治疗过程中，教会患儿推动排便的技巧来帮助排便，学习放松腿脚，深吸气并在坐直的状态下保持，屏住呼吸推出大便。孩子接受"手反馈"训练，在排便过程中将一只手紧邻肚脐下方放于腹部，感受呼气时腹部的起伏。

（陈彦文 译，彭丽华 校）

参考文献

1. Nurko S, Benninga MA, Faure C, Hyman PE, St James-Roberts I, Schechter NL. Childhood functional gastrointestinal disorders: neonate/toddler. In: Drossman DA, Chang L, Chey WD, Kellow J, Tack J, Whitehead WE (eds). Rome IV Functional Gastrointestinal Disorders—Disorders of Gut-Brain Interaction, 4th edition. Raleigh, NC: Rome Foundation, 2016; pp. 1237–1296.

2. Loening-Baucke V. Prevalence, symptoms and outcome of constipation in infants and toddlers. J Pediatr 2005;146:359–363.

3. Partin JC, Hamill SK, Fischel JE, Partin JS. Painful defecation and fecal soiling in children. Pediatrics 1992;89:1007–1009.

4. Taubman B. Toilet training and toileting refusal for stool only: a prospective study. Pediatrics 1997;99:54–58.

5. Blum NJ, Taubman B, Nemeth N. Why is toilet training occurring at older ages? A study of factors associated with later training. J Pediatr 2004;145:107–111.

6. Bernard-Bonnin AC, Haley N, Belanger S, Nadeau D. Parental and patient perceptions about encopresis and its treatment. J Dev Behav Pediatr 1993;14:397–400.

7. Tabbers MM, DiLorenzo C, Berger MY, Faure C, Langendam MW, Nurko S, Staiano A, Vandenplas Y, Benninga MA, European Society for Pediatric Gastroenterology Hepatology and Nutrition, North American Society for Pediatric Gastroenterology. Evaluation and treatment of functional constipation in infants and children: evidence-based recommendations from ESPGHAN and NASPGHAN. J Pediatr Gastroenterol Nutr 2014;58:258–274.

8. Lee-Robichaud H, Thomas K, Morgan J, Nelson RL. Lactulose versus polyethylene glycol for chronic constipation. Cochrane Database Syst Rev 2010;7:CD007570.

9. van Dijk M, Benninga MA, Grootenhuis MA, Nieuwenhuizen AM, Last BF. Chronic childhood constipation: a review of the literature and the introduction of a protocolized behavioral intervention program. Patient Educ Couns 2007;67:63–77.

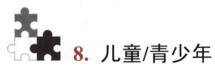

8. 儿童/青少年

8-1. 儿童/青少年：功能性呕吐（中度）

病史

患儿男性，10 岁，因恶心、呕吐 3～4 个月就诊。患儿每日在去学校自助餐厅时，闻到餐厅里的强烈气味就会感觉头晕和恶心，然后呕吐。患儿通常去医务室平卧 10min，饮水后症状会好转，之后在医务室进午餐，并不会出现上述症状。患儿在机场登机时闻到柴油气味时，也会出现类似症状发作。患儿无体重下降。在学校考试前变得焦虑时患儿也会出现呕吐。患儿自诉经常感觉咽喉部好像有一"团块"。在休闲娱乐时，尤其是周末和暑假期间，患儿状况会明显好转。目前患儿未服用任何药物。他曾经接受过质子泵抑制剂（proton pump inhibitor，PPI）治疗，但疗效欠佳，还用过红霉素作为促动力药物治疗，但因为恶心、呕吐症状加重而停用。患儿曾经因焦虑看过心理医生，仅去过两次，并未接受针对性的治疗。目前患儿未接受任何精神心理学专家的诊疗。既往行上消化道钡餐造影，未见吞咽功能障碍或梗阻；行胃镜检查，未见特殊异常；行十二指肠、胃和食管的活检均未见异常。

多维度临床资料分类

A. 诊断分类： 功能性呕吐（functional vomiting）。

B. 临床表现补充： 癔球症（globus）。

C. 对日常活动的影响： 中度。

D. 社会心理学表现： 焦虑综合征。

E. 生理特征和生物学标志： 不详。

多维度临床资料分类解释

A. 诊断分类： 该患儿症状符合罗马Ⅳ功能性呕吐的诊断标准[1]，详见附文 A。

B. 临床表现补充： 该患儿同时符合罗马Ⅳ癔球症的诊断标准[2]，详见附文 A。

C. 对日常活动的影响： 患儿无法参加正常的校园活动，如在餐厅内和朋友一起进餐，因此该症状对日常活动有中度影响。患儿对强烈味道反应迅速并频繁呕吐。考试前患儿也会在课堂出现呕吐，因此会影响到患儿的学习成绩。针对问题："总体来说，您的症状对您目前生活的影响程度有多大？"患儿的回答为"中度"。

D. 社会心理学表现： 焦虑，该表现也可能会促进患儿癔球症的发病。

E. 生理特征和生物学标志：不详。各项检查迄今未见异常。

总体评价

该男性患儿功能性呕吐每周发作数次，但通常与特定的情境相关。大部分情况下，症状是由于强烈气味、焦虑或者两者共同作用导致发作。对日常活动的影响程度为中等。

治疗

由于呕吐大部分与特定情境相关，因此治疗重点应该是识别诱因并脱敏治疗。

1. **心理治疗**：患儿会被转诊至心理医生处进行治疗。重要的是，心理学治疗应该专注于呕吐症状而非仅仅局限于减轻焦虑（之前已经尝试但未奏效），这包括通过逐步接触患儿畏惧的食物或气味而进行脱敏；如果呕吐发作局限于某一特定场合，那么避免该场合就非常重要（比如，在没有味道时进入该餐厅）；此外，行为认知治疗（cognitive behavioral therapy，CBT）对改善患儿对于恶心和呕吐的异常认知很有帮助；催眠疗法（hypnosis）已被证明能减轻儿童的恶心或呕吐症状，可以作为辅助治疗或者替代治疗的选项[3]。

2. **药物治疗**：尽管不可能有任何药物能够完全控制症状，但是昂丹司琼（ondansetron）口溶片制剂可能会对患儿有所帮助，可以按需应用以减轻恶心症状[4]。

（丁召路　译，费贵军　校）

参考文献

1. Di Lorenzo C, Hyams JS, Saps M, Shulman RJ, Staiano A, Van Tilburg M. Childhood functional gastrointestinal disorders: child/adolescent. In: Drossman DA, Chang L, Chey WD, Kellow J, Tack J, Whitehead WE (eds). Rome IV Functional Gastrointestinal Disorders—Disorders of Gut-Brain Interaction, 4th edition. Raleigh, NC: Rome Foundation, 2016; pp. 1297–1372.

2. Fass R, Pandolfino J, Aziz Q, Gyawali C, Miwa H, Zerbib F. Esophageal disorders. In: Drossman DA, Chang L, Chey WD, Kellow J, Tack J, Whitehead WE (eds). Rome IV Functional Gastrointestinal Disorders—Disorders of Gut-Brain Interaction, 4th edition. Raleigh, NC: Rome Foundation, 2016; pp. 833–902.

3. Richardson J, Smith JE, McCall G, Rochardson A, Pilkington K, Kirsch I. Hypnosis for nausea and vomiting in cancer chemotherapy: a systematic review of the research evidence. Eur J Cancer Care, 2007;16:402–412.

4. Flake ZA, Linn BS, Hornecker JR. Practical selection of antiemetics in the ambulatory setting. Am Fam Physician 2015;91:293–296.

8-2. 儿童/青少年：反刍综合征伴功能性消化不良（重度）

病史

　　患儿女性，15 岁，女孩，因食物反流 2 年就诊。患儿每餐后即刻出现不费力的食物反流，并再咽下，摄入液体或者固体食物时均会出现食物反流。患儿有早饱症状，通过食物反流症状可部分缓解。发病初期患儿曾经体重下降 3kg，但在接受鼻空肠营养管补充大部分营养物质后，很快恢复体重。患儿睡眠质量欠佳，但睡眠期间无反食。患儿在家接受学校课程教育，并且已经被诊断为焦虑障碍，接受氟西汀治疗。患儿先后接受过胃镜、钡餐造影、固体胃排空检查和胃十二指肠动力检测。唯一的异常为餐后 4 小时胃排空轻度延迟和进食后出现的反食相关性 "r" 波（胃十二指肠测压中出现）。

多维度临床资料分类

A. 诊断分类： 青少年反刍综合征（adolescent rumination syndrome）、功能性消化不良（functional dyspepsia，FD）。

B. 临床表现补充： 餐后不适综合征（postprandial distress syndrome，PDS）。

C. 对日常活动的影响： 重度。

D. 社会心理学表现： 焦虑障碍。

E. 生理特征和生物学标志： 胃排空延迟。

多维度临床资料分类解释

A. 诊断分类： 该患儿症状符合罗马Ⅳ青少年反刍综合征的诊断标准[1]，详见附文 A。尽管大部分反刍患儿的严重程度为轻至中度，但本例可作为重型病例的"教科书"。诊断要点如下：患儿为青少年女性（该病在女性中更多见），餐后即刻出现不费力的反食，同时无夜间症状。进餐中或者餐后即刻出现不费力的反食，则高度提示反刍综合征。虽然患儿同时符合罗马Ⅳ标准中功能性消化不良的诊断标准，但是反刍仍是主要表现特征。诊断标准参见附文 A。

B. 临床表现补充： 患儿存在早饱，同时内镜检查未见异常，因此符合罗马Ⅳ功能性消化不良 PDS 亚型的诊断标准[1]，详见附文 A。

C. 对日常活动的影响： 针对问题："总体来说，您的症状对您目前生活的影响程度有多大？" 患儿的回答为 "重度"。下列表现很好地支持这个影响程度的分级：患儿不能参加社交活动，需要在家接受教育，管饲喂养，同时睡眠质量欠佳。

D. 社会心理学表现：焦虑障碍，患儿需接受精神科医生给予的选择性 5-羟色胺（5-HT）再摄取抑制剂（selective serotonin reuptake inhibitors，SSRI）治疗。

E. 生理特征和生物学标志：该患儿存在胃排空延迟的证据，这是许多反刍综合征患者的特征[2]，其原因是由于持续性反食和再吞咽胃内容物，人为造成了胃排空延迟现象。患儿进行胃十二指肠测压时出现了"r"波[3]，该波与反食行为相关，是由测定部位的自发性压力上升组成。该测压特征被认为是腹肌收缩的结果，腹肌收缩可以导致腹腔压力升高，进而易于反食的发生。

总体评价

该少年女性患儿患有反刍综合征和功能性消化不良 PDS 亚型。反刍在青少年女性中发生频率更高。该病可以明显降低患者生活质量，严重者需要住院进行康复治疗[4]。

治疗

1. **多学科治疗**：如果患儿症状严重并存在该病例中的多种促发因素，就应该接受多学科治疗[5]，包括药物治疗和其他干预措施（针对该病的行为、心理和总体生活质量方面的异常）。该患儿的焦虑状态、消化不良症状和合并症（睡眠障碍）应该由熟悉反刍综合征特点的医务人员进行治疗，同时患儿也适合进行进食障碍方面的评估。

2. **心理治疗**：心理医师应该帮助患儿掌握相应行为，以干预腹肌收缩（习得行为），例如采取腹式呼吸[6]或其他分散注意力的方法。

3. **药物治疗**：内科医师可以应用赛庚啶（cyproheptadine）或昂丹司琼（ondansetron），有助于减轻消化不良症状的严重程度，也可以使用褪黑素（melatonin）或改善睡眠环境以改善睡眠质量。巴氯芬（baclofen）已经被应用于类似的病例中以减轻反食症状，对该例患儿可能也会有帮助[7]。由于焦虑可能会促发恶心和反食，因此精神科医师会继续使用氟西汀（fluoxetine）治疗，有助于患儿控制目前的症状相关性焦虑。

（丁召路　译，费贵军　校）

参考文献

1. Di Lorenzo C, Hyams JS, Saps M, Shulman RJ, Staiano A, Van Tilburg M. Childhood functional gastrointestinal disorders: child/adolescent. In: Drossman DA, Chang L, Chey WD, Kellow J, Tack J, Whitehead WE (eds). Rome IV Functional Gastrointestinal Disorders—Disorders of Gut-Brain Interaction, 4th edition. Raleigh, NC: Rome Foundation, 2016; pp. 1297–1372.

2. Chial HJ, Camilleri M, Williams DE, Litzinger K, Perrault J. Rumination syndrome in children and adolescents: diagnosis, treatment, and prognosis. Pediatrics 2003;111: 158–162.

3. Khan S, Hyman PE, Cocjin J, Di Lorenzo C. Rumination syndrome in adolescents. J Pediatr 2000;136:528–531.

4. Green AD, Alioto A, Mousa H, Di Lorenzo C. Severe pediatric rumination syndrome: successful interdisciplinary inpatient management. J Pediatr Gastroenterol Nutr 2011;52:414–418.

5. Schroedl RL, Di Lorenzo C, Alioto A. Adolescent rumination syndrome. Pediatr Ann 2014;43:e95–e100.

6. Chitkara DK, Van Tilburg M, Whitehead WE, Talley NJ. Teaching diaphragmatic breathing for rumination syndrome. Am J Gastroenterol 2006;101:2449–2452.

7. Blondeau K, Boecxstaens V, Rommel N, Farré R, Depeyper S, Holvoet L, Boeckx-staens G, Tack JF. Baclofen improves symptoms and reduces postprandial flow events in patients with rumination and supragastric belching. Clin Gastroenterol Hepatol 2012;10:379–384.

8-3. 儿童/青少年：功能性消化不良（中度）

病史

　　患儿男性，16 岁，因上腹胀、餐后饱胀和早饱于儿科消化专业医师处就诊。患儿在大多数日子里，进食后出现以上症状，发病以来体重下降 3kg。症状系在患儿 6 个月之前搬迁到新城市并转学后出现。近两个月来患儿又诉上腹部中度烧灼感，每周发作数次而且与进食无关。患儿无腹痛、恶心、呕吐、腹泻或便秘。临床症状的严重程度为中等程度，依据是患儿上学受到限制，同时本学期已经多日缺课。患儿还避免与朋友聚餐。实验室检查和胃镜检查均未见异常。进一步的病史询问提示患儿在转入新学校后感觉焦虑和紧张。

多维度临床资料分类

A. 诊断分类：功能性消化不良（functional dyspepsia，FD）。

B. 临床表现补充：餐后不适综合征（PDS）、上腹痛综合征（epigastric pain syndrome，EPS）和体重下降。

C. 对日常活动的影响：中度。

D. 社会心理学表现：焦虑、慢性应激。

E. 生理特征和生物学标志：不详。

多维度临床资料分类解释

A. 诊断分类：该患儿症状符合罗马Ⅳ功能性消化不良的诊断标准[1]，详见附文 A。

B. 临床表现补充：体重下降可反映上腹胀、餐后饱胀和早饱感对患者的生理影响，这是重要的临床表现补充，一旦出现体重下降，表明这些症状已经影响到患者的营养状态。此外，该例患儿同时符合罗马Ⅳ功能性消化不良 PDS 和 EPS 的诊断标准[1]，详见附文 A。餐后饱胀和早饱感支持 PDS 的诊断，而反复上腹部烧灼感则支持 EPS 的诊断。

C. 对日常活动的影响：依据患儿的自述病史、体重下降、日常活动受限和因病缺课这几方面，疾病对本例患儿日常活动的影响为中度。针对问题："总体来说，您的症状对您目前生活的影响程度有多大？"患儿的回答为"中度"。

D. 社会心理学表现：患儿没有很好地适应新城市和新学校变化带来的应激，承认自己感觉焦虑和紧张。

E. 生理特征和生物学标志：不详。

总体评价

该少年男性患儿存在中等程度的功能性消化不良，同时具备 PDS 和 EPS 的临床特征。患儿在应对新城市和新学校变化带来的压力方面有一定困难。

治疗

1. **心理治疗**：精神心理学医师的参与，可以帮助患儿更好地应对压力。

2. **抗胃酸分泌治疗**：4～6 周疗程的质子泵抑制剂（proton pump inhibitor，PPI）试验性治疗可用以缓解上腹痛[2]。研究显示，PPI（奥美拉唑或兰索拉唑）在减轻消化不良症状方面较 H_2 受体拮抗剂更有效，尤以腹痛为突出表现的患者效果最明显[3]。

3. **促动力药**：多潘立酮（domperidone）已被证明可以改善成人功能性消化不良时恶心、腹胀和早饱症状，因此患儿可考虑接受多潘立酮的试验性治疗[2]。

4. **其他潜在的治疗方法**：赛庚啶安全性较好，已经发现其对多种儿童消化不良症状有效[4]。胃电起搏（gastric electrical stimulator）有助于改善重度消化不良患儿的症状[5]。

（丁召路　译，费贵军　校）

参考文献

1. Di Lorenzo C, Hyams JS, Saps M, Shulman RJ, Staiano A, Van Tilburg M. Childhood functional gastrointestinal disorders: child/adolescent. In: Drossman DA, Chang L, Chey WD, Kellow J, Tack J, Whitehead WE (eds). Rome IV Functional Gastrointestinal Disorders—Disorders of Gut-Brain Interaction, 4th edition. Raleigh, NC: Rome Foundation, 2016; pp. 1297–1372.
2. Talley NJ, Lauritsen K. The potential role of acid suppression in functional dyspepsia: the BOND, OPERA, PILOT, and ENCORE studies. Gut 2002;50(Suppl 4):iv36–41.
3. Moayyedi P, Soo S, Deeks J, et al. Pharmacological interventions for non-ulcer dyspepsia. Cochrane Database Syst Rev 2006(4):CD001960.
4. Rodriguez L, Diaz J, Nurko S. Safety and efficacy of cyproheptadine for treating dyspeptic symptoms in children. J Pediatr 2013;163:261–267.
5. Lu PL, Teich S, Di Lorenzo C, Skaggs B, Alhajj M, Mousa HM. Improvement of quality of life and symptoms after gastric electrical stimulation in children with functional dyspepsia. Neurogastroenterol Motil 2013;25:567–e456.

8-4. 儿童/青少年：肠易激综合征（IBS）（轻度）

病史

患儿女性，10 岁，因近 6 个月以来无诱因出现腹痛就诊。腹痛性质为弥漫性、痉挛性疼痛，无放射痛，疼痛程度为 6 级（总分级 0～10 级），每月无规律发作至少 4 次，每次持续数分钟至数小时，只有一次因疼痛醒来。患儿每日排便一次，无排便急迫及排便费力。通常情况下，患儿的布里斯托大便分类法（Bristol stool scale）儿科大便分型为 3 型[1]，但有 30%～40%的情况下为 1 型。患儿及其母亲均认为患儿有便秘时腹痛会更为严重。然而，PEG 治疗并未缓解腹痛。在进食去乳糖饮食后，患儿症状有所改善。发病以来食欲和体重无变化，无不明原因的发热及关节不适。发病以来，患儿已经因为腹痛而缺课 3 天。未发现明显应激因素，患儿仍可继续参加各种日常活动。实验室筛查和大便检查（包括粪钙卫蛋白测定）均未见异常。

多维度临床资料分类

A. **诊断分类：**肠易激综合征（irritable bowel syndrome，IBS）。

B. **临床表现补充：**IBS 便秘型；乳糖吸收不良。

C. **对日常活动的影响：**轻度。

D. **社会心理学表现：**不详。

E. **生理特征和生物学标志：**不详。

多维度临床资料分类解释

A. **诊断分类：**该患儿症状符合罗马Ⅳ肠易激综合征的诊断标准，尽管腹痛是患儿的主要症状，但是坚硬、球状的大便仍表明患儿诊断应为 IBS，而非功能性腹痛[2]，详见附文 A。在本年龄段儿童中很难判断排便与腹痛缓解是否相关。便秘治疗后腹痛并未缓解，符合罗马Ⅳ IBS 便秘型的诊断标准；而如果便秘得到有效治疗后腹痛缓解，则应诊断为功能性便秘。记录 2 周的症状日记可帮助识别促发和缓解因素。

B. **临床表现补充：**患儿超过 25%的情况下存在硬便（1 型），因此可能符合 IBS 便秘型的诊断标准。然而记录数周的症状日记，方可进一步进行验证是否确实如此。IBS 患儿中以便秘型最为常见[3]。由于患儿在去乳糖饮食后症状有所好转，所以如果试验性停止进食山梨醇、果糖等可发酵性糖类（即低 FODMAP 饮食），患儿症状可能会有改善。在 IBS 患者中，乳糖酶缺乏的患病率并不比非 IBS 患者更高，但是 IBS 患者似乎对糖吸收不良更为敏感[4]。

C. 对日常活动的影响：该例患儿缺课次数很少，而且能够继续参加日常活动，所以为轻度影响。针对问题："总体来说，您的症状对您目前生活的影响程度有多大"患儿的回答为"轻度"。

D. 社会心理学表现：不详。该患儿未发现明确的应激因素、焦虑或抑郁。

E. 生理特征和生物学标志：不详。适当的实验室检查未发现异常。并未针对生理异常方面做进一步的检查，目前也无必要。

总体评价

该青少年女性患儿症状符合 IBS 便秘型诊断，应该首先治疗便秘，如果患儿腹痛症状在便秘缓解后也消失，则更应该诊断为功能性便秘而非 IBS。

治疗

1. **安抚治疗**：对患儿进行安抚治疗，并针对 IBS 的病理生理学机制（例如，内脏痛觉过敏、高敏感性和肠道高反应性）和便秘的病理生理学机制进行相应解释，具有与本病例类似症状的患儿最有可能从这些措施中获益。

2. **治疗便秘**：便秘治疗的第一步，应该是结合病史、查体或影像学检查，判断有无直肠内大便潴留。对于直肠内有大便嵌塞的患儿，一线治疗方案推荐含有或不含有电解质的 PEG 1～1.5g/（kg·d），口服 3～6 日。如果无法获得 PEG，推荐每日灌肠 1 次，共 3～6 日[5]。在去除直肠大便嵌塞后，推荐应用含有或者不含电解质的 PEG 作为一线维持治疗方案，推荐初始剂量为 0.4 g/（kg·d），之后根据患儿临床表现进行调整[6]。而对于其他粪便软化剂，例如氧化镁乳剂或乳果糖，可能同样有效，但由于口味欠佳，所以并不适合长期应用于患儿。

3. **饮食管理**：如果 IBS 诊断确定，可试验性调整为低 FODMAP 饮食，持续 10～14 日，可能有助于判断是否会进一步改善症状[7]。如果该患儿持续接受去乳糖饮食，其父母应该接受相关指导，以保障患儿摄入足够的膳食钙。

（丁召路 译，费贵军 校）

参考文献

1. Lane MM, Czyzewski DI, Chumpitazi BP, Shulman RJ. Reliability and validity of a modified Bristol Stool Form Scale for children. J Pediatr 201;159:437–441.
2. Di Lorenzo C, Hyams JS, Saps M, Shulman RJ, Staiano A, Van Tilburg M. Childhood functional gastrointestinal disorders: child/adolescent. In: Drossman DA, Chang L, Chey WD, Kellow J, Tack J, Whitehead WE (eds). Rome IV Functional Gastrointestinal Disorders—Disorders of Gut-Brain Interaction, 4th edition. Raleigh, NC: Rome Foundation, 2016; pp. 1297–1372.

3. Giannetti E, de'Angelis G, Turco R, Campanozzi A, Pensabene L, Salvatore S, de Seta F, Staiano A. Subtypes of irritable bowel syndrome in children: prevalence at diagnosis and at follow-up. J Pediatr 2014;164:1099–1103.

4. Yang J, Deng Y, Chu H, et al. Prevalence and presentation of lactose intolerance and effects on dairy product intake in healthy subjects and patients with irritable bowel syndrome. Clin Gastroenterol Hepatol 2013;11:262–268, e1.

5. Bekkali NL, van den Berg MM, Dijkgraaf MG, van Wijk MP, Bongers ME, Liem O, Benninga MA. Rectal fecal impaction treatment in childhood constipation: enemas versus high doses oral PEG. Pediatrics 2009;124:e1108–1101.

6. Nurko S, Youssef NN, Sabri M, Langseder A, McGowan J, Cleveland M, Di Lorenzo C. PEG3350 in the treatment of childhood constipation: a multicenter, double-blinded, placebo-controlled trial. Pediatr 2008;153:254–261.

7. Chumpitazi BP, Cope JL, Hollister EB, Tsai CM, McMeans AR, Luna RA, Versalovic J, Shulman RJ. Randomised clinical trial: gut microbiome biomarkers are associated with clinical response to a low FODMAP diet in children with the irritable bowel syndrome. Aliment Pharmacol Ther 2015;42:418–427.

8-5. 儿童/青少年：肠易激综合征（IBS）（中度）

病史

    患儿女性，14 岁，因腹痛 3 个月就诊。症状开始于患儿全家人的一次明显的胃肠炎后，其他家庭成员在随后的数周内恢复正常，但患儿仍存在间歇性下腹痛。发病前患儿每天大便 1 次，粪便形态按儿科 Bristol 大便分型量表为 2 或 3 型[1]，属于正常分型。自发病以来，患儿每 1～2 周就会出现 4 或 5 型大便（相当于成人 Bristol 大便分型量表的 6 或 7 型），每次持续 1～3 天并伴有排便急迫。大便未见血液或黏液。儿科医生进行了粪便贾第鞭毛虫抗原检查和寄生虫及虫卵检查，均为阴性。血常规检查未见异常，同时乳糜泻血清学筛查阴性。去乳糖实验治疗后症状未改善。患儿出现稀便后，因担心会在学校排便而焦虑，多次要求留在家中且患儿已停止踢足球运动。患儿的叔叔罹患克罗恩病，其父母非常担心该问题。

多维度临床资料分类

A. 诊断分类：肠易激综合征（irritable bowel syndrome，IBS）。

B. 临床表现补充：肠易激综合征腹泻型；感染后。

C. 对日常活动的影响：中度。

D. 社会心理学表现：胃肠道症状相关性焦虑障碍。

E. 生理特征和生物学标志：不详。

多维度临床资料分类解释

A. 诊断分类：该患儿症状符合罗马IV肠易激综合征的诊断标准[2]，每周至少 1 天出现腹痛，而且同时有粪便频率和（或）性状的变化，持续至少 2 月，详见附文 A。

B. 临床表现补充：IBS-D 的诊断标准是存在频发（超过 25%的排便）稀便而无坚硬粪便或粪块。患儿症状的发生与累及全家的胃肠炎在时间上具有相关性，支持感染后 IBS 的诊断。

C. 对日常活动的影响：该例患儿课外活动有所减少，但在父母坚持下仍可以上学，所以为中度影响。针对问题："总体来说，您的症状对您目前生活的影响程度有多大？"患儿的回答为"中度"。

D. 社会心理学表现：患儿及父母均知晓胃肠道症状相关性焦虑的存在，以及相应的功能损害。

E. 生理特征和生物学标志：不详。临床医生已经对患儿进行了适当的实验室检查。就病程而言，目前不太可能发现细菌性或者病毒性病原。成人感染后 IBS 已被认为存在轻度的胃肠道炎症，但是需要特殊的组织学染色技术来显示这种低度炎症[3]。

总体评价

　　该青少年女性患儿症状符合感染后 IBS-D 诊断，其上学和体育活动已经受到影响，因此影响程度为中等。该类型在青少年女性中更为常见。

治疗

1. 教育：患儿应该接受相关治疗以控制 IBS 腹泻症状，但是目前尚不清楚感染后 IBS 与非感染后 IBS 在治疗上有何不同。

2. 益生菌：鼠李糖乳杆菌（*Lactobacillus rhamnosus GG*）益生菌制剂已经被证明对治疗儿童 IBS 有效[4]。证据显示 LGG 可以减轻促炎因子对肠上皮屏障完整性的损害和导致的炎症[5]。益生菌可能对儿童 IBS-D 患者尤其有效。

3. 止泻剂：可以采用止泻剂控制腹泻和排便急迫症状，例如洛哌丁胺已被证明对 IBS-D 有效[6,7]。但是对于症状非常严重或者腹痛为主的患儿，洛哌丁胺并非理想的治疗药物。

4. 行为治疗：基于 IBS 对于该例患儿日常活动的负面影响和出现的心理焦虑，所以对患儿进行心理咨询可能会有所帮助。已经发现多种形式的心理和行为治疗对功能性腹痛和 IBS 患儿有效，包括针对肠道的催眠疗法[8]和回家后在 CD 光盘指导下的自我练习[9]。

5. 抗抑郁药：研究显示，低剂量的抗抑郁药物，如三环类抗抑郁药物（TCAs）[10]和选择性 5-羟色胺再摄取抑制剂（SSRIs）[11]，对 IBS 患儿有所帮助。

（丁召路　译，费贵军　校）

参考文献

1. Lane MM, Czyzewski DI, Chumpitazi BP, Shulman RJ. Reliability and validity of a modified Bristol Stool Form Scale for children. J Pediatr 2011;159:437–441.
2. Di Lorenzo C, Hyams JS, Saps M, Shulman RJ, Staiano A, Van Tilburg M. Childhood functional gastrointestinal disorders: child/adolescent. In: Drossman DA, Chang L, Chey WD, Kellow J, Tack J, Whitehead WE (eds). Rome IV Functional Gastrointestinal Disorders—Disorders of Gut-Brain Interaction, 4th edition. Raleigh, NC: Rome Foundation, 2016; pp. 1297–1372.

3. Lee YJ, Park KS. Irritable bowel syndrome: emerging paradigm in pathophysiology. World J Gastroenterol 2014;20:2456–2469.
4. Horvath A, Dziechciarz P, Szajewska H. Meta-analysis: *Lactobacillus rhamnosus GG* for abdominal pain-related functional gastrointestinal disorders in childhood. Aliment Pharmacol Ther 2011;33:1302–1310.
5. Donato KA, Gareau MG, Wang YJ, et al. *Lactobacillus rhamnosus GG* attenuates interferon-{gamma} and tumour necrosis factor-alpha-induced barrier dysfunction and pro-inflammatory signalling. Microbiology 2010;156:3288–3297.
6. Chang L, Lembo A, Sultan S. American Gastroenterological Association Institute Technical Review on the pharmacological management of irritable bowel syndrome. Gastroenterology 2014;147(5):1149–1172.
7. Ford AC, Moayyedi P, Lacy BE, et al. American College of Gastroenterology monograph on the management of irritable bowel syndrome and chronic idiopathic constipation. Am J Gastroenterol 2014;109 (Suppl 1):S2–26.
8. Rutten JM, Reitsma JB, Vlieger AM, Benninga MA. Gut-directed hypnotherapy for functional abdominal pain or irritable bowel syndrome in children: a systematic review. Arch Dis Child 2013;98:252–257.
9. Rutten JM, Vlieger AM, Frankenhuis C, George EK, Groeneweg M, Norbruis OF, Tjon a Ten W, Van Wering H, Dijkgraaf MG, Merkus MP, Benninga MA. Gut-directed hypnotherapy in children with irritable bowel syndrome or functional abdominal pain (syndrome): a randomized controlled trial on self exercises at home using CD versus individual therapy by qualified therapists. Arch Dis Child 2013;98: 252–257.
10. Bahar RJ, Collins BS, Steinmetz B, Ament ME. Double-blind placebo-controlled trial of amitriptyline for the treatment of irritable bowel syndrome in adolescents. J Pediatr 2008;152:685–689.
11. Campo JV, Perel J, Lucas A, Bridge J, Ehmann M, Kalas C, Monk K, Axelson D, Birmaher B, Ryan N, Di Lorenzo C, Brent DA. Citalopram treatment of pediatric recurrent abdominal pain and comorbid internalizing disorders: an exploratory study. J Am Acad Child Adolesc Psychiatry 2004;43:1234–1242.

8-6. 儿童/青少年：腹型偏头痛（中度）

病史

患儿男性，8 岁，因反复发作的突发、严重、持续、无间歇的中线部位腹痛，疼痛持续 8h 就诊。腹痛发作时伴随乏力、厌食、呕吐和头痛表现。患儿会大声哭喊疼痛。父母陈述患儿的类似症状在过去 2 年内已经发作过 4 次，每次发作时，父母都会带患儿到急诊科就诊。急诊科做过的检查包括腹部超声、血液检查、尿液检查、上消化道造影和胃镜，检查结果均未见异常。一旦疼痛缓解，患儿第二日即可恢复正常活动，在下次发作前健康状况良好。

多维度临床资料分类

A. 诊断分类：腹型偏头痛（abdominal migraine）。

B. 临床表现补充：偶发。

C. 对日常活动的影响：中度。

D. 社会心理学表现：不详。

E. 生理特征和生物学标志：不详。

多维度临床资料分类解释

A. 诊断分类：该患儿症状符合罗马Ⅳ腹型偏头痛的诊断标准 [1]，针对其他鉴别诊断的合理筛查结果也为阴性。诊断标准详见附文 A。

B. 临床表现补充：（腹痛）不定时，偶发。腹型偏头痛的典型特征是发作间歇期无任何症状。

C. 对日常活动的影响：该例患儿父母曾多次带患儿到急诊科就诊，间歇期患儿活动正常，因此影响程度为中等。针对问题："总体来说，您的症状对您目前生活的影响程度有多大？"患儿的回答为"中度"。

D. 社会心理学表现：不详。患儿在发作间期无心理应激的证据。

E. 生理特征和生物学标志：不详。

总体评价

该例患儿过去 2 年内出现多次腹痛发作，且符合腹型偏头痛的诊断标准。该疾病在儿童中，要比之前人们认为的更为常见 [2]。

治疗

1. **概述**：应该结合症状发作频率、严重程度和腹型偏头痛发作对患儿及家庭日常生活的影响，来制订治疗方案。尽管患儿腹痛持续 8h 并且需要到急诊科就诊，但患儿每年仅发作 2 次，因此该例并不适合预防性药物治疗。针对该例患儿的情况，推荐仅予以对症治疗即可。

2. **舒马曲坦**（sumatriptan）：为 5-HT$_1$ 受体激动剂，通常用于偏头痛的治疗，对缓解腹型偏头痛也可能有所帮助。舒马曲坦可以经鼻或者皮下给药以控制偏头痛发作[3,4]。对于周期性呕吐综合征患儿，皮下给药疗效优于经鼻给药，但是由于经鼻途径给药更容易，因此症状开始发作时，在家中经鼻给药是合理的[5]。

3. **其他治疗**：尽管目前尚无相关研究和病例报道，但其他用于治疗偏头痛的曲坦类药物对于治疗儿童腹型偏头痛可能也会有效[6-8]。如果舒马曲坦疗效欠佳，可以考虑加用其他镇痛剂，如痛力克（ketorolac）[9]。

（丁召路　译，费贵军　校）

参考文献

1. Di Lorenzo C, Hyams JS, Saps M, Shulman RJ, Staiano A, Van Tilburg M. Childhood functional gastrointestinal disorders: child/adolescent. In: Drossman DA, Chang L, Chey WD, Kellow J, Tack J, Whitehead WE (eds). Rome IV Functional Gastrointestinal Disorders—Disorders of Gut-Brain Interaction, 4th edition. Raleigh, NC: Rome Foundation, 2016; pp. 1297–1372.
2. Carson L, Lewis D, Tsou M, McGuire E, Surran B, Miller C, Vu TA. Abdominal migraine: an under-diagnosed cause of recurrent abdominal pain in children. Headache 2011;51:707–712.
3. Kakisaka Y1, Wakusawa K, Haginoya K, Saito A, Uematsu M, Yokoyama H, Sato T, Tsuchiya S. Efficacy of sumatriptan in two pediatric cases with abdominal pain-related functional gastrointestinal disorders: does the mechanism overlap that of migraine? J Child Neurol 2010;25:234–237.
4. Ahonen K1, Hämäläinen ML, Rantala H, Hoppu K. Nasal sumatriptan is effective in treatment of migraine attacks in children: a randomized trial. Neurology 2004;62:883–887.
5. Hikita T1, Kodama H, Kaneko S, Amakata K, Ogita K, Mochizuki D, Kaga F, Nakamoto N, Fujii Y, Kikuchi A. Sumatriptan as a treatment for cyclic vomiting syndrome: a clinical trial. Cephalalgia 2011;31:504–507.
6. Evers S. The efficacy of triptans in childhood and adolescence migraine. Curr Pain Headache Rep 2013;17:342.
7. Wöber-Bingöl Ç. Pharmacological treatment of acute migraine in adolescents and children. Paediatr Drugs 2013;15:235–246.
8. Vollono C, Vigevano F, Tarantino S, Valeriani M. Triptans other than sumatriptan

in child and adolescent migraine: literature review. Expert Rev Neurother 2011;11: 395–401.

9. Leung S, Bulloch B, Young C, Yonker M, Hostetler M. Effectiveness of standardized combination therapy for migraine treatment in the pediatric emergency department. Headache 2013; 53:491–497.

8-7. 儿童/青少年：腹型偏头痛（重度）

病史

患儿女性，6岁，因腹痛18个月就诊。腹痛反复发作，本次为第7次发作，症状已持续9小时。腹痛为严重的全腹疼痛，并总是伴有苍白、恶心和畏光表现。一旦疼痛缓解，患儿即可恢复正常活动。患儿发作间期无症状，也未服用药物。患儿父母对于症状发作的相似性非常困惑，而且担心有无"血管阻塞"的可能。患儿既往在急诊科就诊时，曾就诊过两位儿外科医生，并先后进行了腹部X线和增强CT检查（静脉注射及口服造影剂），均未见异常。由于患儿症状严重，病初曾经考虑卟啉症可能，但检查结果阴性。胰酶、肝酶、胆红素和GGT均未见升高。尿液检查阴性。患儿因为存在焦虑和抑郁，目前正接受心理治疗。其母亲有偏头痛病史。

多维度临床资料分类

A. 诊断分类：腹型偏头痛（abdominal migraine）。

B. 临床表现补充：频繁发作。

C. 对日常活动的影响：重度。

D. 社会心理学表现：焦虑和抑郁。

E. 生理特征和生物学标志：不详。

多维度临床资料分类解释

A. 诊断分类：该患儿症状符合罗马Ⅳ腹型偏头痛的诊断标准[1]，详见附文A。

B. 临床表现补充：频繁发作。患儿在过去18个月中出现了7次发作。

C. 对日常活动的影响：该例患儿父母频繁带患儿到急诊科就诊，而且每次发作症状严重，因此影响程度为重度。针对问题"总体来说，孩子的症状对她目前生活的影响程度有多大？"患儿父母的回答为"重度"。

D. 社会心理学表现：焦虑和抑郁，患儿目前正接受相应治疗。

E. 生理特征和生物学标志：不详。对于该类疾病，临床实际中没有已知的常规生理学检查适用。然而阶段性应激水平的升高，很可能会诱发腹型偏头痛的发作。

总体评价

该例患儿患有腹型偏头痛。该情形属于一组周期性/阵发性症候群中的一种，该组症候群涉及的患者已经存在偏头痛或者很可能发展为偏头痛[2]。周期性呕吐综合征也属于该组症候群。

治疗

1. **预防性药物治疗**：基于患儿症状发作的频率和严重程度，预防性药物治疗会对患儿有益。

   a. 苯噻啶（pizotifen）：是一种 5-羟色胺（5-HT）拮抗剂，主要作用于 5-HT2A 和 5-HT2C 受体。小样本研究显示，每日应用苯噻啶可以预防腹型偏头痛发作（减少症状发作的天数和严重程度）[3]。

   b. 阿米替林（amitriptyline）：三环类抗抑郁药物，经常应用于腹型偏头痛的预防。

   c. 托吡酯（topiramate）、维拉帕米（verapamil）和丙戊酸钠（depakote）：这些药物对预防腹型偏头痛发作也有效。

2. **静脉注射双氢麦角胺**（dihydroergotamine）：通过对 6 名儿童和青少年患者的观察发现，双氢麦角胺可有效控制腹型偏头痛的持续性发作[4]。

3. **对症治疗**：

   a. 舒马曲坦：对症治疗包括了舒马曲坦的应用。该药为 5-HT$_1$ 受体激动剂，常用于偏头痛的治疗，对缓解腹型偏头痛也可能有所帮助。可以经鼻或者皮下给药以控制偏头痛发作[5,6]。对于周期性呕吐患儿，皮下给药的疗效优于经鼻给药，但由于经鼻途径给药更容易，因此症状初起时，在家中经鼻给药是合适的[7]。

   b. 其他对症治疗：尽管目前尚无相关研究和病例报道，但其他用于治疗偏头痛的曲坦类药物对于治疗儿童腹型偏头痛，可能也会有效[8-10]。

（丁召路　译，费贵军　校）

参考文献

1. Di Lorenzo C, Hyams JS, Saps M, Shulman RJ, Staiano A, Van Tilburg M. Childhood functional gastrointestinal disorders: child/adolescent. In: Drossman DA, Chang L, Chey WD, Kellow J, Tack J, Whitehead WE (eds). Rome IV Functional Gastrointestinal Disorders—Disorders of Gut-Brain Interaction, 4th edition. Raleigh, NC: Rome Foundation, 2016; pp. 1297–1372.

2. Lagman-Bartolome AM, Lay C. Pediatric migraine variants: a review of epidemiology, diagnosis, treatment, and outcome. Curr Neurol Neurosci Rep 2015;15:551.

3. Symon DN, Russell G.Double blind placebo controlled trial of pizotifen syrup in the treatment of abdominal migraine. Arch Dis Child 1995;72:48–50.

4. Raina M, Chelimsky G, Chelimsky T. Intravenous dihydroergotamine therapy for pediatric abdominal migraines. Clin Pediatr (Phila) 2013;52:918–921.

5. Kakisaka Y1, Wakusawa K, Haginoya K, Saito A, Uematsu M, Yokoyama H, Sato T, Tsuchiya S. Efficacy of sumatriptan in two pediatric cases with abdominal pain-related functional gastrointestinal disorders: does the mechanism overlap that of migraine? J Child Neurol 2010;25:234–237.

6. Ahonen K1, Hämäläinen ML, Rantala H, Hoppu K.Nasal sumatriptan is effective in treatment of migraine attacks in children: a randomized trial. Neurology 2004;62: 883–887.

7. Hikita T1, Kodama H, Kaneko S, Amakata K, Ogita K, Mochizuki D, Kaga F, Naka-moto N, Fujii Y, Kikuchi A. Sumatriptan as a treatment for cyclic vomiting syndrome: a clinical trial. Cephalalgia 2011;31:504–507.

8. Evers S. The efficacy of triptans in childhood and adolescence migraine. Curr Pain Headache Rep 2013;17:342.

9. Wöber-Bingöl Ç. Pharmacological treatment of acute migraine in adolescents and children. Paediatr Drugs 2013;15:235–246.

10. Vollono C, Vigevano F, Tarantino S, Valeriani M. Triptans other than sumatriptan in child and adolescent migraine: literature review. Expert Rev Neurother 2011;11: 395–401.

8-8. 儿童/青少年：功能性腹痛—非其他特指（重度）

病史

患儿女性，13 岁，因每日发作脐周疼痛 8 个月就诊，该症状出现于本学年开始时。疼痛程度为重度（按 10 分制疼痛量表，评分为 8 分），与患儿月经周期无关。症状主要在晨起发作，但其他时间也会出现。尽管睡眠时间充足，患儿仍诉有频繁头痛和乏力。由于惧怕腹痛发作，患儿在学校或者与朋友外出聚会时均不敢进食。患儿未诉恶心、呕吐及体重下降。排便后腹痛无变化，大便性状和排便次数正常。由于体重超标，患儿受到同学嘲笑，且每周至少缺课一次，并已经停止参加学校游泳队的活动。在疼痛发作时，母亲会鼓励患儿留在家中并平卧休息。母亲和患儿均担心该症状是否由于过敏或者食物不耐受所导致。尽管已经"尽了一切努力"，但是仍没有明显效果，因此患儿及其父母期望进一步地检查、诊断和治疗。体格检查和实验室筛查均未见异常。

多维度临床资料分类

A. 诊断分类： 功能性腹痛—非其他特指（functional abdominal pain–not otherwise specified，FAP–NOS）。

B. 临床表现补充： 头痛、乏力和肥胖。

C. 对日常活动的影响： 重度。

D. 社会心理学表现： 上学引起的焦虑。父母似乎加重了患儿的疾病行为。

E. 生理特征和生物学标志： 不详。

多维度临床资料分类解释

A. 诊断分类： 该患儿症状符合罗马Ⅳ功能性腹痛—非其他特指的诊断标准[1]。既往两月中，每月发作性腹痛至少出现 3 次，并且不符合其他功能性腹痛病的标准[1]。功能性腹痛病（functional abdominal pain disorders，FAPDs）还包括功能性消化不良和肠易激综合征。例如，该例无大便性状和排便频率的变化，因此不符合肠易激综合征的诊断。

B. 临床表现补充： 功能性腹痛病是一组症候群，也包含了 FAP–NOS。许多功能性腹痛病患儿会伴发躯体化症状，如头痛和乏力[2]。如果患儿同时存在功能性腹痛病和躯体化症状，症状持续到成年的风险会增加[3]，而且对治疗的反应可能会更差。肥胖有可能提示预后不良，即腹痛持续化[4]。

C. **对日常活动的影响**：重度。该例患儿有频繁缺课，退出了学校游泳队，而且疼痛发作时回避家庭及社交活动，因此影响程度为重度。针对问题："总体来说，您的症状对您目前生活的影响程度有多大？"患儿的回答为"重度"。

D. **社会心理学表现**：患儿腹痛在本学年开始时出现，而且在上学期间更为频繁。因此，上学相关的应激或焦虑可能是疼痛恶化或持续存在的一个因素，需要进行评估。肥胖儿童在学校受到欺凌的风险增加，可促发这类儿童的焦虑和自卑感[5]。其他学校相关因素（例如中断睡眠和进食模式）同样应该进行评估。该例患儿一旦疼痛发作，其父母就带她退出活动，可能强化了患儿的功能障碍。

E. **生理特征和生物学标志**：适当的筛查应该包括乳糜泻相关检查和粪便钙卫蛋白测定。该例患儿上述检查均未见异常。针对患儿家庭担心的食物过敏或不耐受，可考虑做进一步的检查。然而，应该避免做过多的检查，因为一旦检查结果正常，不但无法安抚患儿父母，反而会加重父母对于漏诊的疑虑，从而强化父母对于需要更多的检查去查明患儿腹痛原因的想法[6]。

总体评价

该例患儿症状符合功能性腹痛—非其他特指的诊断。该病在儿科很常见，在学龄儿童中，每周腹痛的患病率为38%[7]。患儿的肥胖问题会促发上学相关性焦虑，也需要妥善解决。

治疗

1. **安慰**：关于 FAP－NOS 病因及结局方面的教育和安慰，通常足以缓解大多数病例的症状；但是，该例患儿存在严重的失能并合并有头痛，所以需要进一步的其他治疗。治疗应该注重于同时缓解腹痛和改善失能状态。

2. **精神药物治疗**：由于患儿疼痛程度严重，试验性使用三环类抗抑郁药物或者选择性 5-HT 再摄取抑制剂来控制症状是合理的[8,9]。

3. **转诊到心理学医师处就诊**：如果父母能够接受，应该鼓励尽量转诊至心理医师处，以增加患儿自适应的应对措施和减轻失能状况。行为认知治疗（cognitive behavioral therapy，CBT）和催眠疗法可通过改善患者的适应能力障碍，减轻疼痛症状[10]。患有功能性腹痛病的儿童出现长期社会心理障碍的风险是增加的，因此，应该采取精神健康干预措施，以解决该类患儿的焦虑[11]。

4. **父母教育**：应该教育父母减少患儿缺课，并鼓励患儿参加社会和家庭活动。有证据表明，鼓励父母对患儿的疼痛作出恰当的反应（社交学习），是长期管理 FAPDs 患儿的一项有效策略[12]。

5. **体育活动**：加强体育活动，可能有助于缓解患儿的功能性症状（通过分散注意力和改善调节能力），并且有利于减轻体重。

（丁召路　译，费贵军　校）

参考文献

1. Di Lorenzo C, Hyams JS, Saps M, Shulman RJ, Staiano A, Van Tilburg M. Childhood functional gastrointestinal disorders: child/adolescent. In: Drossman DA, Chang L, Chey WD, Kellow J, Tack J, Whitehead WE (eds). Rome IV Functional Gastrointestinal Disorders—Disorders of Gut-Brain Interaction, 4th edition. Raleigh, NC: Rome Foundation, 2016; pp. 1297–1372.

2. van der Veek SM, Derkx HH, de Haan E, Benninga MA, Boer F. Abdominal pain in Dutch schoolchildren: relations with physical and psychological comorbid complaints in children and their parents. J Pediatr Gastroenterol Nutr 2010;51:481–487.

3. Horst S, Shelby G, Anderson J, Acra S, Polk DB, Saville BR, Garber J, Walker LS. Predicting persistence of functional abdominal pain from childhood into young adulthood. Clin Gastroenterol Hepatol 2014.

4. Bonilla S, Wang D, Saps M. Obesity predicts persistence of pain in children with functional gastrointestinal disorders. Int J Obes (Lond) 2011;35:517–521.

5. Greenleaf C, Petrie TA, Martin SB. Relationship of weight-based teasing and adolescents' psychological well-being and physical health. J Sch Health 2014;84:49–55.

6. van Tilburg MA, Chitkara DK, Palsson OS, Levy RL, Whitehead WE. Parental worries and beliefs about abdominal pain. J Pediatr Gastroenterol Nutr 2009;48:311–317.

7. Saps M, Seshadri R, Sztainberg M, Schaffer G, Marshall BM, Di Lorenzo C. A prospective school-based study of abdominal pain and other common somatic complaints in children. J Pediatr 2009;154:322–326.

8. Saps M, Youssef N, Miranda A, Nurko S, Hyman P, Cocjin J, Di Lorenzo C. Multicenter, randomized, placebo-controlled trial of amitriptyline in children with functional gastrointestinal disorders. Gastroenterology 2009;137:1261–1269.

9. Roohafza H, Pourmoghaddas Z, Saneian H, Gholamrezaei A. Citalopram for pediatric functional abdominal pain: a randomized, placebo-controlled trial. Neurogastroenterol Motil 2014;26:1642–1650.

10. Vlieger AM, Rutten JM, Govers AM, Frankenhuis C, Benninga MA. Long-term follow-up of gut-directed hypnotherapy vs. standard care in children with functional abdominal pain or irritable bowel syndrome. Am J Gastroenterol 2012;107:627–631.

11. Campo JV, Di Lorenzo C, Chiappetta L, Bridge J, Colborn DK, Gartner JC Jr, Gaffney P, Kocoshis S, Brent D. Adult outcomes of pediatric recurrent abdominal pain: do they just grow out of it? Pediatrics 2001;108:E1.

12. Levy RL, Langer SL, Walker LS, Romano JM, Christie DL, Youssef N, DuPen MM, Feld AD, Ballard SA, Welsh EM, Jeffery RW, Young M, Coffey MJ, Whitehead WE. Cognitive-behavioral therapy for children with functional abdominal pain and their parents decreases pain and other symptoms. Am J Gastroenterol 2010;105:946–956.

8-9. 儿童/青少年：功能性便秘（轻度）

病史

患儿女性，5 岁，因难治性便秘 6 个月就诊。患儿每周排大便 2～3 次，有时需要用灌肠剂。其排便时经常需保持固定姿势，且有排粗大粪便堵塞厕所的现象。如厕训练对患儿而言是个巨大挑战，其经常自诉排便时疼痛及腹痛。患儿父母经常发现患儿内裤上有大便污渍。全肠道传输时间检测异常（100h）。

多维度临床资料分类

A. 诊断分类：儿童/青少年功能性便秘（child/adolescent functional constipation）。

B. 临床表现补充：不详。

C. 对日常活动的影响：轻度。

D. 社会心理学表现：如厕训练相关应激。

E. 生理特征和生物学标志：慢传输。

多维度临床资料分类解释

A. 诊断分类：该例患儿症状符合罗马Ⅳ儿童/青少年功能性便秘的诊断标准[1]，因为患儿存在两种以上的慢性便秘症状，症状发作超过 1 个月。诊断标准参见附文 A。

B. 临床表现补充：不详。

C. 对日常活动的影响：轻度。患儿便秘症状评为轻度，因为患儿父母称这些症状并未显著影响其在学校的表现和社会活动。针对问题："总体来说，孩子的症状对她目前生活的影响程度有多大？"患儿父母的回答为"轻度"。

D. 社会心理学表现：患儿父母述患儿存在如厕训练相关应激反应。该类便秘患儿对如厕训练更易表现焦虑，并常采用否定的应对方式。

E. 生理特征和生物学标志：儿童发生功能性便秘常常是因其反复主动忍便导致的。据报道，许多患有慢性便秘的患儿存在排便动力异常和结肠传输延长[2]。尚不明确结肠传输延长是否为直肠内大便慢性嵌塞压迫所致。直肠内大便持续积存，最终引起盆底肌群疲劳、肛门括约肌功能变差，导致大便失禁。

总体评价

该例患儿有结肠慢传输型功能性便秘，对其日常生活造成轻微影响。

治疗

1. **解除大便嵌塞**：治疗的第一步是使用大剂量聚乙二醇（PEG）清除直肠内积存的大便。对存在大便嵌塞的患儿，推荐的一线治疗为口服或经鼻胃管灌入聚乙二醇（无论是否含有电解质）1~1.5g/（kg·d），共3~6日。如果聚乙二醇无效，则推荐使用灌肠剂每日1次，共3~6日[3,4]。

2. **维持使用缓泻剂**：初步解除大便嵌塞后，推荐采用（含或不含电解质）聚乙二醇作为一线维持治疗药物。起始剂量推荐 0.4g/（kg·d），其后根据临床效果调整剂量[5,6]。其他的渗透性泻剂可能同样有效，如氧化镁乳剂或乳果糖，但口感稍差，不适合儿童长期治疗。

3. **饮食的作用**：由于该病主要是一种行为障碍，关于饮食调整对治疗儿童功能性便秘是否有效，尚未见资料可以证明。

（王　琨　译，夏志伟　校）

参考文献

1. Di Lorenzo C, Hyams JS, Saps M, Shulman RJ, Staiano A, Van Tilburg M. Childhood functional gastrointestinal disorders: child/adolescent. In: Drossman DA, Chang L, Chey WD, Kellow J, Tack J, Whitehead WE (eds). Rome IV Functional Gastrointestinal Disorders—Disorders of Gut-Brain Interaction, 4th edition. Raleigh, NC: Rome Foundation, 2016; pp. 1297–1372.

2. Scott SM, van den Berg MM, Benninga MA. Rectal sensorimotor dysfunction in constipation. Best Pract Res Clin Gastroenterol 2011;25:103–118.

3. Youssef NN, Peters JM, Henderson W, Shultz-Peters S, Lockhart DK, Di Lorenzo C. Dose response of PEG 3350 for the treatment of childhood fecal impaction. J Pediatr 2002;141:410–414.

4. Bongers ME, van den Berg MM, Reitsma JB, Voskuijl WP, Benninga MA. A randomized controlled trial of enemas in combination with oral laxative therapy for children with chronic constipation. Clin Gastroenterol Hepatol 2009;7:1069–1074.

5. Dupont C, Leluyer B, Maamri N, Morali A, Joye JP, Fiorini JM, Abdelatif A, Baranes C, Benoît S, Benssoussan A, Boussioux JL, Boyer P, Brunet E, Delorme J, François-Cecchin S, Gottrand F, Grassart M, Hadji S, Kalidjian A, Languepin J, Leissler C, Lejay D, Livon D, Lopez JP, Mougenot JF, Risse JC, Rizk C, Roumaneix D, Schirrer J, Thoron B, Kalach N. Double-blind randomized evaluation of clinical and biological tolerance of polyethylene glycol 4000 versus lactulose in constipated children. J Pediatr Gastroenterol Nutr 2005;41:625–633.

6. Tabbers MM, Di Lorenzo C, Berger MY, Faure C, Langendam MW, Nurko S, Staiano A, Vandenplas Y, Benninga MA, European Society for Pediatric Gastroenterology Hepatology and Nutrition, North American Society for Pediatric Gastroenterology. Evaluation and treatment of functional constipation in infants and children: evidence-based recommendations from ESPGHAN and NASPGHAN. J Pediatr Gastroenterol Nutr 2014;58:258–274.

8-10. 儿童/青少年：功能性便秘（中度）

病史

患儿男性，8 岁，因排便次数减少近 4 年就诊。患儿间断排出巨大硬结大便，几乎持续出现大便失禁。该症状从如厕训练阶段开始出现，应用大便软化药物未能改善。多次腹部 X 线检查示远端结肠积存过多大便，实验室检查结果未见异常。患儿仍然能够上学，但学习成绩欠佳。患儿因大便失禁而不能参加学校活动，也因此无法去其他小朋友家过夜。患儿对待自己的问题漠不关心。体检时于耻骨联合上区触及粪块，肛周有粪渍。患儿很少与人进行眼神接触，性格显孤僻，从未接受过心理学专家评估或治疗。

多维度临床资料分类

A. 诊断分类：儿童/青少年功能性便秘（child/adolescent functional constipation）。

B. 临床表现补充：持续性大便失禁。

C. 对日常活动的影响：中度。

D. 社会心理学表现：患儿可能存在抑郁。

E. 生理特征和生物学标志：不详。

多维度临床资料分类解释

A. 诊断分类：该患儿症状符合罗马Ⅳ儿童/青少年功能性便秘的诊断标准[1]，参见附文 A。

B. 临床表现补充：患儿经常出现大便失禁，可能是由于溢出性便秘所致。

C. 对日常活动的影响：尽管患儿仍能上学，但其症状（尤其是大便失禁）明显影响参与适合其年龄的活动。大便失禁几乎持续发生。许多患有功能性便秘的儿童的生活质量明显低于健康对照患儿[2]。当被问及对学校和社会活动的影响时，患儿母亲描述为"中度"，并认为该症状影响了患儿成绩和与同伴的关系。针对问题："总体来说，您的症状对您目前生活的影响程度有多大？"患儿的回答为"中度"。

D. 社会心理学表现：患儿从未经过正规的抑郁状况评估，但在诊所就诊的表现提示患儿存在自卑，并很可能存在抑郁。

E. 生理特征和生物学标志：不详。多次腹部 X 线检查证明存在大便嵌塞，在开始维持治疗前需先处理该问题[3]。

总体评价

此例患儿患有功能性便秘，伴溢出性大便失禁，对其学校表现和与同伴的关系造成了中度的影响。

治疗

儿童排便障碍评估和治疗指南已经发表[3]。

1. **解除大便嵌塞**：治疗的第一步是通过使用大剂量聚乙二醇（PEG）排空直肠内积存的大便。对存在大便嵌塞的患儿，推荐的一线治疗为口服或经鼻胃管灌入含或不含电解质的 PEG，1～1.5g/（kg·d），共 3～6 日。如果无法获得 PEG，则推荐使用灌肠剂每日 1 次，共 3～6 日[4,5]。

2. **维持使用缓泻剂**：初步解除大便嵌塞后，推荐采用 PEG（无论是否含有电解质）作为一线维持治疗药物。起始剂量推荐 0.4g/（kg·d），其后根据临床效果调整剂量[6,7]。其他的渗透性泻剂可能同样有效，如氧化镁乳剂或乳果糖，但口感稍差，不适合儿童长期治疗。

3. **行为干预**：临床医生应确认症状并非器质性疾病，大部分患儿最终可以克服这一问题。但是，如果照护人认定大便失禁是患儿的过错，且是故意所为，治疗将变得非常困难。规律如厕的标准化方法（包括为消除如厕恐惧给予一定的奖励）对功能性便秘患儿也有帮助。这有助于患儿减少烦恼，恢复正常排便习惯，重建自尊。灌肠剂对这种情况并无特别益处。

4. **心理治疗**：心理学专家的评估对患儿有益。

（王　琨　译，夏志伟　校）

参考文献

1. Di Lorenzo C, Hyams JS, Saps M, Shulman RJ, Staiano A, Van Tilburg M. Childhood functional gastrointestinal disorders: child/adolescent. In: Drossman DA, Chang L, Chey WD, Kellow J, Tack J, Whitehead WE (eds). Rome IV Functional Gastrointestinal Disorders—Disorders of Gut-Brain Interaction, 4th edition. Raleigh, NC: Rome Foundation, 2016; pp. 1297–1372.

2. Youssef NN, Langseder AL, Verga BJ, Mones RL, Rosh JR. Chronic childhood constipation is associated with impaired quality of life: a case-controlled study. J Pediatr Gastroenterol Nutr 2005;41:56–60.

3. Tabbers MM, Di Lorenzo C, Berger MY, Faure C, Langendam MW, Nurko S, Staiano A, Vandenplas Y, Benninga MA. Evaluation and treatment of functional constipation in infants and children: evidence-based recommendations from ESPGHAN and NASPGHAN. J Pediatr Gastroenterol Nutr 2014;58:258–274.

4. Youssef NN, Peters JM, Henderson W, Shultz-Peters S, Lockhart DK, Di Lorenzo C. Dose response of PEG 3350 for the treatment of childhood fecal impaction. J Pediatr 2002;141:410–414.

5. Bongers ME, van den Berg MM, Reitsma JB, Voskuijl WP, Benninga MA. A randomized controlled trial of enemas in combination with oral laxative therapy for children with chronic constipation. Clin Gastroenterol Hepatol 2009;7:1069–1074.

6. Dupont C, Leluyer B, Maamri N, Morali A, Joye JP, Fiorini JM, Abdelatif A, Baranes C, Benoît S, Benssoussan A, Boussioux JL, Boyer P, Brunet E, Delorme J, François-Cecchin S, Gottrand F, Grassart M, Hadji S, Kalidjian A, Languepin J, Leissler C, Lejay D, Livon D, Lopez JP, Mougenot JF, Risse JC, Rizk C, Roumaneix D, Schirrer J, Thoron B, Kalach N. Double-blind randomized evaluation of clinical and biological tolerance of polyethylene glycol 4000 versus lactulose in constipated children. J Pediatr Gastroenterol Nutr 2005;41:625–633.

7. Tabbers MM, Di Lorenzo C, Berger MY, Faure C, Langendam MW, Nurko S, Staiano A, Vandenplas Y, Benninga MA, European Society for Pediatric Gastroenterology Hepatology and Nutrition, North American Society for Pediatric Gastroenterology. Evaluation and treatment of functional constipation in infants and children: evidence-based recommendations from ESPGHAN and NASPGHAN. J Pediatr Gastroenterol Nutr 2014;58:258–274.

8-11. 儿童/青少年：非潴留性大便失禁（中度）

病史

患儿男性，6岁，因自诉大便失禁就诊。每周至少1次在公共场所不当排便。患儿被其他孩子取笑，并害怕出现"意外"，因此患儿不敢去其他孩子家里过夜，而且经常缺课。大便失禁每天都会出现，但体格检查并未发现粪块。腹部X线检查显示结肠内大便量正常，造影剂结肠传输试验显示传输时间正常。患儿父母未见到患儿粪便中有血迹。患儿有注意力缺陷多动障碍（attention deficit hyperactivity disorder，ADHD），为此正在服用一些药物治疗。无其他病史。

多维度临床资料分类

A. 诊断分类： 儿童/青少年非潴留性大便失禁（child/adolescent non-retentive fecal incontinence）。

B. 临床表现补充： ADHD。

C. 对日常活动的影响： 中度。

D. 社会心理学表现： 大便失禁恐惧；患儿避免与其他孩子一同过夜。

E. 生理特征和生物学标志： 不详。

多维度临床资料分类解释

A. 诊断分类： 该例患儿症状符合罗马Ⅳ儿童/青少年非潴留性大便失禁的诊断标准，依据为患儿虽然存在大便失禁的临床表现，但既无报警征象，也无炎症、解剖、代谢或肿瘤的相关证据，亦无大便潴留的证据[1]。诊断标准参见附文A。

B. 临床表现补充： ADHD。ADHD的患病可能影响患儿集中精力排便及对排便紧迫性的认识。治疗ADHD的药物可能影响肠功能。

C. 对日常活动的影响： 患儿父母认为该症状造成的影响达到中度，因为患儿经常对大便失禁感到恐惧，导致缺课。针对问题："总体来说，孩子的症状对他目前生活的影响程度有多大？"患儿父母的回答为"中度"。

D. 社会心理学表现： 对大便失禁的恐惧影响了患儿的生活质量，不仅导致了其逃学，而且会在其想要去的地方找出所有厕所，并避免与其他孩子一同过夜。

E. 生理特征和生物学标志： 应通过体格检查、全胃肠传输时间或影像学检查排除大便潴留。但当缺乏报警症状时，并不需要常规进行排除器质性疾病的生理学检查。一般认为，这种情况的发生与患儿不能意识到排便紧迫性，也不能对急迫排便作出恰当反应有关。

总体评价

根据罗马Ⅳ标准，该例患儿症状符合儿童/青少年非潴留性大便失禁的诊断。由于大便失禁，导致患儿缺课，并避免与朋友交流，对患儿的总体影响是中度。

治疗

1. **行为治疗**：处置非潴留性大便失禁最成功的方法是行为治疗。应确认症状并非器质性疾病所致，大部分患儿最终可以克服这一问题。但是，如果照护人认定大便失禁是患儿的过错，是故意所为，治疗将变得非常困难。规律如厕的标准化方法（包括为消除如厕恐惧给予一定的奖励）对功能性便秘患儿也有帮助。这有助于患儿减少不适，恢复正常排便习惯，重建自尊[2]。与潴留性大便失禁不同，非潴留性大便失禁对缓泻剂反应不佳[3]。灌肠（对这种情况）也无特别效果。

2. **洛哌丁胺（loperamide）**：洛哌丁胺是一种 μ-阿片受体激动剂，通过减少直肠收缩、增加肛门内括约肌张力以改善腹泻。曾有病例报道描述一例患非潴留性大便失禁的青少年经洛哌丁胺治疗后症状获得明显改善[4]。基于此个案报道，洛哌丁胺可能在非潴留性大便失禁治疗中发挥作用。

3. **生物反馈**：对非潴留性大便失禁患儿，生物反馈治疗并不比常规治疗更有益，尽管已证明其可改善排便动力[5]。

（王　琨　译，夏志伟　校）

参考文献

1. Di Lorenzo C, Hyams JS, Saps M, Shulman RJ, Staiano A, Van Tilburg M. Childhood functional gastrointestinal disorders: child/adolescent. In: Drossman DA, Chang L, Chey WD, Kellow J, Tack J, Whitehead WE (eds). Rome IV Functional Gastrointestinal Disorders—Disorders of Gut-Brain Interaction, 4th edition. Raleigh, NC: Rome Foundation, 2016; pp. 1297–1372.

2. van Dijk M, Benninga MA, Grootenhuis MA, Nieuwenhuizen AM, Last BF. Chronic childhood constipation: a review of the literature and the introduction of a protocolized behavioral intervention program. Patient Educ Couns 2007;67(1–2):63–77.

3. van Ginkel R, Benninga MA, Blommaart PJ, van der Plas RN, Boeckxstaens GE, Büller HA, Taminiau JA. Lack of benefit of laxatives as adjunctive therapy for functional nonretentive fecal soiling in children. J Pediatr 2000;137:808–813.

4. Voskuijl WP, van Ginkel R, Taminiau JA, Boeckxstaens GE, Benninga MA. Loperamide suppositories in an adolescent with childhood-onset functional non-retentive fecal soiling. J Pediatr Gastroenterol Nutr 2003;37:198–200.

5. Rajindrajith S, Devanarayana NM, Benninga MA. Review article: faecal incontinence in children: epidemiology, pathophysiology, clinical evaluation and management. Aliment Pharmacol Ther 2013;37:37–48.

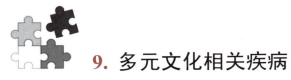

9. 多元文化相关疾病

9-1. 功能性消化不良 —— 多元文化问题（中度）

病史

患者女性，25 岁，以色列贝都因阿拉伯人，因大部分时间自觉上腹痛，并存在与进食相关的早饱和腹胀现象而就诊。患者在未完成正常进餐食量时即觉饱胀。上述症状每周出现数次，持续已有 4 年。患者无恶心、呕吐或过度嗳气，食欲很好，体重稳定。每日均排便，但排便后腹痛不缓解。体格检查时，其上腹部和右上腹存在轻微压痛。乳糜泻相关血清学等化验、上腹部超声和上消化道内镜检查未见异常。呼气试验发现幽门螺杆菌（*Helicobacter pylori*，*Hp*）阳性，经过根除治疗后，复查呈阴性。抗 *Hp* 治疗与持续质子泵抑制剂（proton pump inhibitor，PPI——奥美拉唑）治疗均未能改善症状。患者对于自身症状感到焦虑，不知是否由严重疾病（如癌症）导致，但又不愿把这种想法告诉其医生。患者完成了大学学业，并注册为一名幼儿园教师，但其居住地并无适合的工作岗位，患者尚未结婚，其父亲不允许患者到其他地方工作。患者与家人一起生活。其社会活动局限在亲戚朋友中，这些人都已婚生子。患者是一位穆斯林，具有强烈的宗教信仰，其父亲对于患者婚姻的催促使其感到巨大压力并处于应激状态，患者想离开家庭，变得更加独立。

多维度临床资料分类

A. 诊断分类：功能性消化不良（functional dyspepsia，FD）。

B. 临床表现补充：上腹痛综合征（epigastric pain syndrome，EPS）与餐后不适综合征（postprandial distress syndrome，PDS）合并存在。社会文化因素影响诊断和治疗。

C. 对日常活动的影响：中度。

D. 社会心理学表现：焦虑。

E. 生理特征和生物学标志：不详。根除 *Hp* 后呼气试验结果呈阴性。

多维度临床资料分类解释

A. 诊断分类：该患者症状符合罗马IV功能性消化不良的诊断标准，存在上腹痛、腹胀和进食相关早饱表现，参见附文 A[1]。因为腹痛与排便无关，或者排便后腹痛不减轻，所以不符合肠易激综合征（IBS）的诊断标准，也不符合中枢介导的腹痛综合征（CAPS）的诊断标准，因为腹痛与进食相关。

B. 临床表现补充：患者诊断上腹痛综合征是因为其大部分时间存在上腹痛，而诊断餐后不适综合征是因为其进食量正常也会出现上腹饱胀和早饱现象[1]。诊断标准参见附件 A。这也存在影响诊断和治疗的社会文化因素[2]。社会文化因素对健康和医疗的影响可以表现在疾病[3]和症状上。与男孩相比，更多的贝都因女孩接受并完成更高的教育，因为教育和职业是被社会认可的离开家庭的途径[4,5]。教育使年轻的贝都因女性能获得比男性更好的工作，例如护理、药师和教师。然而，在该病例中，这种优势被宗教和限制单身年轻女性社会活动的文化所抵消。贝都因社会的性别差异体现了强烈的男权优势。该病例中，父亲认定单身的女儿不能到外地工作，即便是家乡没有工作而外地有适合的工作单位。而且，患者所有的亲戚朋友都已经结婚生子，这种状况会导致患者感到羞愧。在多数的阿拉伯社会中，女性的社会地位与其婚姻和养育儿女情况密切相关[6]。许多单身的年轻贝都因女性都希望在 21 岁之前结婚生子。环境的压力常常体现在躯体症状。对贝都因青年女性来说，常反映在她们的"肚子"或胃部。因为她们将心理紧张归因于生理因素，贝都因患者也希望采取那些不谈及他们个人生活问题的治疗方式[7]。这对于一些没有治疗这类民族文化群体经验的医生而言，很难建立有效沟通的治疗方式。另外，青年女性患者更愿意与女性医生建立联系，男性医生似乎更难介入女性患者的治疗。

C. 对日常活动的影响：针对问题："总体来说，您的症状对目前生活（工作、学业、社会活动、自理能力、专注力和执行力）的影响程度有多大？"患者的回答为"中度"，即症状令人困扰，但并未对其日常功能产生重大影响。患者的无业状态和有限的社会生活与社会文化因素更为相关，而非症状或与健康相关的功能状态所致。

D. 社会心理学表现：患者存在与恐惧癌症相关的焦虑。

E. 生理特征和生物学标志：不详。

总体评价

该贝都因单身女性患者患有功能性消化不良。诊断检查阴性，治疗未能缓解症状。其社会文化环境与症状的相关性应由一名熟悉相关文化的医生进行评估，最好考虑到患者的性别，这样才能成功地启动综合治疗方案。

治疗

1. **医患关系**：对患者症状的理解必须结合社会文化因素，但这在贝都因女性患者中很难做到，因为她们不善于对别人表达自己的想法。由女性医务人员治疗女性患者可能更加容易，因为她们更愿意与相同性别的医务人员讨论自己的个人问题。治疗方案应包括安慰、药物和非药物治疗方式，并建立长期治疗关系。

2. **安慰**：至关重要的是，应确认与症状严重度感知相关的任何因素。此病例中，患者已经将症状与癌症联系，但未向医生表达这一想法。基本的诊断检查包括上消化道内镜等，均能减轻这种应激（即恐惧癌症）。这有利于熟悉其文化特征的医生与之建立有效的治疗关系。

3. **补充与替代医学**（complementary and alternative medicine，CAM）：虽然并无充分证据证明 CAM 治疗对功能性消化不良有效，但有证据显示以色列的阿拉伯人愿意尝试此类治疗方式[8]。在一些胃肠专科，CAM 医师会与胃肠病专家共同工作开展综合治疗。

4. **精神类药物**：即使有证据显示精神类药物如丁螺环酮或抗抑郁剂，对功能性消化不良有效[9]，但多数情况下，此类群体的患者也不愿意服用这些药物。经评估这类药物的合理性后，可以依据患者的受教育水平和理解能力适当给予此类治疗[10]。

（王　琨　译，夏志伟　校）

参考文献

1. Talley NJ, Stanghellini V, Chan F, Hasler W, Malagelada JR, Suzuki H, Tack J. Gastro-duodenal disorders. In: Drossman DA, Chang L, Chey WD, Kellow J, Tack J, Whitehead WE (eds). Rome IV Functional Gastrointestinal Disorders—Disorders of Gut-Brain Interaction, 4th edition. Raleigh, NC: Rome Foundation, 2016; pp. 903–966.

2. Sperber AD, Francisconi C, Fang X, Fukudo S, Gerson M, Kang J, Schmulson M. Multicultural aspects of functional gastrointestinal disorders. In: Drossman DA, Chang L, Chey WD, Kellow J, Tack J, Whitehead WE (eds) Rome IV Functional Gastrointestinal Disorders—Disorders of Gut-Brain Interaction, 4th edition. Raleigh, NC: Rome Foundation, 2016; pp. 373–442.

3. Rothschild SK. Cross-cultural issues in primary care medicine. Dis Mon 1998;44: 293–319.

4. Abu-Saad I. The education of Israel's Negev Beduin: background and prospects. Israel Studies 1997;2:21–39.

5. Abu Rabia Queder S. Between tradition and modernization: understanding the problem of female Bedouin dropouts. Brit J Sociol 2006;27:3–17.

6. Al-Sadawi N. Gender, Islam, and orientalism: dissidence and creativity. Women: a cultural review. 1995;6:1–18.

7. Al-Krenawi A, Graham JR. Culturally sensitive social work practice with Arab clients in mental health settings. Health Soc Work 2000;25:9–22.

8. Ben-Arye E, Lev E, Keshet Y, Schiff E. Integration of herbal medicine in primary care in Israel: a Jewish-Arab cross-cultural perspective. Evid Based Complement Alternat Med 2011;2011:401395.

9. Tack J, Janssen P, Masaoka T, Farré R, van Oudenhove L. Efficacy of buspirone, a fundus-relaxing drug, in patients with functional dyspepsia. Clin Gastroenterol Hepatol 2012;10:1239–1245.

10. Tornblom H, Drossman DA. Centrally targeted pharmacotherapy for chronic abdominal pain. Neurogastroenterol Motil 2015;27:455–467.

9-2. 肠易激综合征——多元文化问题（轻度）

病史

患者女性，27 岁，是 7 年前移民到美国的中国母亲，因每日排稀便 3～4 次，伴上腹痛、上腹饱胀和胃肠胀气就诊。上述症状已经持续 6 年。患者认为其症状，尤其是排稀便，是"受凉"的表现，排便后腹痛和胃肠胀气可以缓解，但反复出现。体格检查发现患者左下腹有轻微压痛。血液化验包括乳糜泻相关血清检查和大便检查均未见异常。

多维度临床资料分类

A. 诊断分类：肠易激综合征（irritable bowel syndrome，IBS）。

B. 临床表现补充：肠易激综合征腹泻型（IBS-D）。社会文化因素影响诊断和治疗。

C. 对日常活动的影响：患者选择了"轻度"，没有导致缺勤，无日常功能缺失。

D. 社会心理学表现：不详。

E. 生理特征和生物学标志：不详。小肠细菌过度生长（small intestinal bacterial overgrowth，SIBO）相关检查和果糖不耐受检查均阴性。

多维度临床资料分类解释

A. 诊断分类：该患者症状符合罗马Ⅳ肠易激综合征的诊断标准，依据为腹痛和腹胀伴有排稀便，且在排便后可缓解[1]，参考附文 A。

B. 临床表现补充：患者符合肠易激综合征腹泻型（IBS with predominant diarrhea，IBS-D）的诊断标准，依据为超过 25%的时间排稀便或水样便，无便秘，参考附文 A。在亚洲患者中，上腹痛和餐后饱胀是常见的主诉，许多病例被诊断为功能性消化不良，即使其腹痛与排便有明确的相关性，该特点更提示 IBS 诊断[2,3]。该例患者症状并不符合功能性消化不良诊断，因此其上腹部症状实际上是 IBS 表现的一部分。

同时存在社会文化因素对诊断和治疗的影响[4]。患者强烈地认为其症状是由于受凉。在中国文化和传统中医观念中，冷热需要达到一种平衡，因此，他们会将疾病和食物区分为热性和寒性。

社会文化因素对健康和医疗的影响可以体现在对疾病的信念和症状表现方面。解释模式提供了一种从患者角度理解医疗问题的途径[6]。如医生不熟悉对来自其他文化环境的患者的解释模式，可能很难与患者沟通并治疗患者。

中国人（还有西班牙人、伊朗人等）相信疾病可以由于冷热失衡导致。因此，按照冷热属性将疾病和食物分类。该例患者理解自身症状的方式与许多中国人遵从的文化信仰一致，将疾病归因于过热（便秘）或过凉（腹泻）。这通常与食物属性（"热性"或"寒性"）相关。"热性"食物包括羊肉、狗肉、乌鸡和虾；"热性"蔬菜包括大蒜、洋葱、香菜、西芹、红辣椒和葱；"热性"水果包括荔枝、芒果、杏、柑橘（不是橙子）、菠萝蜜、核桃、樱桃、石榴。

由于患者的症状发生于她到达美国后的一年，应激状态与其移民可能存在关联。患者认为症状的发生与其尝试西式食物相关。"凉"的定义可能与寒冷环境有关，比如空调温度过低会损伤腹部和肠道功能。工作时用不开的水泡茶也被认为对消化道有害。患者在空调办公室内工作。这种分类与实际温度无关，而与其相关属性有关。传统中医认为，疾病分为 4 种主要症状，即寒证、热证、虚证和实证。IBS-D 被归为肝郁气滞和脾气虚症，属于一种寒、虚之症。生姜是亚洲国家常用的调味食物，具有温补的作用，并常当作辅药用于因"冷"导致的疾病[7]。一项调查显示，当肠道症状恶化时，28%的中国 IBS 患者饮用姜汤，其中 43.5%报告症状得以减轻[7]。

C. 对日常活动的影响：针对问题："总体来说，您的症状对目前生活（工作、学业、社会活动、自理能力、专注力和执行力）的影响程度有多大？"患者的回答为"轻度"。这是因为虽然症状很困扰患者，但未明显影响其日常功能。而且，患者也未诉该症状对日常活动产生不良影响。

D. 社会心理学表现：不详。

E. 生理特征和生物学标志：不详。

总体评价

移民至美国的中国女性患者，患有轻度 IBS-D。尽管没有功能损伤，但症状困扰患者，所以需要治疗。该例患者治疗成功的关键在于如何理解患者对疾病的解释模式，此模式基于其文化背景。另外，症状与移民至不同语言文化的国家之间的关系应该进一步明确。

治疗

1. **医患关系**：对于存在无法解释的症状或功能性症状的患者，理解其解释模式有助于彼此沟通。该病例中，患者将其症状归因于热和冷，因此，这些想法传递给医生后，可用以建立成功的联系和治疗方式。如因患者对疾病过程的理解与医生不同而否定患者的解释模式，结果会适得其反。将患者的解释模式合理化，医生可以将其他治疗方法整合，如果有必要，可形成整合治疗方案。

2. **饮食**：应该尽可能在她本人所能接受的参考范围内为这位患者提供一些建议。

某种程度上，传统中国饮食咨询和西方营养建议间存在矛盾。例如，洋葱、木瓜、樱桃和石榴被认为是"热性"食物，因此从传统中医角度来看，对该患者有益，尽管这些食物的纤维潜在加重腹泻的可能。大部分高纤维水果和蔬菜被认为是"寒性"，如甜瓜、菠萝、橙子、香蕉、菠菜、芹菜和竹笋，因此不论是传统中医还是西方胃肠科医生均认为适合便秘患者。不过，西方胃肠科医生可能认为"热性"食物（如洋葱、木瓜、樱桃、石榴和柑橘）中的纤维对便秘有益，而传统中医的观念则认为由于这些食物的"热"属性，对便秘有害。

3. **安慰**：虽然该患者似乎没有消化道相关焦虑，但对此应做出谨慎判断，消除任何可能导致症状加重的相关因素。

4. **益生菌**：益生菌制剂可能对患者有益，因为有证据显示其对 IBS 有效，与此患者的特定文化传统无关 [8]。

5. **解痉药和抗胆碱药**：这些药物对疼痛敏感性和胃肠动力有益处 [9,10]，对 IBS-D 患者具有中等度效果 [11]，尤其是餐后症状表现的患者。这些药物似乎对轻型 IBS 患者更有效，如该例患者。因而，该例患者并不需要更强的胃肠道作用药物或三环类抗抑郁药物。

6. **传统中医药**：可以将传统中医药（traditional chinese medicine，TCM）整合到治疗方案中，患者更易对主要治疗方案"买账（认可）"[12]。特别是该病例，如果接诊医生有熟悉的中医医师且以往有过合作，请其参与治疗对患者更有益。

（王　琨　译，夏志伟　校）

参考文献

1. Mearin F, Lacy B, Chang L, Chey WD, Lembo A, Simrén M, Spiller R. Bowel disorders. In: Drossman DA, Chang L, Chey WD, Kellow J, Tack J, Whitehead WE (eds). Rome IV Functional Gastrointestinal Disorders—Disorders of Gut-Brain Interaction, 4th edition. Raleigh, NC: Rome Foundation, 2016; pp. 967–1058.

2. Gwee KA, Lu CL, Ghoshal UC. Epidemiology of irritable bowel syndrome in Asia: something old, something new, something borrowed. J Gastroenterol Hepatol 2009; 24:1601–1607.

3. Lu CL, Lang HC, Chang FY, Chen CY, Luo JC, Wang SS, Lee SD. Prevalence and health/social impacts of functional dyspepsia in Taiwan: a study based on the Rome criteria questionnaire survey assisted by endoscopic exclusion among a physical check-up population. Scand J Gastroenterol 2005;40:402–411.

4. Sperber AD, Francisconi C, Fang X, Fukudo S, Gerson M, Kang J, Schmulson M. Multicultural aspects of functional gastrointestinal disorders. In: Drossman DA, Chang L, Chey WD, Kellow J, Tack J, Whitehead WE (eds) Rome IV Functional Gastrointestinal Disorders—Disorders of Gut-Brain Interaction, 4th edition. Raleigh, NC: Rome Foundation, 2016; pp. 373–442.

5. Rothschild SK. Cross-cultural issues in primary care medicine. Dis Mon 1998;44: 293–319.

6. Helman CG. Communication in primary care: the role of patient and practitioner explanatory models. Soc Sci Med 1985;20(9):923–931.

7. Wang W, Fang X, Zhu L, Fei G, Wu D, Wang Z, et al. A survey on relationships between foods and symptoms of patients with irritable bowel syndrome [Chinese with English abstract]. Chin J Gastroenterol 2012;17:110–114.

8. Moran C, Shanahan F. Editorial: probiotics and IBS—where are we now? Aliment Pharmacol Ther 2014;40:318.

9. Snape WJ, Jr., Carlson GM, Cohen S. Colonic myoelectric activity in the irritable bowel syndrome. Gastroenterology 1976;70:326–330.

10. Sullivan MA, Cohen S, Snape WJ Jr. Colonic myoelectrical activity in irritable-bowel syndrome. Effect of eating and anticholinergics. N Engl J Med 1978;298:878–883.

11. Ford AC, Talley NJ, Spiegel BM, Foxx-Orenstein AE, Schiller L, Quigley EM, Moayyedi P. Effect of fibre, antispasmodics, and peppermint oil in the treatment of irritable bowel syndrome: systematic review and meta-analysis. BMJ 2008;337: 1388–1392.

12. Stuardi T, MacPherson H. Acupuncture for irritable bowel syndrome: diagnosis and treatment of patients in a pragmatic trial. J Altern Complement Med 2012;18: 1021–1027.

9-3. 功能性便秘和中枢介导的腹痛综合征 —— 多元文化问题（重度）

病史

患者男性，65 岁，极端正统犹太教徒，因排干硬便于消化门诊就诊。患者排便费力，清晨时需要反复如厕排便。患者已数年无自主排便，经常使用水灌肠。近几年内，自觉有腹胀，并有持续腹痛，紧缩感，排便后症状不缓解。患者的生活以祷告和宗教研究为中心。该症状对这些活动产生了影响，成为了每天的压力来源，并且影响到其他日常活动。同时，患者诉睡眠质量差，白天疲倦。查体：腹部弥漫性压痛，无肌紧张。直肠指诊显示肛管括约肌张力和运动正常。患者拒绝盆底检查，因为其不同意让女性护理人员和（或）技术人员对其进行检查或测试。血液检查包括钙和 TSH 均未见异常。

多维度临床资料分类

A. 诊断分类：功能性便秘（functional constipation，FC），中枢介导的腹痛综合征（centrally mediated abdominal pain syndrome）。

B. 临床表现补充：医生考虑功能性排便障碍，但无法评估。睡眠质量差、疲倦。社会文化因素影响诊断和治疗。患者的宗教及文化信仰对临床表现有明显影响。

C. 对日常活动的影响：严重。

D. 社会心理学表现：可能存在强迫行为。

E. 生理特征和生物学标志：由于患者拒绝接受检查而无法明确。

多维度临床资料分类解释

A. 诊断分类：患者症状符合罗马Ⅳ功能性便秘的诊断标准，在 6 条诊断标准中，患者符合 4 条：每周排便少于 3 次、大便干结、排便费力、有便不尽感[1]。持续腹痛与排便无关也符合罗马Ⅳ中枢介导腹痛综合征的标准[2]，参考附文 A。

B. 临床表现补充：社会文化因素影响诊断决策[3]。由于患者的宗教信仰，其拒绝接受盆底检查，不能确认或排除功能性排便障碍，如排便不协调。虽然也应考虑肠易激综合征，但患者的排便与腹痛缓解无关。宗教或文化特色是该病例的核心。按照患者的宗教信仰，每日开始祈祷前，需排空肠道。犹太教义强调祈祷前应该排空大便及小便[4]。患者关于清晨祈祷前必须排空大便的认知来源于培植其思想的严格的宗教信仰和文化环境。由于患者无法自主排便，因此其从早晨就开始无法忍受，并影响整天的生活。

C. 对日常活动的影响：根据患者自述，症状对日常生活的影响很严重，尤其是宗教活动，这是患者生活的重心。针对问题："总体来说，您的症状对目前生活（工作、学业、社会活动、自理能力、专注力和执行力）的影响程度有多大？"患者的回答为"重度"。

D. 社会心理学表现：患者每天早晨就开始因想要排空肠道的愿望而承受巨大压力，而且已经沉溺在这种想清晨排便的想法中无法自拔，导致压力、焦虑、无效过度用力而形成恶性循环。非常重要的一点是明确患者的症状是否能完全由社会文化因素影响来解释，或者同时存在强迫行为，后者可以通过精神类药物或心理学治疗进行调整。

E. 生理特征和生物学标志：不详。患者由于受宗教信仰和文化背景的影响而拒绝接受检查。

总体评价

功能性便秘及其对宗教信仰和文化背景的影响，导致患者出现严重症状。患者因自身宗教背景而拒绝接受检查，因此最后的分类诊断存在一定局限性。医生很难鉴别患者便秘的首要生理表现与宗教信仰、文化需求及心理因素之间的因果关系，这就类似于"鸡生蛋或蛋孵鸡"的情况。

治疗

1. 医患关系：对此复杂病例进行有效治疗的关键是在相互理解和尊重患者文化信仰的基础上，建立良好的医患关系[5,6]。如果医生不能理解影响患者症状、症状陈述、诊断和治疗的社会心理因素，就无法进行治疗。患者可能会以为医生了解相关的宗教元素，因而不会主动提出这个问题，或可能不愿意讨论。一旦医生和患者相互理解了这一情况，即可能形成一种多元模式治疗关系。

2. 直肠肛门生物反馈治疗（referral for anorectal biofeedback）：尽管患者可能存在功能性排便障碍，并可通过生物反馈治疗获益，但由于宗教背景，患者拒绝接受检查。同样，即使检查阳性，也很难开展相关治疗。不过，应当明确，如果由男性护士、男性技术人员或男性医生来进行相关检查，如果确认存在功能性排便障碍，再由男性治疗师进行治疗，则可能解决这个敏感问题。

3. 便秘的治疗：既往该患者使用缓泻剂无效。相关的新药包括氯通道激活剂[如鲁比前列酮（lubiprostone）和利那洛肽（linaclotide）]和促动力药[如普卢卡必利（prucalopride）]均显示对慢性便秘有效[8-10]。患者可以使用这些药物。然而，并非所有国家都能获得这些药物。

4. 心理治疗：该例患者可能在催眠疗法和（或）认知行为治疗（cognitive behavioral

therapy，CBT）中获益，已证明上述两种治疗方法均对此类病例有效[11,12]。通常也会应用抗抑郁药来增强治疗效果。

5. **抗抑郁药物**：应用抗抑郁药物对该例患者是较好的治疗方式[13]。三环类抗抑郁剂（tricyclic antidepressants，TCAs）中，仲胺型 TCAs，如地昔帕明或去甲替林比三胺型 TCA（如丙咪嗪和阿米替林）有效，后者主要用于便秘。另外一种可供选择的药物是 5-HT 去甲肾上腺素再摄取抑制剂（serotonin norepinephrine reuptake inhibitor，SNRIs），因为其中枢镇痛效果可增强抗抑郁效果。当焦虑是疼痛或腹胀的始动因素时，选择性 5-HT 再摄取抑制剂（selective serotonin reuptake inhibitor，SSRIs），如艾司西酞普兰（escitalopram）或西酞普兰（citalopram）也可能有效，此药对强迫症状有潜在治疗效果。

（王 琨 译，夏志伟 校）

参考文献

1. Mearin F, Lacy B, Chang L, Chey WD, Lembo A, Simrén M, Spiller R. Bowel disorders. In: Drossman DA, Chang L, Chey WD, Kellow J, Tack J, Whitehead WE (eds). Rome IV Functional Gastrointestinal Disorders—Disorders of Gut-Brain Interaction, 4th edition. Raleigh, NC: Rome Foundation, 2016; pp. 967–1058.
2. Whorwell P, Keefer L, Drossman DA, Guthrie E, Olden K, Simrén M, Tillisch K. Centrally mediated disorders of gastrointestinal pain. In: Drossman DA, Chang L, Chey WD, Kellow J, Tack J, Whitehead WE (eds) Rome IV Functional Gastrointestinal Disorders—Disorders of Gut-Brain Interaction, 4th edition. Raleigh, NC: Rome Foundation, 2016; pp. 1059–1116.
3. Sperber AD, Francisconi C, Fang X, Fukudo S, Gerson M, Kang J, Schmulson M. Multicultural aspects of functional gastrointestinal disorders. In: Drossman DA, Chang L, Chey WD, Kellow J, Tack J, Whitehead WE (eds) Rome IV Functional Gastrointestinal Disorders—Disorders of Gut-Brain Interaction, 4th edition. Raleigh, NC: Rome Foundation, 2016; pp. 373–442.
4. Jacobs B. Religion and the individual. A Jewish perspective. Cambridge, UK: Cambridge University Press, 1992.
5. Drossman DA. Challenges in the physician-patient relationship: feeling "drained." Gastroenterology 2001;121:1037–1038.
6. Sperber A. Treating IBS patients: the science of the art of medicine. US Gastroenterol Rev 2006:73–75.
7. Chiarioni G, Whitehead WE, Pezza V, Morelli A, Bassotti G. Biofeedback is superior to laxatives for normal transit constipation due to pelvic floor dyssynergia. Gastroenterology 2006;130:657–664.
8. Johanson JF, Morton D, Geenen J, Ueno R. Multicenter, 4-week, double-blind, randomized, placebo-controlled trial of lubiprostone, a locally-acting type-2 chloride channel activator, in patients with chronic constipation. Am J Gastroenterol 2008; 103:170–177.

9. Lembo AJ, Kurtz CB, Macdougall JE, Lavins BJ, Currie MG, Fitch DA, et al. Efficacy of linaclotide for patients with chronic constipation. Gastroenterology 2010;138: 886–895.

10. Camilleri M, Kerstens R, Rykx A, Vandeplassche L. A placebo-controlled trial of prucalopride for severe chronic constipation. N Engl J Med 2008;358:2344–2354.

11. Miller V, Carruthers HR, Morris J, Hasan SS, Archbold S, Whorwell PJ. Hypnotherapy for irritable bowel syndrome: an audit of one thousand adult patients. Aliment Pharmacol Ther 2015;41:844–855.

12. Drossman DA, Toner BB, Whitehead WE, Diamant NE, Dalton CB, Duncan S, Emmott S, Proffitt V, Akman D, Frusciante K, Le T, Meyer K, Bradshaw B, Mikula K, Morris CB, Blackman CJ, Hu Y, Jia H, Li JZ, Koch GG, Bangdiwala SI. Cognitive-behavioral therapy versus education and desipramine versus placebo for moderate to severe functional bowel disorders. Gastroenterology 2003;125:19–31.

13. Tornblom H, Drossman DA. Centrally targeted pharmacotherapy for chronic abdominal pain. Neurogastroenterol Motil 2015;27:455–467.

9-4. 中枢介导的腹痛综合征 —— 多文化问题（中度）

病史

　　患者男性，66 岁，天主教神父，出生于欧洲，已在巴西生活 30 余年。因腹痛、腹胀和"腹部疲乏" 40 余年就诊。患者腹痛呈阵发性，每日发作，与排便无关；还有关节痛、眩晕、头痛和入睡困难，曾因睡眠问题找专家诊治。虽然腹痛和进食并没有明确的关系，但患者认为其腹痛症状是由食物所致，因此限制饮食。查体发现患者全腹压痛，无腹膜刺激征，Carnett 征阴性。多年来的诊断性检查均未见异常。该患者在公共食堂的特定桌位就餐，同桌进餐的人患有舌癌，进餐时相互交流非常困难。同桌就餐者确诊恶性疾病后，患者的腹部症状加重。修道院中有患者曾在儿童时期遭受性虐待的传言，但患者本人拒绝讨论此事。虽然患者感到抑郁，但拒绝接受心理或精神评估。失去一些老朋友后患者感到孤单，与家人无联系，并尽量不"抱怨"，因为这是教义不允许的行为。患者担心自己会被送到疗养院，和一些需人照看的年老体弱者共处，因此其对上司唯命是从。患者觉得他们并不理解其症状导致的痛苦或需求。

多维度临床资料分类

A. 诊断分类：中枢介导的腹痛综合征（centrally mediated abdominal pain syndrome，CAPS）。

B. 临床表现补充：功能性躯体综合征，睡眠障碍，社会文化因素对诊断和治疗的影响。

C. 对日常活动的影响：中度。

D. 社会心理学表现：焦虑和抑郁症状，可能有性虐待史。

E. 生理特征和生物学标志：不详。

多维度临床资料分类解释

A. 诊断分类：该患者症状符合罗马Ⅳ中枢介导腹痛综合征[1]的诊断标准，参考附文 A。CAPS 是中枢异常导致的胃肠道功能性疾病，疼痛的发生与外周疼痛信号抑制减弱和中枢处理过程受损相关。患者没有肠易激综合征，因为其经常发作腹痛，疼痛与进食或排便无关，且存在功能受损。无装病的证据。

B. 临床表现补充：患者存在多种不能解释的医学症状和睡眠障碍。肠易激综合征或 CAPS 患者如果同时存在其他胃肠外症状和功能综合征，其生活质量受损程度重于只有单一综合征的患者[2,3]。社会心理因素明显影响了患者的临床病史和患病过程，这些因素与其童年、宗教信仰、职业、社会支持和应对技巧相关[1]。社会文化的影响还在于其处于较低的宗教阶层，害怕受到不利的调动，患者还拒绝心理医生的帮助，避免过多谈及自己的痛苦。诊断和治疗受限，患者不能很好地接受心理方面的解释和精神类药物的治疗。患者特别关注的一个潜在威胁是害怕被送到收容年老或患重病的神职人员的地方。这种顺从和无条件服从的行为是宗教和军事机构的惯例，是对生活于其中的成员的基本要求。患者无法向医生、同事或上级神职人员坦白自己的人际关系或描述症状和倾诉。即使生活在同一社区，宗教神职人员也常常与他们的家庭失去联系，在生命的最后几年与其他老年体弱而素不相识的同事一起孤独地生活。

C. 对日常活动的影响：针对问题："总体来说，您的症状对目前生活（工作、学业、社会活动、自理能力、专注力和执行力）的影响程度有多大？"患者的回答为"中度"。患者的症状对其从事职业责任（受年龄影响很小）几乎未造成影响，但减少了祷告时间，长期严重影响了生活质量、社会活动和同事关系。其生活乐趣严重受限，越来越多的时间在自己房间独处。

D. 社会心理学表现：患者陈述了焦虑和抑郁症状，害怕搬离修道院。还有一个潜在的问题是被压抑的儿童时期性虐待。其社会支持体系很弱，应对能力有限。

E. 生理特征和生物学标志：不详。

总体评价

　　患者长期存在胃肠道症状，描述为"腹部疲乏"。推测社会心理和文化因素与其成长经历和宗教秩序下严苛的生活方式相关。因猜测寻求医疗帮助可能出现的后果，患者大部分时候拒绝医疗救治。而且，患者对医疗过程缺乏沟通能力，尽管医疗过程能满足其自身和那些与其一起生活并为之工作的社区人群的需要。

治疗

1. 医患关系：CAPS 的治疗一直面临挑战，该例患者因为对治疗过程中什么能说、什么不能说抱有不现实的想法，导致治疗更加困难。因为需要从宗教秩序的更高层面理解患者主诉（实情或假象）的合理性，医生倍感压力。可能存在的精神障碍合并症如疑病症等可导致患者与主诊医生之间难以建立成功的治疗伙伴关系。治疗的关键是找到跨越这些障碍的方法，使患者战胜因适应不良带来的恐惧，并接受治疗。例如，患者对于被送去年老体弱神职人员疗养院的担心可能完全错误，因为其健康状况尚不至于此。开放的讨论能带来有效治疗和临床改善。医生可能要以某种方式将宗教的等级制度（相关问题）纳入治疗，以确认患者的恐惧并无必要。任何治疗策略的基础都是医患关系，其建立在信任、同情患者的痛苦状况（痛苦的合理化）的基础之上[4-7]。应该让患者明白，对其采取的治疗措施综合考虑到了心理、社会及文化等因素，是最佳的方式。

2. **症状的药物治疗**：作用于外周的药物，如抗痉挛药物和薄荷油等，已用于治疗功能性胃肠病。最近的指南认为该类药物对控制疼痛有效[8]。然而，由于 CAPS 是一种中枢性病症，这类药物对该例患者的作用可能非常有限。抗抑郁药物，特别是对疼痛综合征有效的药物可使患者获益，如三环类抗抑郁药（TCAs）。另外一类适用的药物是 5-HT 去甲肾上腺素再摄取抑制剂（SNRIs），因为这类药物除了抗抑郁效果外，还具有中枢镇痛作用[9]。选择性 5-HT 再摄取抑制剂（SSRIs）如艾司西酞普兰（escitalopram）或西酞普兰（citalopram）也可能对焦虑和疑病症有效。

3. **心理治疗**：患者不同意进行心理咨询。医生应重视此点，为患者提供与疾病相关的全面信息，并解释虽然有心理因素参与，但并非精神疾病。另外，考虑到患者表现出的错误认知，也可采纳上文所述的不过分激进然而有效的非药物治疗，其中包括认知行为治疗[10]和催眠疗法[11]。这些治疗常常作为"增效"治疗与抗抑郁药物联合应用。

（王　琨　译，夏志伟、蓝　宇　校）

参考文献

1. Whorwell P, Keefer L, Drossman DA, Guthrie E, Olden K, Simrén M, Tillisch K. Centrally mediated disorders of gastrointestinal pain. In: Drossman DA, Chang L, Chey WD, Kellow J, Tack J, Whitehead WE (eds) Rome IV Functional Gastrointestinal Disorders—Disorders of Gut-Brain Interaction, 4th edition. Raleigh, NC: Rome Foundation, 2016; pp. 1059–1116.
2. Sperber AD, Atzmon Y, Neumann L, Weisberg I, Shalit Y, Abu-Shakrah M, et al. Fibromyalgia in the irritable bowel syndrome: studies of prevalence and clinical implications. Am J Gastroenterol 1999;94:3541–3546.
3. Sperber AD, Dekel R. Irritable bowel syndrome and co-morbid gastrointestinal and extra-gastrointestinal functional syndromes. J Neurogastroenterol Motil 2010;16: 113–119.
4. Drossman DA. The problem patient: evaluation and care of medical patients with psychosocial disturbances. Ann Intern Med 1978;88:366–372.
5. Sperber AD, Drossman DA. Review article: the functional abdominal pain syndrome. Aliment Pharmacol Ther 2011;33:514–524.
6. Sperber AD, Drossman DA. Functional abdominal pain syndrome: constant or frequently recurring abdominal pain. Am J Gastroenterol 2010;105:770–774.
7. Sperber A. Treating IBS patients: the science of the art of medicine. US Gastroenterol Rev 2006:73–75.

8. Ford AC, Moayyedi P, Lacy BE, Lembo AJ, Saito YA, Schiller LR, Soffer EE, Spiegel BM, Quigley EM. American College of Gastroenterology monograph on the management of irritable bowel syndrome and chronic idiopathic constipation. Am J Gastroenterol 2014;109 (Suppl 1):S2–26.

9. Drossman DA. Beyond tricyclics: new ideas for treating patients with painful and refractory functional gastrointestinal symptoms. Am J Gastroenterol 2009;104: 2897–2902.

10. Toner BB, Segal CV, Emmott SD, Myran D. Cognitive-behavioral treatment of irritable bowel syndrome. New York, NY: Guilford Publications, Inc., 1999.

11. Miller V, Carruthers HR, Morris J, Hasan SS, Archbold S, Whorwell PJ. Hypnotherapy for irritable bowel syndrome: an audit of one thousand adult patients. Aliment Pharmacol Ther 2015;41:844–855.

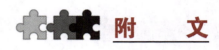 附　　文

功能性胃肠病罗马Ⅳ诊断标准

A. 食管疾病（esophageal disorders）

A1. 功能性胸痛（functional chest pain）

诊断标准 必须包括以下**所有**条件：*

1. 胸骨后疼痛或不适**
2. 无烧心和吞咽困难等与食管相关的症状
3. 无胃食管反流或嗜酸性粒细胞性食管炎导致该症状的证据
4. 无主要的食管动力障碍性疾病†

* 诊断前症状出现至少 6 个月，近 3 个月符合以上诊断标准，且症状出现频度为至少每周 1 日

** 必须排除心源性胸痛的诊断

† 指贲门失弛缓症/食管胃连接部（EGJ）流出道梗阻、弥漫性食管痉挛、jackhammer 食管、蠕动缺失

A2. 功能性烧心（functional heartburn）

诊断标准 必须包括以下**所有**条件：*

1. 胸骨后烧灼样不适或疼痛
2. 优化的抑酸治疗症状无减轻
3. 无胃食管反流**或嗜酸性粒细胞性食管炎导致该症状的证据
4. 无主要的食管动力障碍性疾病†

* 诊断前症状出现至少 6 个月，近 3 个月符合以上诊断标准，且症状出现频度为至少每周 2 日

** 酸暴露时间增加和（或）反流相关症状

†指贲门失弛缓症/食管胃连接部（EGJ）流出道梗阻、弥漫性食管痉挛、jackhammer 食管、蠕动缺失

A3. 反流高敏感（reflux hypersensitivity）

诊断标准 必须包括以下**所有**条件：*

1. 胸骨后症状，包括烧心和胸痛
2. 内镜检查正常，无嗜酸性粒细胞性食管炎导致该症状的证据
3. 无主要的食管动力障碍性疾病**
4. 有反流事件诱发症状的证据，但 pH 或 pH-阻抗监测显示食管酸暴露正常†

* 诊断前症状出现至少 6 个月，近 3 个月符合以上诊断标准，且症状出现频度为至少每周 2 日

** 指贲门失弛缓症/食管胃连接部（EGJ）流出道梗阻、弥漫性食管痉挛、jackhammer 食管、蠕动缺失

†对抑酸治疗有效不排除此诊断

A4. 癔球症（globus）

诊断标准[*]　*必须包括以下**所有**条件：*

1. 持续性或间断性的、非疼痛性的咽喉部哽咽感或异物感，体格检查、喉镜或内镜检查未发现结构性病变
    a. 感觉在餐间出现
    b. 无吞咽困难或吞咽疼痛
    c. 食管近端无胃黏膜异位
2. 无胃食管反流或嗜酸性粒细胞性食管炎导致该症状的证据
3. 无主要的食管动力障碍性疾病[**]

* 诊断前症状出现至少 6 个月，近 3 个月符合以上诊断标准，且症状出现频度为至少每周 1 日

** 指贲门失弛缓症/食管胃连接部（EGJ）流出道梗阻、弥漫性食管痉挛、jackhammer 食管、蠕动缺失

A5. 功能性吞咽困难（functional dysphagia）

诊断标准[*]　*必须包括以下所有条件：*

1. 固体和（或）液体食物通过食管时有黏附、滞留或通过异常的感觉
2. 无食管黏膜或结构异常导致该症状的证据
3. 无胃食管反流或嗜酸性粒细胞性食管炎导致该症状的证据
4. 无主要的食管动力障碍性疾病[**]

* 诊断前症状出现至少 6 个月，近 3 个月符合以上诊断标准，且症状出现频度为至少每周 1 日

** 指贲门失弛缓症/食管胃连接部（EGJ）流出道梗阻、弥漫性食管痉挛、jackhammer 食管、蠕动缺失

B. 胃十二指肠疾病（gastroduodenal disorders）

B1. 功能性消化不良[**]（functional dyspepsia，FD）

诊断标准[*]

1. 包括以下 *1 项或多项*：
    a. 餐后饱胀不适
    b. 早饱不适感
    c. 中上腹痛[#]
    d. 中上腹烧灼不适
和
2. 无可以解释上述症状的结构性疾病的证据（包括胃镜检查）

* 诊断前症状出现至少 6 个月，近 3 个月符合以上诊断标准

** 诊断 B1a. PDS 和（或）B1b. EPS 必须符合以上标准

（#英文原文为 bothersome epigastric pain，意思是指令人不适的中上腹痛——主译注）

B1a.　餐后不适综合征（postprandial distress syndrome，PDS）

诊断标准*　必须包括以下 **1 项或 2 项**，且至少每周 3 日：

1. 餐后饱胀不适（以致影响日常活动）
2. 早饱不适感（以致不能完成平常餐量的进食）

常规检查（包括胃镜检查）未发现可解释上述症状的器质性、系统性或代谢性疾病的证据

* 诊断前症状出现至少 6 个月，近 3 个月符合以上诊断标准

支持诊断的条件

1. 也可存在餐后中上腹痛或烧灼感、中上腹胀气、过度嗳气和恶心
2. 呕吐要考虑其他病症
3. 烧心不是消化不良的症状，但常与本病并存
4. 如症状在排便或排气后减轻，通常不应将其考虑为消化不良的症状
5. 其他个别消化症状或症状群（如 GERD 和 IBS 症状）可与 PDS 并存

B1b.　上腹痛综合征（epigastric pain syndrome，EPS）

诊断标准*　必须包括以下 **1 项或 2 项**，且至少每周 1 日：

1. 中上腹痛#（以致影响日常活动）
2. 中上腹烧灼不适（以致影响日常活动）

常规检查（包括胃镜检查）未发现可解释上述症状的器质性、系统性或代谢性疾病的证据

* 诊断前症状出现至少 6 个月，近 3 个月符合以上诊断标准

支持诊断的条件

1. 疼痛可因进餐诱发或缓解，或者可发生在空腹时
2. 也可存在餐后中上腹胀气、嗳气和恶心
3. 持续呕吐提示可能为其他病症
4. 烧心不是消化不良的症状，但常与本病并存
5. 疼痛不符合胆囊或 Oddi 括约肌功能障碍的诊断标准
6. 如症状在排便或排气后减轻，通常不应将其考虑为消化不良的症状
7. 其他消化症状（如 GERD 和 IBS 症状）可与 PDS 并存

（#英文原文为 bothersome epigastric pain，意思是指令人不适的中上腹痛——主译注）

B2. 嗳气症（belching disorders）

诊断标准[*]

令人不适的嗳气（以致影响日常活动），源自食管或胃，症状超过每周 3 日

B2a. 过度胃上嗳气（源自食管）（excessive supragastric belching）

B2b. 过度胃嗳气（源自胃）（excessive gastric belching）

支持诊断标准[*]

1. 观察到频繁、反复的嗳气，支持胃上嗳气
2. 胃嗳气尚无明确的临床关联
3. 必要时需要进行腔内阻抗检测来区分胃上嗳气和胃嗳气

*诊断前症状出现至少 6 个月，近 3 个月符合以上诊断标准

B3. 恶心和呕吐症（nausea and vomiting disorders）

B3a. 慢性恶心呕吐综合征（chronic nausea and vomiting syndrome）

诊断标准[*]　　*必须包括以下所有条件：*

1. 令人不适的恶心（以致影响日常活动），出现至少每周 1 日，和（或）呕吐发作每周 1 次或多次
2. 不包括自行诱发的呕吐、进食障碍、反食或反刍
3. 常规检查（包括胃镜检查）未发现可解释上述症状的器质性、系统性或代谢性疾病的证据

* 诊断前症状出现至少 6 个月，近 3 个月符合以上诊断标准

B3b. 周期性呕吐综合征（cyclic vomiting syndrome，CVS）

诊断标准[*]　*必须包括以下所有条件：*

1. 有固定模式的发作性呕吐，呈急性发作，持续时间少于 1 周
2. 最近 1 年内间断发作 3 次，近 6 个月至少发作 2 次、间隔至少 1 周
3. 发作间歇期无呕吐，但可以存在其他的轻微症状

*诊断前症状出现至少 6 个月，近 3 个月符合以上诊断标准

支持点

有偏头痛史或偏头痛家族史

B3c. 大麻素剧吐综合征（cannabinoid hyperemesis syndrome，CHS）

*诊断标准** *　必须包括以下**所有**条件:*

1. 固定模式的呕吐发作，在发作形式、时间和频度上与周期性呕吐综合征（CVS）类似
2. 在长时间使用大麻后发病
3. 在坚持戒断使用大麻后，呕吐发作减轻

*诊断前症状出现至少 6 个月，近 3 个月符合以上诊断标准

支持点

可能与病态的沐浴行为有关（长时间用热水泡澡或淋浴）

B4. 反刍综合征（rumination syndrome）

*诊断标准** *　必须包括以下**所有**条件:*

1. 持续或反复发作地将刚咽下的食物反入口腔中，继之吐出或再咀嚼后咽下
2. 反刍之前无干呕

*诊断前症状出现至少 6 个月，近 3 个月符合以上诊断标准

支持条件

1. 毫不费力的反刍之前通常无恶心
2. 反出物含有可辨认的食物，无异味
3. 反出物变酸味后发作趋于停止

C. 肠道疾病（bowel disorders）

C1. 肠易激综合征（irritable bowel syndrome）

*诊断标准**

反复发作的腹痛，近 3 个月内平均发作至少每周 1 日，伴有以下 *2 项或 2 项以上*:

1. 与排便相关
2. 伴有排便频率的改变
3. 伴有粪便性状（外观）改变

*诊断前症状出现至少 6 个月，近 3 个月符合以上诊断标准

IBS 亚型（见下页）

IBS 亚型诊断标准

主导型的排便习惯是基于粪便性状，至少有一次排便不正常的天数[*]

IBS 便秘型（IBS with predominant constipation，IBS-C）：>1/4（25%）的排便为 Bristol 粪便性状 1 型或 2 型，且<1/4（25%）的排便为 Bristol 粪便性状 6 型或 7 型。*在流行病学或临床工作中采用：患者报告的不正常排便通常为便秘（如 Bristol 粪便性状量表图中的 1 型或 2 型，图 11-2A）。*

IBS 腹泻型（IBS with predominant diarrhea，IBS-D）：>1/4（25%）的排便为 Bristol 粪便性状 6 型或 7 型，且<1/4（25%）的排便为 Bristol 粪便性状 1 型或 2 型。*在流行病学或临床工作中采用：患者报告的不正常排便通常为腹泻（如 Bristol 粪便性状量表图中的 6 型或 7 型，图 11-2A）。*

IBS 混合型（IBS with mixed bowel habits，IBS-M）：>1/4（25%）的排便为 Bristol 粪便性状 1 型或 2 型，且>1/4（25%）的排便为 Bristol 粪便性状 6 型或 7 型。*在流行病学或临床工作中采用：患者报告不正常排便通常为便秘和腹泻（参照 Bristol 粪便性状量表，在不正常排便中超过 1/4 为便秘、超过 1/4 为腹泻，图 11-2A）。*

IBS 不定型（IBS unclassified，IBS-U）：患者符合 IBS 的诊断标准，但其排便习惯无法准确归入以上 3 型中的任何一型，故称之为不定型。*在流行病学或临床工作中采用：患者报告的不正常排便（便秘和腹泻）为少见。*

在临床药物试验中，建议 IBS 分型应基于至少 2 周的症状日记，以"25% 为尺度"。

[*] IBS 分型与排便习惯异常有关（IBS-C、IBS-D 和 IBS-M），评定患者时应停用针对排便异常的药物。

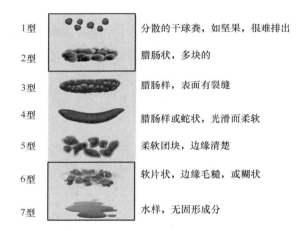

1 型	分散的干球粪，如坚果，很难排出
2 型	腊肠状，多块的
3 型	腊肠样，表面有裂缝
4 型	腊肠样或蛇状，光滑而柔软
5 型	柔软团块，边缘清楚
6 型	软片状，边缘毛糙，或糊状
7 型	水样，无固形成分

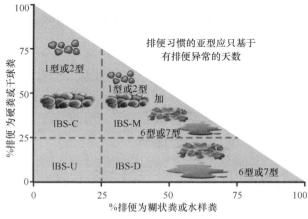

C2. 功能性便秘（functional constipation，FC）

诊断标准[*]

1. 必须包括下列 **2 项或 2 项以上**[**]：
   a. 1/4（25%）以上的排便感到费力
   b. 1/4（25%）以上的排便为干球粪或硬粪（Bristol 粪便性状量表 1～2 型）
   c. 1/4（25%）以上的排便有不尽感
   d. 1/4（25%）以上的排便有肛门直肠梗阻/堵塞感
   e. 1/4（25%）以上的排便需要手法辅助（如用手指协助排便、盆底支持）
   f. 每周自发排便（SBM）少于 3 次
2. 不用泻剂时很少出现稀粪
3. 不符合肠易激综合征的诊断标准

[*] 诊断前症状出现至少 6 个月，近 3 个月符合以上诊断标准

[**] 以研究为目的时，如患者符合阿片引起的便秘（opioid-induced constipation，OIC）的诊断标准，就不应诊断为 FC，因为难以区分阿片的副作用和其他原因的便秘。但临床医生要注意 FC 和阿片引起的便秘二者可重叠

C3. 功能性腹泻（functional diarrhea）

诊断标准[*]

25%以上的排便为松散粪或水样粪[**]，且不伴有明显的腹痛或腹胀不适

[*] 诊断前症状出现至少 6 个月，近 3 个月符合以上诊断标准

[**] 应排除符合腹泻型肠易激综合征（IBS-D）诊断标准的患者

C4. 功能性腹胀/腹部膨胀（functional bloating/distension）

诊断标准[*]　　必须包括下列 **2 项**：

1. 反复出现腹胀和（或）腹部膨胀，平均至少为每周 1 日；腹胀和（或）腹部膨胀较其他症状突出[**]
2. 不符合肠易激综合征、功能性便秘、功能性腹泻或餐后不适综合征的诊断标准

[*] 诊断前症状出现至少 6 个月，近 3 个月符合以上诊断标准

[**] 腹胀可伴有轻度腹痛以及轻微的排便异常

C5. 非特异性功能性肠病（unspecified functional bowel disorder）

诊断标准[*]

肠道症状不能归咎于器质性疾病，也不符合 IBS、功能性便秘、功能性腹泻、功能性腹胀/腹部膨胀的诊断标准

[*] 诊断前症状出现至少 6 个月，近 3 个月符合以上诊断标准

C6. 阿片引起的便秘（opioid-induced constipation，OIC）

诊断标准

1. 在开始使用阿片、改变剂型或增加剂量过程中新出现的或加重的便秘症状，且必须包括下列 ***2 项或 2 项以上***：

   a. 1/4（25%）以上的排便感到费力

   b. 1/4（25%）以上的排便为干球粪或硬粪（Bristol 粪便性状量表 1～2 型）

   c. 1/4（25%）以上的排便有不尽感

   d. 1/4（25%）以上的排便有肛门直肠梗阻/堵塞感

   e. 1/4（25%）以上的排便需要手法辅助（如用手指协助排便、盆底支持）

   f. 每周自发排便（SBM）少于 3 次

2. 不用泻剂时很少出现稀粪

D. 中枢介导的胃肠道疼痛病（centrally mediated disorders of GI pain）

D1. 中枢介导的腹痛综合征^{**}（centrally mediated abdominal pain syndrome，CAPS）

诊断标准[*]　　***必须包括下列所有条件***：

1. 持续或近乎持续的腹痛
2. 与生理行为（如进餐、排便或月经）无关或偶尔有关[†]
3. 疼痛使日常活动的某些方面受限^{††}
4. 疼痛不是伪装的
5. 腹痛不能用其他的结构性疾病、功能性胃肠病或其他的疾病情况来解释

* 诊断前症状出现至少 6 个月，近 3 个月符合以上诊断标准

** CAPS 与合并的心理社会问题有独特的相关性，但尚缺乏一个专门病名用于其诊断

† 可能存在一定程度的胃肠功能紊乱

†† 日常功能应包括工作、性生活、社会/消遣活动、家庭生活和自理或照顾他人能力的下降

D2. 麻醉剂肠道综合征/阿片引起的胃肠道痛觉过敏（narcotic bowel syndrome/ opioid-induced GI hyperalgesia）

诊断标准　必须包括下列所有条件:

1. 慢性或频繁出现的腹痛*，急性大剂量或长期使用麻醉剂治疗
2. 疼痛的性质和强度不能用目前或此前诊断的胃肠疾病**来解释
3. 具备以下 *2 项或 2 项以上*:
    a. 沿用或逐渐加大麻醉剂的用量，疼痛不能完全缓解，甚至加重
    b. 减小麻醉剂用量时，疼痛明显加重；加至原剂量时疼痛改善[冲高回落效应（soar and crash）]
    c. 疼痛发作频率、持续时间和严重程度进行性加重

* 必须大多数天数出现疼痛

** 患者可能有结构性疾病的诊断（如炎症性肠病、慢性胰腺炎），但这些疾病的特点或活动性不足以解释患者的疼痛

E. 胆囊和 Oddi 括约肌疾病（gallbladder and sphincter of Oddi disorders）

E1. 胆源性疼痛（biliary pain）

诊断标准

疼痛位于中上腹和（或）右上腹，并符合以下*所有*条件:

1. 疼痛逐渐加重至稳定水平，持续 30 分钟或更长时间
2. 发作间歇期不等（不是每日发作）
3. 疼痛程度以致影响患者的日常活动或迫使患者急诊
4. 与排便的相关性不明显（＜20%）
5. 改变体位**或**抑酸治疗疼痛无明显减轻（＜20%）

支持条件

疼痛可伴有以下表现:

1. 恶心和呕吐
2. 放射至背部和（或）右肩胛下区
3. 半夜痛醒

E1a. 胆囊功能障碍（functional gallbladder disorder）

诊断标准　必须包括以下 2 项:

1. 符合胆源性疼痛的诊断标准*
2. 无胆囊结石或其他结构性疾病

支持标准

1. 胆囊核素显像显示胆囊排空指数低

2. 肝酶、结合胆红素和淀粉酶/脂肪酶正常

* ***胆源性疼痛的诊断标准***：疼痛位于中上腹和（或）右上腹，并符合以下**所有**条件：①疼痛逐渐加重至稳定水平，持续 30 分钟或更长时间；②发作间歇期不等（不是每日发作）；③疼痛程度以致影响患者的日常活动或迫使患者急诊；④与排便的相关性不明显（＜20%）；⑤改变体位**或**抑酸治疗疼痛无明显减轻（＜20%）

E1b. 胆管 Oddi 括约肌功能障碍（functional biliary sphincter of Oddi disorder）

*诊断标准　　必须包括以下**所有**条件：*

1. 符合胆源性疼痛的诊断标准*

2. 肝酶升高或胆管扩张，但非同时存在

3. 无胆管结石或其他结构性异常

支持标准

1. 淀粉酶/脂肪酶正常

2. Oddi 括约肌压力测定异常

3. 肝胆核素显像异常

* ***胆源性疼痛的诊断标准***：疼痛位于中上腹和（或）右上腹，并符合以下**所有**条件：①疼痛逐渐加重至稳定水平，持续 30 分钟或更长时间；②发作间歇期不等（不是每日发作）；③疼痛程度以致影响患者的日常活动或迫使患者急诊；④与排便的相关性不明显（＜20%）；⑤改变体位**或**抑酸治疗疼痛无明显减轻（＜20%）

E2. 胰管 Oddi 括约肌功能障碍（functional pancreatic sphincter of Oddi disorder）

*诊断标准　　必须包括以下**所有**条件：*

1. 有记录的反复发作的胰腺炎［典型疼痛伴淀粉酶或脂肪酶升高＞正常值 3 倍和（或）急性胰腺炎的影像学证据］

2. 排除了其他病因的胰腺炎

3. 超声内镜检查阴性

4. 括约肌压力测定异常

F. 肛门直肠疾病（anorectal disorders）

F1. 大便失禁（fecal incontinence）

*诊断标准**

年龄至少 4 岁，反复发生不能控制的粪质排出

* 近 3 个月符合以上诊断标准。以研究为目的时，症状出现至少 6 个月，近期大便失禁 2～4 次，超过 4 周

F2. 功能性肛门直肠疼痛（functional anorectal pain）

F2a. 肛提肌综合征（levator ani syndrome）

诊断标准 *必须包括以下**所有**条件：*

1. 慢性或复发性直肠疼痛或隐痛
2. 发作持续 30 分钟或更长时间
3. 向后牵拉耻骨直肠肌时有触痛
4. 排除其他原因导致的直肠疼痛，如缺血、炎症性肠病、肌间脓肿、肛裂、血栓性痔、前列腺炎、尾骨痛和明显的盆底结构性改变

* 诊断前症状出现至少 6 个月，近 3 个月符合以上诊断标准

F2b. 非特异性功能性肛门直肠疼痛（unspecified functional anorectal pain）

诊断标准

符合肛提肌综合征的症状诊断标准，向后牵拉耻骨直肠肌时无触痛

* 诊断前症状出现至少 6 个月，近 3 个月符合以上诊断标准

F2c. 痉挛性肛门直肠疼痛（proctalgia fugax）

诊断标准 *必须包括以下**所有**条件：*

1. 反复发作的位于直肠部的疼痛，与排便无关
2. 发作持续数秒至数分钟，最长时间 30 分钟
3. 发作间歇期无肛门直肠疼痛
4. 排除其他原因导致的直肠疼痛，如缺血、炎症性肠病、肌间脓肿、肛裂、血栓性痔、前列腺炎、尾骨痛和明显的盆底结构性改变

* 以研究为目的时，诊断前症状出现至少 6 个月，近 3 个月符合以上诊断标准

F3. 功能性排便障碍（functional defecation disorders，FDD）

诊断标准 *必须符合以下**所有**条件：*

1. 患者必须符合功能性便秘和（或）便秘型肠易激综合征的诊断标准
2. 在反复试图排便过程中，经以下 *3 项检查中的 2 项*证实有特征性排出功能下降：
   a. 球囊逼出试验异常
   b. 压力测定或肛周体表肌电图检查显示肛门直肠排便模式异常
   c. 影像学检查显示直肠排空能力下降

* 诊断前症状出现至少 6 个月，近 3 个月符合以上诊断标准

符合 FDD 诊断标准的患者进一步分为 F3a 和 F3b

F3a. 排便推进力不足（inadequate defecatory propulsion）

诊断标准*

压力测定显示直肠推进力不足，伴或不伴肛门括约肌和（或）盆底肌不协调性收缩**

* 诊断前症状出现至少 6 个月，近 3 个月符合以上诊断标准

** 该检查标准应采用年龄和性别相应的正常值

F3b. 不协调性排便（dyssynergic defecation）

诊断标准*

肛周体表肌电图或压力测定显示在试图排便过程中，盆底不协调性收缩，但有足够的推进力**

*诊断前症状出现至少 6 个月，近 3 个月符合以上诊断标准

** 该检查标准应采用年龄和性别相应的正常值

G. 儿童功能性胃肠病：婴儿/幼儿（childhood functional GI disorders：neonate/toddler）

G1. 婴儿反胃（infant regurgitation）

诊断标准 3 周～12 月龄其他方面健康的婴儿，必须包括以下 2 项：

1. 反胃每日 2 次或更多次，持续至少 3 周
2. 无干呕、呕血、吸入性肺炎、睡眠呼吸暂停、发育障碍、喂养或吞咽困难或异常体态

G2. 反刍综合征（rumination syndrome）

诊断标准 必须包括以下所有条件，且至少持续 2 个月：

1. 腹肌、膈肌和舌肌的反复收缩
2. 不费力地将胃内容物反入口腔，或吐出，或再咀嚼后咽下
3. 具备以下 *3 项或 3 项以上*：
   a. 发病年龄在 3～8 月龄
   b. 按 GERD 和反胃治疗无效
   c. 不伴有痛苦的征象
   d. 睡眠中和当婴幼儿与周围人交流时不发生反刍

G3. 周期性呕吐综合征（cyclic vomiting syndrome，CVS）

诊断标准 必须包括以下所有条件：

1. 6 个月内有 2 次或 2 次以上阵发不停地呕吐，伴或不伴干呕，持续数小时至数日
2. 每位患儿有固定的发作模式
3. 发作间隔数周至数月，发作间期可恢复至基线健康状态

G4. 婴儿腹绞痛（infant colic）

*诊断标准　以临床为目的，必须包括以下**所有**条件：*

1. 症状开始和停止时婴儿小于 5 月龄
2. 婴儿无明显诱因反复出现的长时间哭闹、烦躁*，或易激惹，看护人无法预防或安抚婴儿
3. 无生长发育受限、发热或病态的证据

* "烦躁（fussing）"是指间断地发出难受的声音，属于婴儿"行为"，它不完全等同于哭闹，也不是醒着舒适的样子。婴儿经常在哭闹和烦躁之间波动，因此，在实际工作中，难以区分这两个症状。

以临床研究为目的，婴儿腹绞痛的诊断必须符合以上标准，并同时包括以下 2 项：

1. 在研究者或临床人员进行的为期 7 日的电话或面对面访视中，看护人反映婴儿至少 3 日有哭闹或烦躁，且≥3 小时/日
2. 在筛选的婴儿中，至少有 1 次前瞻性 24 小时行为日记证实婴儿 24 小时哭闹加烦躁的时间≥3 小时

G5. 功能性腹泻（functional diarrhea）

*诊断标准　必须包括以下**所有**条件：*

1. 反复出现无痛性排便，每日 4 次或 4 次以上，为大量不成形粪便
2. 症状持续 4 周以上
3. 发病年龄在 6～60 月龄
4. 若热量摄入足够，不会引起生长发育障碍

G6. 婴儿排便困难（infant dyschezia）

诊断标准　小于 9 月龄婴儿，必须包括以下 2 项：

1. 在成功排出软便或排便不成功前，排便用力和哭闹至少 10 分钟
2. 无其他健康问题

G7. 功能性便秘（functional constipation，FC）

*诊断标准　小于 4 岁婴幼儿，在 1 个月内必须包括以下**至少 2 项**：*

1. 排便次数为每周 2 次或更少
2. 有粪便过度潴留史
3. 有排便疼痛或排干硬粪便史
4. 有排粗大粪便史
5. 直肠中存在大团粪块

在学会如厕排便的儿童，可采用以下额外标准：

6. 在学会如厕排便后，出现大便失禁至少每周 1 次
7. 有排粗大粪便史，甚至可造成厕所堵塞

H. 儿童功能性胃肠病：儿童/青少年（childhood functional GI disorders：child/adolescent）

H1. 功能性恶心和呕吐病（functional nausea and vomiting disorders）

H1a. 周期性呕吐综合征（cyclic vomiting syndrome，CVS）

诊断标准　必须包括以下所有条件：

1. 6 个月内有 2 次或 2 次以上剧烈的、持续恶心和阵发性呕吐，持续数小时至数日
2. 每位患者有固定的发作模式
3. 发作间隔数周至数月，发作间期可恢复至基线健康状态
4. 经适度的评估，症状不能归咎于其他疾病情况

H1b. 功能性恶心和功能性呕吐（functional nausea and functional vomiting）

H1b1. 功能性恶心（functional nausea）

诊断标准*　必须包括以下所有条件：

1. 以令人不适的恶心为主要症状，出现至少每周 2 次，通常与进食无关
2. 不总是伴随呕吐
3. 经适度的评估，恶心不能完全用其他疾病情况来解释

* 诊断前至少 2 个月符合以上标准

H1b2. 功能性呕吐（functional vomiting）

诊断标准*　必须包括以下所有条件：

1. 呕吐发作平均每周 1 次或更多
2. 无自行诱发的呕吐，不符合进食障碍或反刍的诊断标准
3. 经适度的评估，呕吐不能完全用其他疾病情况来解释

* 诊断前至少 2 个月符合以上标准

H1c. 反刍综合征（rumination syndrome）

诊断标准*　必须包括以下所有条件：

1. 反复反刍，再咀嚼或吐出，且为：
   a. 进食后即发生
   b. 睡眠中无症状
2. 反刍前无干呕
3. 经适度的评估，症状不能完全用其他疾病情况来解释；应排除进食障碍

*诊断前至少 2 个月符合以上标准

H1d. 吞气症（aerophagia）

*诊断标准** 必须包括以下**所有条件：**

1. 过度的吞气动作
2. 由于胃肠道气体增加导致的腹部膨胀，白天明显
3. 反复嗳气和（或）排气增加
4. 经适度评估，症状不能完全用其他疾病情况来解释

*诊断前至少 2 个月符合以上标准

H2. 功能性腹痛病（functional abdominal pain disorders）

H2a. 功能性消化不良（functional dyspepsia，FD）

*诊断标准** 诊断前症状出现至少 2 个月，必须包括以下令人不适症状中的**1 项或多项**，至少每月 4 次：

1. 餐后饱胀
2. 早饱感
3. 上腹痛或烧灼感，与排便无关
4. 经适度的评估，症状不能完全用其他疾病情况来解释

对 FD，现采用以下分型：

H2a1. 餐后不适综合征（postprandial distress syndrome，PDS）包括餐后饱胀不适或早饱感，以致不能完成平常餐量的进食。支持诊断的条件有：上腹胀气、餐后恶心或过度嗳气

H2a2. 上腹痛综合征（epigastric pain syndrome，EPS）包括以下所有条件：令人不适（以致影响正常活动）的中上腹疼痛或烧灼感，疼痛不广泛，也不放射至腹部其他区域或胸部，在排便或排气后无减轻。支持诊断的条件有：①烧灼样疼痛，但不出现在胸骨后部位；②常因进餐诱发或缓解，但也可发生在空腹时

H2b. 肠易激综合征（irritable bowel syndrome，IBS）

*诊断标准** 必须包括以下**所有条件：**

1. 腹部疼痛至少每月 4 次，伴有以下 **1 项或多项**：
   a. 与排便相关
   b. 排便频率的改变
   c. 粪便性状（外观）的改变
2. 在有腹痛和便秘的患儿中，便秘缓解后腹痛无减轻（疼痛随便秘减轻的患儿属于功能性便秘，而非 IBS）
3. 经过适度的评估，症状不能完全用其他疾病情况来解释

*诊断前至少 2 个月符合以上标准

H2c. 腹型偏头痛（abdominal migraine）

*诊断标准** 发作至少2次，且必须包括以下**所有**条件：*

1. 急性发作性剧烈的脐周、腹中线或弥漫性疼痛，持续 1 小时或更长时间（指最重且令人痛苦的症状）
2. 发作间隔数周至数月
3. 疼痛影响正常活动，甚至使患儿丧失活动能力
4. 每位患者有固定的发作模式和症状
5. 疼痛可伴随以下**2 种或多种**症状：
   a. 厌食
   b. 恶心
   c. 呕吐
   d. 头痛
   e. 畏光
   f. 面色苍白
6. 经适度的评估，症状不能完全用其他疾病情况来解释

* 诊断前至少 6 个月符合以上标准

H2d. 功能性腹痛—非其他特指（functional abdominal pain–not otherwise specified）

*诊断标准** 发作至少每月4 次，必须包括以下**所有**条件：*

1. 发作性或者持续性腹痛，不只是在生理情况时发作（如进食、月经期）
2. 不符合肠易激综合征、功能性消化不良或腹型偏头痛的诊断标准
3. 经适度的评估，症状不能完全用其他疾病情况来解释

* 诊断前至少 2 个月符合以上标准

H3. 功能性排便障碍（functional defecation disorders）

H3a. 功能性便秘（functional constipation，FC）

诊断标准　必须包括以下 2 项或 2 项以上，症状出现至少每周 1 次，持续至少 1 个月，不符合肠易激综合征的诊断标准：

1. 年龄至少 4 岁的儿童，排便次数为每周 2 次或更少
2. 大便失禁至少每周 1 次
3. 有粪便潴留的被动姿势或过度忍受粪便潴留的病史
4. 有排便疼痛或排干硬粪便的病史
5. 直肠中存在大团粪块
6. 有排粗大粪便史，甚至可造成厕所堵塞
7. 经适度的评估，症状不能完全用其他疾病情况来解释

H3b. 非潴留性大便失禁（nonretentive fecal incontinence）

*诊断标准　年龄至少 4 岁，病史至少 1 个月，必须包括以下**所有**条件：*

1. 在不适当的公共场所排便
2. 无粪便潴留的证据
3. 经适度的评估，大便失禁不能完全用其他疾病情况来解释

（方秀才　译，柯美云　校）

$5\text{-}HT_1$	5-羟色胺 1
$5\text{-}HT_{1A}$	5-羟色胺 1A
$5\text{-}HT_3$	5-羟色胺 3
ALT	丙氨酸氨基转移酶
Anti-Scl-70	抗 Scl-70 抗体
AST	谷氨酸氨基转移酶
BM	肠道运动
BMI	体质指数
Ca	钙（如在钙通道阻滞剂中的钙）
CBC	全血细胞分析
CBD	胆总管
CBT	认知行为治疗
CC	慢性便秘
CCK	胆囊收缩素
CIN	慢性特发性恶心
CIC-2	氯离子通道蛋白 2
CLO	空肠弯曲菌样微生物
CNS	中枢神经系统
CRP	C-反应蛋白
CT	电子计算机断层扫描
CVS	周期性呕吐综合征
DSM Ⅳ	精神疾病诊断与统计手册（第 4 版）
DSM-5	精神疾病诊断与统计手册（第 5 版）
EGD	胃镜
EMG	肌电图
ENT	耳鼻喉科
EPS	上腹痛综合征
ER	急诊室
ERCP	内镜下逆行性胰胆管造影
FAPS	功能性腹痛综合征
FD	功能性消化不良
FGID	功能性胃肠病
FODMAP	可酵解的低聚糖、双糖、单糖和多元醇
GC-C	鸟苷酸环化酶 C
GERD	胃食管反流病
GES	胃电刺激
GI	胃肠道
GYN	妇科学/妇科的/妇科医师
HADS	医院焦虑抑郁量表
HCL	氯化氢/盐酸
HIDA	肝胆亚氨基乙酰乙酸
HITChip	人类肠道芯片

HP	幽门螺杆菌
HRQOL	健康相关生活质量
IBD	炎症性肠病
IBS	肠易激综合征
IBS-C	肠易激综合征便秘型
IBS-D	肠易激综合征腹泻型
IBS-M	肠易激综合征混合型
IBS-Non C	肠易激综合征非便秘型
IBS-U	肠易激综合征不定型
ICD-10	国际疾病分类标准编码第 10 次修订
KUB	泌尿系（肾，输尿管，膀胱）
MRI	磁共振成像
mRNA	信使核糖核酸
NBS	麻醉剂肠道综合征
NNT	需要治疗人数
NSAID	非甾体类消炎药
OIC	阿片引起的便秘
PCP	初级卫生保健医师
PDS	餐后不适综合征
PEG	聚乙二醇
pH	酸碱度
PHQ-12SS	患者健康问卷 12 项躯体症状
PPI	质子泵抑制剂
PRN	必要时
PRO	患者报告结局
PTSD	创伤后应激障碍
QOL	生活质量
RCT	随机对照试验
SeHCAT	^{75} 硒标记的牛磺胆酸
SIBO	小肠细菌过度生长
SNRI	5-HT 去甲肾上腺素再摄取抑制剂
SO	Oddi 括约肌
SOD	Oddi 括约肌功能障碍
SOM	Oddi 括约肌压力测定
SPECT	单光子发射计算机断层成像术
SSRI	选择性 5-HT 再摄取抑制剂
TCA	三环类抗抑郁药
TRPV1	瞬时受体电位离子通道辣椒素受体 1
TSH	促甲状腺激素
UC	溃疡性结肠炎
US	超声波检查

（张灵云　译，蓝　宇、方秀才　校）